全国高级卫生专业技术资格考试习题集丛书

康复医学与治疗技术习题集

主　编　周谋望　顾　新　岳寿伟　何成奇

副主编　王宁华　谢欲晓　黄晓琳　燕铁斌　王于领

人民卫生出版社

·北　京·

图书在版编目（CIP）数据

康复医学与治疗技术习题集 / 周谋望等主编. 北京 ：人民卫生出版社，2025. 5. --（全国高级卫生专业技术资格考试习题集丛书）. -- ISBN 978-7-117-37108-7

Ⅰ. R49-44

中国国家版本馆 CIP 数据核字第 2024Y3U376 号

人卫智网	www.ipmph.com	医学教育、学术、考试、健康，购书智慧智能综合服务平台
人卫官网	www.pmph.com	人卫官方资讯发布平台

全国高级卫生专业技术资格考试习题集丛书

康复医学与治疗技术习题集

Quanguo Gaoji Weisheng Zhuanye Jishu Zige Kaoshi Xitiji Congshu

Kangfu Yixue yu Zhiliao Jishu Xitiji

主　　编：周谋望　顾　新　岳寿伟　何成奇
出版发行：人民卫生出版社（中继线 010-59780011）
地　　址：北京市朝阳区潘家园南里 19 号
邮　　编：100021
E - mail：pmph @ pmph.com
购书热线：010-59787592　010-59787584　010-65264830
印　　刷：保定市中画美凯印刷有限公司
经　　销：新华书店
开　　本：787 × 1092　1/16　　**印张：**20
字　　数：449 千字
版　　次：2025 年 5 月第 1 版
印　　次：2025 年 5 月第 1 次印刷
标准书号：ISBN 978-7-117-37108-7
定　　价：109.00 元
打击盗版举报电话：010-59787491　E-mail：WQ @ pmph.com
质量问题联系电话：010-59787234　E-mail：zhiliang @ pmph.com
数字融合服务电话：4001118166　E-mail：zengzhi @ pmph.com

编　　委

（以姓氏笔画为序）

万　里　南京医科大学第一附属医院
万桂芳　中山大学附属第三医院
王　强　青岛大学附属医院
王于领　中山大学附属第六医院
王宁华　北京大学第一医院
尹　勇　云南省第二人民医院
叶超群　空军特色医学中心
冯晓东　河南中医药大学第一附属医院
朱　宁　宁夏医科大学总医院
朱玉连　复旦大学附属华山医院
刘　浩　山东第二医科大学
刘　楠　北京大学第三医院
闫彦宁　河北省人民医院
祁　奇　上海市阳光康复中心
许　涛　华中科技大学同济医学院附属同济医院
许光旭　南京医科大学康复医学院
杜　青　上海交通大学医学院附属新华医院
李　奎　中山大学附属第三医院
李　涛　北京大学人民医院
李　磊　陆军军医大学西南医院
李红玲　河北医科大学第二医院
李建华　浙江大学医学院附属邵逸夫医院
李奎成　山东第二医科大学
杨永红　四川大学华西医院
杨延砚　北京大学第三医院
吴　毅　复旦大学附属华山医院
何成奇　四川大学华西医院
何星飞　无锡市惠山区康复医院
余　茜　四川省人民医院
谷　莉　北京大学第三医院
宋为群　首都医科大学宣武医院
张　皓　中国康复研究中心
张长杰　中南大学湘雅二医院
张巧俊　西安交通大学第二附属医院
张志强　中国医科大学附属盛京医院
张锦明　哈尔滨医科大学附属第一医院
陆　晓　南京医科大学第一附属医院
陈丽霞　中国医学科学院北京协和医院
陈卓铭　暨南大学附属第一医院
武继祥　陆军军医大学西南医院
林国徽　广州市残疾人康复中心
岳寿伟　山东大学齐鲁医院
周谋望　北京大学第三医院
周惠嫦　佛山市第一人民医院
胡　军　上海中医药大学康复医学院
胡昔权　中山大学附属第三医院
恽晓萍　中国康复研究中心
敖丽娟　昆明医科大学第二附属医院
袁　华　空军军医大学西京医院
贾子善　解放军总医院第一医学中心
顾　新　北京医院
倪朝民　中国科学技术大学附属第一医院
高晓平　安徽医科大学第一附属医院

郭铁成　华中科技大学同济医学院附属同济医院
黄晓琳　华中科技大学同济医学院附属同济医院
谢　青　上海交通大学医学院附属瑞金医院
谢欲晓　中日友好医院
窦祖林　中山大学附属第三医院
蔡素芳　福建中医药大学附属康复医院
潘　钰　北京清华长庚医院
燕铁斌　中山大学孙逸仙纪念医院

编写秘书

谷　莉　北京大学第三医院

出版说明

根据《关于深化卫生事业单位人事制度改革的实施意见》(人发〔2000〕31号)、《关于加强卫生专业技术职务评聘工作的通知》(人发〔2000〕114号),全国高级专业技术资格采取考试和评审结合的办法取得,国家卫生健康委人才交流服务中心组织开展高级卫生专业技术资格考试。目前高级卫生专业技术资格考试开考专业共计114个,全国每年参加考试的人数近30万,并有逐年增长的趋势。

为进一步指导高级卫生人才评价工作,满足对医学创新理念、高精技术总结的需求,国家卫生健康委人才交流服务中心《中国卫生人才》杂志社与人民卫生出版社共同组织全国的权威专家,编写出版了全国高级卫生专业技术资格考试指导和习题集丛书。

"考试指导"在介绍基本理论知识和常用诊疗技术的基础上更注重常见病防治新方法、疑难病例综合分析、国内外学科前沿进展,不仅能指导拟晋升高级职称的应试者进行考前复习,还可以帮助医务工作者提高临床综合服务能力。

"习题集"的内容紧扣考试大纲,题型与真实考试保持一致,包括单选题、多选题和案例分析题。同时附有两套模拟试卷,以帮助考生熟悉考试形式,掌握题型特点。

全国高级卫生专业技术资格考试指导和习题集丛书由各专业知名专家编写,确保了内容的权威性、先进性、实用性和系统性。内容密切结合临床,既能满足考生备考的需求,又能指导广大医务工作者提高临床思维能力和处理疑难病症的能力,以高质量的医疗服务助力健康中国建设。

考生在使用本套丛书时如有任何问题和建议,欢迎将反馈意见发送至邮箱 zcks@pmph.com。

题型介绍

国家卫生健康委人才交流服务中心为各省、自治区、直辖市提供高级卫生专业技术资格考试服务。考试多以计算机形式进行。副高级专业技术资格考试题型包括单选题、多选题、共用题干单选题和案例分析题4种;正高级专业技术资格考试题型包括多选题和案例分析题2种。

每个专业的具体考试题型和各题型所占比例在每次考试中会略有不同。考生在答题前应仔细阅读答题说明,以便在考试时能顺利作答。每个常见题型的格式相对固定,现简介如下。

一、单选题

单选题简称“A型题”。每道考题题干下面有5个备选答案。备选答案中只有1个正确答案,选对得分,选错不得分。

【机考示例】

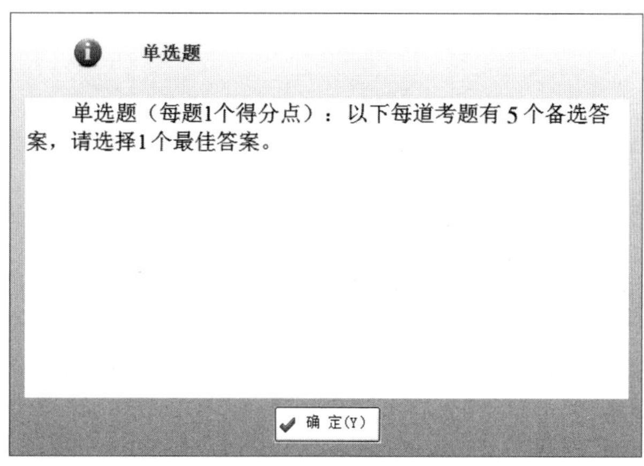

(一) A1型题(单句型最佳选择题)

每道考题由1个题干和5个备选答案组成。备选答案中只有1个正确答案,其余4个均为干扰选项。干扰选项可以完全不正确或部分正确。

1. 与膀胱癌预后关系最密切的是

A. 肿瘤的大小　　B. 肿瘤的复发时间和频率

C. 肿瘤的数目　　D. 肿瘤的部位

E. 肿瘤的病理分级和分期

【答案】E

【解析】膀胱癌的预后主要与肿瘤分级分期、肿瘤的大小、肿瘤复发时间和频率、肿瘤数目，以及是否存在原位癌等因素密切相关。其中肿瘤的病理分级和分期是影响预后的重要因素。

(二) A2 型题(病历摘要型最佳选择题)

每道考题由 1 个简要题干、1 个引导性提问和 5 个备选答案组成。备选答案中只有 1 个正确答案，其余 4 个均为干扰选项。干扰选项可以完全不正确或部分正确。

2. 患者男，50 岁。突然畏寒、发热，咳嗽，咳脓性痰，痰黏稠带血。血白细胞 18×10^9/L。X 线片示右上肺大片实变影，叶间裂下坠。经青霉素治疗无效。诊断可能为

A. 肺炎球菌性肺炎　　B. 肺炎克雷伯菌肺炎

C. 葡萄球菌肺炎　　D. 肺结核

E. 渗出性胸膜炎

【答案】B

【解析】肺炎克雷伯菌肺炎的临床特点是起病急，高热、咳嗽、咳痰、胸痛，痰量较多，呈黏稠脓性，可带血，黄绿色或砖红色胶冻样。X 线片表现多样，为大叶实变，多见于右肺上叶，有多发性蜂窝状脓肿，叶间裂下坠。对庆大霉素及第三代头孢菌素敏感。

二、多选题

多选题简称“X 型题”。每道考题题干下面有 5 个备选答案。备选答案中至少有 2 个正确答案，选对得分，多选、少选、漏选均不得分。

【机考示例】

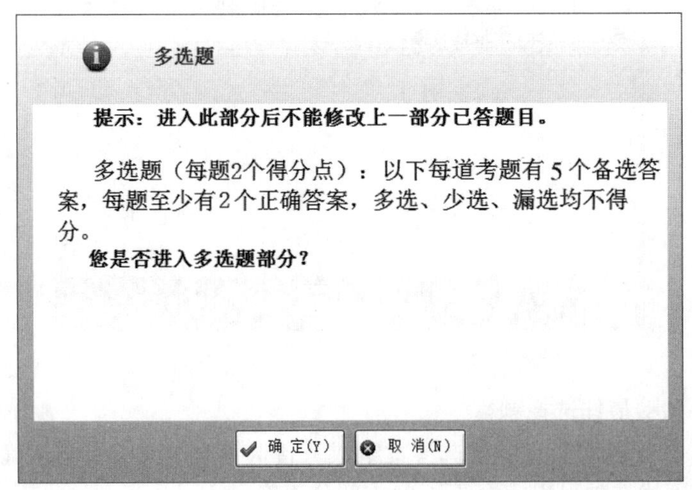

3. 关于单纯疱疹病毒性脑炎发病和病理变化的描述，正确的是
   A. 病变累及颞叶、岛叶、扣带回
   B. 大脑凸面、枕叶后部也可受累，基底节正常
   C. 双侧发生，但也可不对称
   D. 豆状核常受累
   E. 病程缓慢

【答案】ABC

【解析】单纯疱疹病毒性脑炎多数由Ⅰ型单纯疱疹病毒感染引起。临床常急性起病，伴发热、意识障碍、癫痫发作、弥漫性脑功能损害，通常有前驱期，多有上呼吸道感染的症状。病灶常位于双侧颞叶、岛叶及扣带回，呈对称或非对称性分布，以累及皮层灰质多见，亦可累及枕叶后部、脑干、小脑、丘脑，豆状核常不受累，岛叶病变与豆状核间有清楚的界限，凸面向外，如刀切样，是本病较具特征性的表现。

三、共用题干单选题

每组考题以1个叙述专业实践活动情景的题干作为共用题干，供下列多道考题使用。每道考题就共用题干进行提问，提问下面有5个备选答案。备选答案中只有1个正确答案，选对得分，选错不得分。其余4个均为干扰选项。干扰选项可以完全不正确或部分正确。

【机考示例】

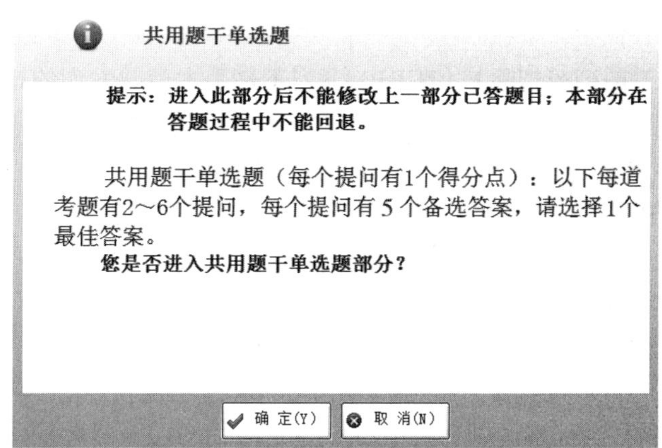

（一）A3型题（病历组型最佳选择题）

每组考题的共用题干后面分别有2~3个提问，每个提问考查的要点之间相互独立。

（4~6题共用题干）

患者男，72岁。排尿困难5年，近2个月加重伴食欲缺乏。直肠指检前列腺明显增大，为5cm×6cm；叩诊示膀胱已达脐下3横指。血BUN 36mmol/L，Cr 340μmol/L。B超示双肾中度积水。

4. 下列治疗措施最为合理的是
   A. 经尿道前列腺切除术
   B. 经尿道前列腺热疗

C. 耻骨上经膀胱前列腺切除术

D. 留置导尿管或耻骨上膀胱穿刺造瘘

E. 服用 α 受体拮抗剂和 5α- 还原酶抑制剂

【答案】D

【解析】该患者患有严重的前列腺增生症，并出现并发症，即慢性尿潴留、双肾积水和肾功能不全。此时应立即行留置导尿管或耻骨上膀胱穿刺造瘘引流膀胱，缓解肾功能不全，待肾功能不全缓解后再行进一步处理。目前行外科手术治疗危险性大，不宜进行。此患者已经出现了严重的并发症，仅用药物治疗难以有效，药物治疗应在膀胱引流的基础上作为辅助治疗方法。

5. 良性前列腺增生（BPH）患者**不宜**行手术治疗的情况是

A. 伴有长期的、反复的下尿路感染

B. 伴有反复肉眼及镜下血尿

C. 合并腹股沟斜疝

D. 有急性尿潴留病史

E. 伴有尿道括约肌功能障碍

【答案】E

【解析】尿道括约肌功能障碍是手术的禁忌证，而其他选项均为前列腺增生症的手术适应证。前列腺增生症的手术适应证可分为 3 类：①症状明显，严重影响生活质量并且药物治疗效果不佳；②最大尿流率小于 10ml/s 和 / 或残余尿大于 60ml；③伴有并发症，如急、慢性尿潴留，膀胱结石，尿路感染及肾功能不全等。

6. BPH 行经尿道前列腺切除术（TURP），下列**不是**手术后并发症的是

A. 膀胱颈瘢痕挛缩

B. 尿道括约肌损伤

C. 短暂的尿失禁现象

D. 尿路感染

E. 术后高钠血症

【答案】E

【解析】TURP 手术的并发症包括 A、B、C、D 选项。手术时采用大量的非离子液体灌注冲洗，患者术后会出现稀释性低钠血症，而不是高钠血症。

（二）A4 型题（病历串型最佳选择题）

每组考题的共用题干后面分别有 4~6 个相互独立的提问，每个提问可随情景的发展逐步增加部分新信息，以考查考生综合思考和应用的能力。

（7~10 题共用题干）

患者男，25 岁，农民。面色苍白、疲乏无力 1 年。血常规：RBC 2.0×10^{12}/L，Hb 60g/L，WBC 7.6×10^{9}/L，N 0.50，L 0.26，E 0.14；SF 10μg/L；血涂片中成熟红细胞中央淡染区扩大。拟诊为缺铁性贫血。

7. 给患者口服硫酸亚铁，0.3g/ 次，3 次 /d，治疗 1 个月效果不佳，其原因为

A. 诊断不正确

B. 病因未去除

C. 所给铁剂剂量不够

D. 未合并应用维生素 C

E. 未使用注射铁剂

【答案】B

【解析】患者有面色苍白、疲乏无力表现，Hb 60g/L，SF 10μg/L，血涂片中成熟红细胞中央淡染区扩大，支持缺铁性贫血诊断。经口服补铁治疗无效，其原因为病因未去除。

8. 该患者可能的病因为

A. 营养不良
B. 吸收障碍
C. 消化性溃疡
D. 肠道钩虫病
E. 胃肠道肿瘤

【答案】D

【解析】患者为男性，农民，嗜酸性粒细胞明显增高，提示该患者可能的病因为肠道寄生虫病。

9. 假设患者为女性，病史方面应补充的内容是

A. 现病史
B. 个人营养史
C. 月经生育史
D. 婚姻史
E. 家族史

【答案】C

【解析】对于女性缺铁性贫血患者，病史方面应补充月经生育史，以了解是否存在慢性失血。

10. 假设此患者查出有胃肠道肿瘤，需手术治疗。手术前拟行铁剂注射，若患者体重50kg，其需铁剂总量约为

A. 990mg
B. 1 150mg
C. 1 320mg
D. 1 485mg
E. 1 650mg

【答案】D

【解析】注射铁剂的总需要量(mg)=(需达到的血红蛋白浓度－患者的血红蛋白浓度)×患者体重(kg)×0.33。此患者注射铁剂的总量=(150−60)×50×0.33=1 485mg。

四、案例分析题

每个案例分析题以 1 个叙述专业实践活动的情景为题干，后面至少有 3 个提问，每个提问有 6~12 个备选答案，其中正确答案有 1 个或几个。在所有备选答案中又分为正确选项、关键选项、无关选项和错误选项。每选择 1 个正确选项得 1 个得分点，每选择 1 个关键选项得 2 个得分点，每选择 1 个错误选项扣 1 个得分点，选择无关选项不得分也不扣分，直至扣至本提问得分点为 0，即每个提问无得负分的情况。

【**机考示例**】副高级考试从 11 个案例中任选 8 个案例作答；正高级考试从 15 个案例中任选 12 个案例作答。

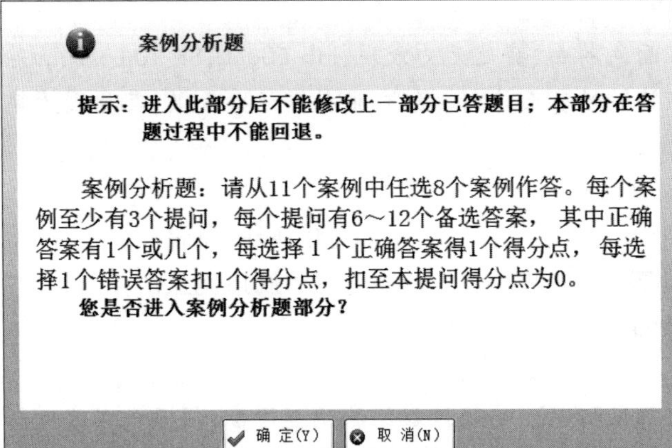

【案例 1】患者女，14 岁。偶然发现腹部包块。既往有急性胰腺炎病史。腹部超声发现胰尾部低回声包块，建议进一步检查。

第 1 问：患者下一步应进行的检查是

A. 腹部 X 线平片
B. 腹部 CT
C. 腹部增强 CT
D. 腹部 MRI
E. 腹部增强 MRI
F. 超声内镜
G. 立位腹部 X 线平片

【答案】C

【解析】患者超声检查发现低回声包块，说明有实性成分，应行腹部增强 CT 检查，发现病变及其强化方式，以判断病变性质。MRI 为进一步的影像学检查。

［提示］患者行腹部增强 CT 检查发现，胰腺尾部有 4cm × 4cm 的囊实性肿块，边界较清，病变实性成分和囊性成分分界清，实性成分增强可见强化。

第 2 问：该患者首先考虑的疾病是

A. 胰腺假性囊肿
B. 胰腺黏液性囊腺瘤
C. 胰腺实性假乳头状瘤
D. 胰腺浆液性囊腺瘤
E. 胰腺神经内分泌肿瘤
F. 胰腺转移瘤

【答案】C

【解析】根据患者发病年龄及影像学表现，考虑为胰腺实性假乳头状瘤。

第 3 问：关于胰腺实性假乳头状瘤的描述，正确的是

A. 良性病变
B. 好发于年轻女性
C. 好发于胰体
D. 病变实性成分表现为明显强化
E. 可以有局部浸润，但远处转移极少发生
F. 同时具有实性和假乳头两种组织学特点

G. 多见胰管扩张

H. 出血较常见

【答案】BEFH

【解析】胰腺实性假乳头状瘤好发于年轻女性,为低度恶性肿瘤。病变实性成分多表现为渐进性强化,可见局部浸润,但远处转移少见。胰腺实性假乳头状瘤同时具有实性和假乳头两种组织学特点,而实际上乳头状结构是由于肿瘤细胞的退行性变及细胞的黏着力下降和囊腔所形成的假乳头。病变引起胰管和胆管扩张少见,出血较常见。

第 4 问:最终患者确诊为胰腺实性假乳头状瘤,下一步应采取的治疗有

A. 定期随诊

B. 手术治疗

C. 放疗

D. 化疗

E. 放化疗

F. 放弃治疗

G. 手术 + 术后放化疗

H. 先放化疗后手术治疗

【答案】B

【解析】胰腺实性假乳头状瘤为低度恶性肿瘤,会发生恶变,手术是其首选的治疗手段。该患者现病变较大,需及时行手术治疗。

温馨提示

多数考试机构在进行人机对话考试设计时,设置了“进入下一个题型模块后不能再修改上一部分已经提交的试题选项”的限定。希望考生考试时分配好各个模块的考试时间。

有些题型因为考试内容和目的决定了“没有机会反悔”,从而设置了“同一组试题内答题过程不可逆”的限定。请考生认真阅读每个模块中的提示。

前　言

康复医学在国内外医学领域都是一门年轻的学科。2011 年世界卫生组织(WHO)在《世界残疾报告》中提到:“残疾包括功能减弱或丧失,是人类的一种生存状态,几乎每个人在生命的某一阶段都有暂时或永久的损伤,而步入老龄的人将经历不断增加的功能障碍。”康复医学是研究功能障碍的科学,对应 WHO 有关残疾的新定义,康复医学是服务于每一个人的医学学科。现代康复医学是随着改革开放进入中国的。随着我国经济不断发展,人们对健康的需求不断提高。《“健康中国 2030”规划纲要》提出:“要调整优化健康服务体系,强化早诊断、早治疗、早康复,坚持保基本、强基层、建机制,更好满足人民群众健康需求。”面对社会对康复医学日益增长的需求,康复医学人才尤其是康复治疗专业人才不足的现象也越发突出。康复医师、康复治疗师及康复护理高端人才的培养将会是本学科在长时间内亟待解决的问题。为此,国家卫生健康委人才交流服务中心《中国卫生人才》杂志社与人民卫生出版社共同组织全国权威专家,编写了《全国高级卫生专业技术资格考试指导　康复医学与治疗技术》及配套的《全国高级卫生专业技术资格考试习题集丛书　康复医学与治疗技术习题集》。

考试指导的编写基于考试大纲又高于考试大纲,内容涵盖高年资医师和技师需要掌握的基础知识及临床技能,并融入了编者多年积累的临床经验,同时还包括基于循证医学的最新指南或专家共识。考试指导具有专业性、实用性、先进性,不仅是参加本专业高级职称考试人员备考的必备用书,还可以作为康复医学领域工作者日常翻阅的案头参考书。配套习题集涵盖了本专业高级职称考试的所有题型,并附有答案和详细解析,以更好地帮助考生理解。书末附两套模拟试卷,与实际考试形式、题型一致,可供考生检验复习效果。

考试指导及配套习题集的编者汇集了全国知名的康复医师、物理治疗师、作业治疗师、言语治疗师等,他们在编写过程中全心全意、尽心尽责。在此,感谢全体编者的辛勤付出和所做出的贡献!因学科发展等原因,书稿中难免存在不妥之处,期待学界同仁及广大读者不吝赐教,以利再版时完善。请将反馈意见发送至邮箱 kfgaoji@163.com。

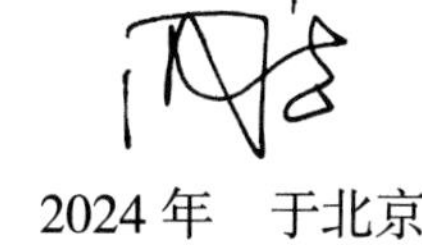

2024 年　于北京

目　　录

第一章　康复医学临床决策

一、单选题

1. 功能评定的层级可分为

A. 一个　B. 二个　C. 三个

D. 四个　E. 五个

【解析】按照《国际功能、残疾和健康分类》(ICF)理论框架，功能水平分为身体结构功能、个体活动能力和社会参与水平三个层级，对应的功能评定也分为这三个层级。

2. 康复的最终目的是

A. 治愈疾病　B. 提高生存率

C. 恢复功能　D. 回归社会

E. 延长寿命

【解析】康复是采取一切措施以减轻功能不良带来的影响，帮助人重回社会。

二、多选题

1. 康复医学主要应用的范围是

A. 神经系统疾病

B. 儿童疾病

C. 骨关节肌肉系统疾病

D. 心肺系统疾病

E. 老年病

【解析】康复医学是与临床医学并列的第三医学，临床医学涉及的各个专科都需要康复医学从功能维护与提高的视角予以加强。

2. 康复医学临床决策应包括

A. 决定康复住院时间

B. 明确基础疾病

C. 制定短期目标

D. 制定长期目标

E. 决定康复费用

【解析】康复医学临床决策是明确患者个体情况、确定短期和长期康复目标、确定和实施康复方案及评价康复结局。

3. 有关循证医学的描述，以下说法**不正确**的是

A. 起源于21世纪

B. 强调尊重临床研究结果

C. 弱化临床经验

D. 考虑患者愿望

E. 提高临床疗效

【解析】循证医学兴起于20世纪90年代，它的出现是避免医师在临床工作中过于限于个人的经验、惯性与喜好，应使真正有效的诊断和治疗方法广为人知并被广泛应用。循证医学创始人之一David Sackett教授的理念如下：慎重、准确和明智地应用当前所能获得的最好的研究依据，同时结合医师的个人专业技能和多年临床经验，考虑患者的价值和愿望，将三者完美地结合制定出患者的治疗措施。

答案： 1. C　2. D

1. ABCDE　2. BCD　3. AC

第二章　康复医学临床路径及释义

一、单选题

1. 临床路径标准住院流程的适用对象实现标准化的方式是
   A. 疾病名称　B. 疾病编码
   C. 主要临床表现　D. 辅助检查结果
   E. 疾病种类

【解析】康复临床路径标准住院流程中，适用对象即疾病编码，兼具标准化意义，使全国各医疗机构能有统一标准，明确进入临床路径的范围。

2. 临床路径制定的基础是
   A. 统计学数据　B. 疾病分类
   C. 循证医学　D. 疾病疗效
   E. 疾病编码

【解析】临床路径是指医师、护士及其他专业人员针对某些病种或手术，以循证医学为基础，制订的有严格工作顺序和准确时间要求的程序化、标准化的诊疗计划。

3. 以下**不属于**康复临床路径标准住院流程内容的是
   A. 疾病编码
   B. 发病原因
   C. 康复评定
   D. 治疗方案的选择
   E. 进入路径标准

【解析】康复临床路径标准住院流程包括：①适用对象，即疾病编码，兼具标准化意义，使全国各医疗机构能有统一标准，明确进入临床路径的范围；②诊断依据；③康复评定；④治疗方案的选择；⑤临床路径标准住院日；⑥进入路径标准；⑦住院后检查的项目；⑧出院标准；⑨变异及原因分析。变异指患者在进入临床路径接受诊疗服务的过程中，出现偏离临床路径程序或诊疗计划的情况。

4. 脑梗死恢复期患者入院后进行中期康复评定的时间为
   A. 入院后 4~6 天
   B. 入院后 7~8 天
   C. 入院后第 9 天
   D. 入院后 10~14 天
   E. 入院后第 21 天

【解析】脑梗死恢复期患者分别于入院后 1~3 天进行初期康复评定，入院后 10~14 天进行中期康复评定，出院前进行末期康复评定。

5. 以下符合康复临床路径出院标准的是
   A. 合并脑梗死后出血或其他严重疾病
   B. 辅助检查结果异常，需要其他相关专业处理
   C. 已达到预期康复目标，功能已进入平台期
   D. 住院期间病情加重，出现并发症，需要其他相关专业诊治

答案： 1. B　2. C　3. B　4. D　5. C

E. 既往合并有其他系统疾病，脑梗死后可能导致既往疾病加重而需要治疗

【解析】康复临床路径出院标准：已达到预期康复目标，功能已进入平台期；无严重并发症或并发症已得到有效控制。

6. 患者在进入临床路径接受诊疗服务的过程中，出现偏离临床路径程序或诊疗计划的情况称为

A. 变异　B. 差异

C. 并发症　D. 病情加重

E. 误差

7. 临床路径由医务人员共同遵守和执行，并能够被大部分患者所接受，它强调的是

A. 以人为本、以质量为中心、以患者为核心

B. 以人为本、以安全为中心、以质量为核心

C. 以人为本、以患者为中心、以质量为核心

D. 以人为本、以疾病为中心、以安全为核心

E. 以人为本、以质量为中心、以疾病为核心

二、多选题

1. 实施临床路径的目的包括

A. 规范医疗行为

B. 减少变异

C. 降低成本

D. 提高质量

E. 减少患病率

【解析】中华人民共和国国家卫生健康委员会采纳的临床路径被定义为针对某一疾病建立的一套标准化治疗模式与诊疗程序，以循证医学证据和指南为指导来促进治疗和疾病管理的办法，最终起到规范医疗行为、减少变异、降低成本、提高质量的作用。

2. 已纳入康复医学临床路径的疾病包括

A. 颅脑损伤恢复期

B. 脑梗死恢复期

C. 人工髋关节置换术后

D. 腰椎间盘突出症

E. 跟腱断裂术后

【解析】2016 年 12 月国家卫生和计划生育委员会办公厅印发的《国家卫生计生委办公厅关于实施有关病种临床路径的通知》中，首次公布了康复医学专业的临床路径，其中包括颅脑损伤恢复期康复、脑出血恢复期康复、脑梗死恢复期康复、人工髋关节置换术后康复、人工膝关节置换术后康复、手外伤康复、肢体骨折术后康复、腰椎间盘突出症康复、周围神经损伤康复、脊髓损伤恢复期康复、颈椎病康复共 11 个康复临床路径。2017 年 6 月又新发布 9 个康复临床路径，包括跟腱断裂术后康复、肱二头肌肌腱损伤和断裂康复、踝部韧带损伤康复、肩关节不稳康复、截肢后康复、腰椎关节突综合征康复、腰椎滑脱症康复、原发性脊柱侧凸(弯)康复、肘关节损伤康复临床路径。截至目前，我国共发布了 20 个病种的康复临床路径。

3. 临床路径的制定程序包括

A. 计划准备阶段

B. 路径制定阶段

C. 路径实施阶段

D. 路径评价改进阶段

E. 路径研讨阶段

答案：6. A　7. C

1. ABCD　2. ABCDE　3. ABCD

【解析】临床路径的制定过程主要包括计划准备、临床路径制定、临床路径实施、临床路径评价改进 4 个阶段。

4. 临床路径管理“四个结合”的要求包括
   A. 与医疗质量控制和绩效考核相结合
   B. 与患者主观感受相结合
   C. 与医疗服务费用调整相结合
   D. 与支付方式改革相结合
   E. 与医疗机构信息化建设相结合

【解析】2017 年国家卫生和计划生育委员会印发《关于印发医疗机构临床路径管理指导原则的通知》(国卫医发〔2017〕49 号),提出了临床路径管理“四个结合”的要求,即临床路径管理与医疗质量控制和绩效考核相结合、与医疗服务费用调整相结合、与支付方式改革相结合、与医疗机构信息化建设相结合。

5. 临床路径实施的目的是
   A. 提高医疗质量
   B. 控制医疗风险
   C. 提高医疗资源利用效率
   D. 减少资源浪费
   E. 提高医师的技术水平

【解析】临床路径以提高医疗质量、控制医疗风险和提高医疗资源利用效率为目的,以期规范医疗服务行为、减少资源浪费、使患者获得适宜的医疗护理服务。

6. 临床路径对医疗、护理、患者、医院产生的有利作用包括
   A. 对医务人员来说,临床路径便于通过有计划的标准医疗和护理,减轻医师、护士的工作量,减少失误的发生
   B. 依据临床路径制订的各种措施,可以增强医务人员在日常医疗、护理工作过程中的协调性
   C. 可以明确医师、护士以及相关人员的责任
   D. 对患者来说,通过临床路径可以知晓住院治疗计划,对自己的疾病治疗有相应的心理准备
   E. 对医院来说,实行临床路径管理便于医院对资料进行归纳整理,改进诊疗方法,提高医疗水平

【解析】临床路径对医疗、护理和患者都会产生有利的作用。对医务人员来说,临床路径便于通过有计划的标准医疗和护理,减轻医师、护士的工作量,减少失误的发生;可以明确医师、护士以及相关人员的责任;如果治疗或护理偏离标准易于发现,以便尽早处理;依据临床路径制订的各种措施,可以增强医务人员在日常医疗、护理工作过程中的协调性。对患者来说,通过临床路径可以知晓住院治疗计划,对自己的疾病治疗有相应的心理准备;有助于提高患者的自身管理意识,改善治疗效果;增加患者同医务人员的沟通,提高患者对医护人员的信任。对医院来说,实行临床路径管理便于医院对资料进行归纳整理,改进诊疗方法,提高医疗水平。

7. 康复临床路径的组成包括
   A. 标准住院流程
   B. 疗效评估
   C. 检查检验结果
   D. 临床路径表单
   E. 循证医学依据

【解析】康复临床路径的组成包括:

(1) 标准住院流程。①适用对象:即疾病编码,兼具标准化意义,使全国各医疗机构能有统一标准,明确进入临床路径的范围;②诊断依据;③康复评定;④治疗方案的选择;⑤临床路径标准住院日;⑥进入路径标准;⑦住院后检查的项目;⑧出院标准;⑨变

答案: 4. ACDE 5. ABCD 6. ABCDE 7. AD

异及原因分析。

(2) 临床路径表单。

8. 康复临床路径中标准住院流程包括

A. 适用对象

B. 诊断依据

C. 康复评定及治疗方案的选择

D. 标准住院日及出院标准

E. 变异及原因分析

【解析】标准住院流程包括:①适用对象,即疾病编码,兼具标准化意义,使全国各医疗机构能有统一标准,明确进入临床路径的范围;②诊断依据;③康复评定;④治疗方案的选择;⑤临床路径标准住院日;⑥进入路径标准;⑦住院后检查的项目;⑧出院标准;⑨变异及原因分析。

答案: 8. ABCDE

第三章　循证医学与康复医学指南

一、单选题

1. 关于循证医学的实质，以下说法恰当的是
   A. 循证医学就是系统评价
   B. 循证医学就是临床流行病学
   C. 循证医学就是检索和评估文献
   D. 循证医学就是传统综述
   E. 循证医学是基于证据的实践

【解析】循证医学的实质是将最新、最有力的研究证据与临床经验结合，形成科学的临床决策，强调基于证据来指导实践，而不是仅依赖个人经验或传统方法。

2. 循证医学要素学中的基石是
   A. 医师个人的临床经验
   B. 临床研究证据
   C. 临床专业技能
   D. 临床用药技术
   E. 患者要求

【解析】循证医学要素中最核心的是临床研究证据，通过评估和应用临床研究结果，确保治疗决策的科学性和有效性。患者的需求和临床技能同样重要，但研究证据是决策的基础。

3. 对系统评价的正确描述是
   A. 题目与传统综述相比更具体明确
   B. 是多个随机对照临床试验结果的相加求和
   C. 必须使用Meta分析方法进行定量汇总分析
   D. 较传统综述引用更多的参考文献
   E. 必须纳入随机对照试验

【解析】系统评价的特点是围绕一个明确且具体的研究问题，通过严格的纳排标准收集和评估相关证据。与传统综述相比，系统评价更加规范，且通常包括质量评估和数据汇总。

4. 指南评价的内容包括
   A. 方法学质量
   B. 报告质量
   C. 方法学质量和报告质量
   D. 适用性评价
   E. 真实性评价

【解析】临床指南的评价包括对方法学质量和报告质量的全面审查，确保其推荐的建议有坚实的科学依据。方法学质量决定了研究结果的可信度，而报告质量则确保信息的透明度。

5. 证据评价的意义**不包括**
   A. 为卫生行政部门决策者制定政策提供真实、可靠的证据
   B. 有利于快速找到所需要的证据，有助于改进临床诊疗决策，提高医疗质量
   C. 为患者选择医疗方案时提供科学依据
   D. 为提升科研工作者的技能

答案： 1. E　2. B　3. A　4. C　5. D

E. 患者“知情同意”时取得患者的理解和配合

【解析】证据评价的意义主要在于为临床决策提供支持，帮助医生选择最佳的治疗方案，并不是为了提升科研工作者的技能，而是为了提高临床实践的科学性和有效性。

6. 证据评价的基本步骤**不包括**
   A. 确定评价目的
   B. 研究证据初筛
   C. 评价证据质量
   D. 明确研究证据的类型
   E. 进行统计学分析

【解析】证据评价的基本步骤包括确定目的、筛选研究证据、评估质量等，但并不包括进行统计学分析。统计学分析通常是在具体的研究或系统评价中进行的，而非证据评价的一部分。

7. 在 GRADE 证据质量分级中观察性研究证据升级要考虑的因素是
   A. 偏倚风险
   B. 结果不一致性
   C. 证据的间接性
   D. 剂量-效应关系
   E. 发表偏倚

【解析】在 GRADE 系统中，观察性研究证据的升级要考虑剂量-效应关系，因为这种关系能够反映出更强的因果联系。剂量-效应关系的存在常常意味着更高的证据质量。

8. GRADE 系统将证据质量分为
   A. 2 级　　B. 3 级
   C. 4 级　　D. 5 级
   E. 6 级

【解析】GRADE 系统将证据质量分为四个等级：高、适中、低和非常低。这种分级方式帮助研究人员明确证据的强度和可信度，以便做出更准确的临床决策。

9. 某医师欲研究一种新的降压药是否比某种传统降压药的疗效好，将高血压患者按就诊时间分成两组，上午来就诊的患者采用新药，下午来就诊的患者用传统药，最后根据统一的疗效判定标准分析两组患者的疗效有无差别。请问该设计方案属于
   A. 随机对照试验
   B. 非随机对照试验
   C. 前瞻性队列研究
   D. 回顾性队列研究
   E. 观察性研究

【解析】该研究设计为非随机对照试验，因为患者根据就诊时间分组，而不是随机分配。非随机分配可能导致分组偏倚，从而影响研究结果的可靠性。

10. 关于考核某一新的干预措施疗效的意义和效果的说法，以下正确的是
   A. 统计学差异有意义，临床疗效也必有价值
   B. 统计学差异无意义，临床疗效也无价值
   C. 统计学的意义和临床意义可以不一致
   D. 统计学意义比临床意义重要
   E. 统计学意义和临床意义同等重要

【解析】统计学意义与临床意义有时不一致，统计学意义只是表明结果不太可能由随机因素引起，而临床意义则关注结果在实际应用中的重要性和影响。两者在不同情境下可能存在差异。

答案： 6. E　7. D　8. C　9. B　10. C

11. 下列情况**不适合**作为循证实践的问题的是
   A. 尚有争论的临床问题
   B. 不确定的临床问题
   C. 两年前已有系统评价发表，近两年有大型 RCT 更新
   D. 已有定论，近两年有 Meta 分析发表
   E. 相关临床研究数量很少

【解析】如果某个临床问题已有明确结论，并且近期已有高质量的 Meta 分析更新，这类问题不适合作为循证实践的重点，因为其结论已经相对稳定，无需进一步验证。

二、多选题

1. 在 GRADE 证据质量分级中降级要考虑的因素是
   A. 偏倚风险
   B. 不一致性
   C. 间接性
   D. 不精确性
   E. 效应量大

【解析】GRADE 系统中降级证据质量时，会考虑偏倚风险、不一致性、间接性和不精确性等因素。这些因素直接影响证据的可靠性和适用性，可能导致证据质量的下降。

2. 系统评价与传统文献综述的**不同点**包括
   A. 系统评价往往有明确的研究问题和研究假设，传统文献综述常常针对某主题综合讨论总结，往往无研究假设
   B. 系统评价力求系统、全面收集现有已发表或未发表的研究，传统文献综述通常未尝试找到所有相关文献
   C. 系统评价有清晰的纳入和排除标准，传统文献综述通常不报告纳入或排除相关研究的原因
   D. 系统评价需评价原始研究的方法学质量
   E. 传统文献综述通常不区别研究的方法学质量，往往不定量合成结果

【解析】系统评价与传统综述的区别在于，系统评价有明确的研究问题和假设，收集所有相关证据并进行质量评估，且常常进行定量汇总分析。而传统综述通常没有系统的文献筛选标准，也不会严格评估证据质量。

3. 临床实践指南的制定流程包括
   A. 确定指南拟解决问题的重要性，成立工作组
   B. 全面收集文献，进行系统分析
   C. 根据质量对证据进行分级，依据证据评价结果提出推荐意见
   D. 征求专家意见，组织专家评审、试用和修改指南，完成正式指南
   E. 发布指南文件，定期更新指南

【解析】临床实践指南的制定流程包括确定问题的重要性，全面收集相关文献，依据证据质量进行推荐，并经过专家评审和修改。最终发布指南并定期更新，以确保其持续有效性。

4. 下列说法正确的是
   A. 随机对照试验质量总是比队列研究高
   B. 队列研究质量总是比病例对照研究高
   C. 随机对照试验在 GRADE 证据质量分级中初始质量为高，但可能被降级
   D. 观察性研究永远质量都是低的
   E. 观察性研究的质量有时候也高

【解析】虽然随机对照试验初始证据质量通常较高，但也可能因偏倚、数据不一致等因素而被降级。观察性研究的质量并非总是低，若设计严谨、控制良好，也能提供高质量的证据。

答案： 11. D
1. ABCD 2. ABCDE 3. ABCD 4. CE

第四章　国际功能、残疾和健康分类

一、单选题

1. ICF 的全称是
   A.《国际功能、疾病和健康分类》
   B.《国际功能、残疾和健康分类》
   C.《国际疾病、生理和健康分类》
   D.《国际预防、疾病和健康分类》
   E.《国际残损、残疾和残障分类》

2. 修订通过《国际功能、残疾和健康分类》的年份是
   A. 1980 年
   B. 1988 年
   C. 1998 年
   D. 2000 年
   E. 2001 年

3. ICF 的整体结构和范畴的最高术语是
   A. 分类
   B. 部分
   C. 成分
   D. 限定值
   E. 构成概念

【解析】ICF 的整体结构和范畴的最高术语是分类。

4. 关于《国际功能、残疾和健康分类》的叙述，**不正确**的是
   A. 构成要素之间彼此相互独立地进行分类
   B. 各个项目之间的关系是单向的、平面的
   C. 类目之间是相互排斥的
   D. 同一级水平上没有 2 个类目拥有完全相同的属性
   E. 类目是按照干-枝-叶的方式等级排列

【解析】各个项目之间的关系是双向的。

5. 用于表示健康水平的程度(或问题的严重性)的是
   A. 分类　　B. 领域
   C. 类目　　D. 水平
   E. 限定值

【解析】限定值用于表示健康水平的程度(或问题的严重性)。

6. 个体在进行活动时可能遇到的困难属于 ICF 的
   A. 损伤成分
   B. 活动和参与成分
   C. 活动受限成分
   D. 参与局限成分
   E. 能力成分

7. 个体投入到生活中可能经历的问题属于 ICF 的
   A. 损伤成分
   B. 活动和参与成分

答案： 1. B　2. E　3. A　4. B　5. E　6. C　7. D

C. 活动受限成分
D. 参与局限成分
E. 能力成分

二、多选题

1. WHO 颁布的《国际功能、残疾和健康分类》(ICF)的构成要素包括
A. 身体功能和结构
B. 活动
C. 参与
D. 环境因素
E. 个人因素

【解析】WHO 颁布的《国际功能、残疾和健康分类》(ICF)包括身体功能和结构、活动、参与、环境因素、个人因素。

2. 临床应用 ICF 的特性包括
A. 整体性
B. 关联性
C. 互动性
D. 可变性
E. 普同性

【解析】临床应用 ICF 的特性包括:整体性、关联性、互动性、可变性、普同性。

3. 临床应用 ICF 的意义有
A. 建立不同学科间交流的共同语言
B. 统一的卫生信息系统编码体系
C. 卫生体系的通用工具
D. 不同国家的卫生系统数据分析工具
E. 促进残疾人社会参与项目的发展

【解析】临床应用 ICF 的意义有建立不同学科间交流的共同语言、统一的卫生信息系统编码体系、卫生体系的通用工具、不同国家的卫生系统数据分析工具、促进残疾人社会参与项目的发展。

4. 通用性的 ICF 组合包括
A. 通用组合
B. 功能障碍组合
C. 生理残损
D. 心理障碍
E. 环境因素的最小组合

【解析】通用性的 ICF 组合包括:通用组合、功能障碍组合、环境因素的最小组合。

5. ICF 作为临床工具可用于
A. 对需求的评定
B. 治疗方法的选择
C. 结果的评价
D. 测量结果
E. 统计学数据的收集

【解析】ICF 作为临床工具可用于:对需求的评定、治疗方法的选择、结果的评价。

6. 以下内容属于 ICF 成分的有
A. 身体功能和结构
B. 参与局限
C. 损伤
D. 能力
E. 活动受限

【解析】属于 ICF 成分的有身体功能和结构、参与局限、损伤、能力、活动受限。

7. 在临床实践的过程中,ICF 的记录形式包括
A. ICF 评估表
B. ICF 类目档案
C. ICF 干预表
D. ICF 评估显示
E. ICF 测量表

【解析】ICF 记录形式有 ICF 评估表、ICF 类目档案、ICF 干预表、ICF 评估显示、ICF 测量表。

答案: 1. ABCDE 2. ABCDE 3. ABCDE 4. ABE 5. ABC 6. ABCDE 7. ABCDE

8. ICF 的结构层次包括
   A. 分类
   B. 构成概念
   C. 领域
   D. 类目
   E. 水平

【解析】ICF 的结构层次包括：分类、构成概念、领域、类目、水平。

答案：8. ABCDE

第五章　常见并发症和功能障碍

一、单选题

1. 国际疼痛学会将疼痛类型分为
   A. 神经性疼痛、急性疼痛和慢性疼痛
   B. 急性疼痛、慢性疼痛和中枢性疼痛
   C. 神经性疼痛、中枢性疼痛和外周性疼痛
   D. 伤害感受性疼痛、神经病理性疼痛和混合性疼痛
   E. 伤害感受性疼痛、炎性疼痛和心因性疼痛

【解析】1986 年国际疼痛学会将疼痛定义为“一种与实际的或潜在的损害有关的不愉快的情绪体验”。国际疼痛学会将疼痛的类型分为神经性疼痛、中枢性疼痛和外周性疼痛。

2. 以下涉及“周围敏化”和“中枢敏化”过程的疼痛是
   A. 病理性疼痛　　B. 中枢性疼痛
   C. 急性疼痛　　D. 慢性疼痛
   E. 外周性疼痛

【解析】外周性疼痛的病理、生理机制是由于中毒、缺血或压迫造成的周围神经损伤，触发了神经内的炎症反应。邻近组织的修复过程和炎症反应造成伤害性刺激的初级传入感受器的高兴奋性，这一过程称为外周敏化。之后，中枢性神经元对这些伤害性感受器产生应答，从而使自身的兴奋性得到功能性提高，这一过程称为中枢敏化。

3. 患者男，27 岁。1 年前因骑行摩托车时不慎跌倒致小腿、踝关节多处骨折与软组织损伤，后于多家医院求诊，前后经过 3 次手术治疗，至今仍觉得小腿前和足背区域疼痛，同时伴踝关节主动活动受限。根据国际疼痛学会疼痛分类，该患者的疼痛类型为
   A. 中枢性疼痛　　B. 神经性疼痛
   C. 急性疼痛　　D. 慢性疼痛
   E. 外周性疼痛

【解析】国际疼痛学会将疼痛的类型分为神经性疼痛、中枢性疼痛和外周性疼痛。神经性疼痛是由神经系统任何部位原发损伤或功能异常诱发或导致的疼痛。根据疼痛持续时间将疼痛分为急性疼痛和慢性疼痛。题中案例为创伤造成神经损伤所致疼痛。

4. 关于痉挛的概念，下列描述**错误**的是
   A. 肌张力增高
   B. 感觉、运动控制障碍
   C. 肌肉不随意激活
   D. 牵张反射受到抑制
   E. 上运动神经元损伤

【解析】痉挛的特征为肌张力随肌肉牵张反射的速度增加而增高，伴随着牵张反射过度兴奋导致的腱反射亢进。

5. 临床上判断上、下运动神经元损伤，下列选项中很少考虑的因素为

答案： 1. C　2. E　3. B　4. D　5. E

A. 肌张力　B. 腱反射
C. 病理征　D. 肌肉萎缩
E. 关节活动

【解析】上、下运动神经元损伤除解剖部位不同之外，临床上主要从肌张力、腱反射、病理征、肌肉萎缩等几个方面来判断。

6. 关于痉挛发生的机制，下列说法**错误**的是
A. 外周的疼痛刺激
B. 过度牵拉肢体肌肉
C. 中间神经元抑制性增加
D. 中枢传出抑制性突触输入降低
E. 肌肉传入神经元的抑制作用减弱

【解析】外周肌肉牵张反射过度，例如体位异常、疼痛刺激、过度牵拉等，使得兴奋性中间神经元对肌肉牵拉的传入更为敏感或者兴奋阈降低。

7. 脑卒中后患者运动功能的恢复，常采用Brunnstrom运动功能恢复分期来判断，该量表中最能反映脑损伤后瘫痪肢体痉挛程度的分期是
A. 第Ⅰ期　B. 第Ⅱ期
C. 第Ⅲ期　D. 第Ⅳ期
E. 第Ⅴ期

【解析】Brunnstrom运动功能恢复分期将脑损伤后瘫痪肢体的功能恢复分为6期，第Ⅰ期和第Ⅵ没有痉挛，第Ⅱ期轻度痉挛，第Ⅲ期中到重度痉挛，第Ⅳ和Ⅴ期轻度痉挛，第Ⅵ期痉挛基本消失。

8. 导致关节挛缩最常见的原因是
A. 关节创伤
B. 关节制动
C. 关节炎
D. 中枢神经系统损伤
E. 遗传学因素

【解析】关节创伤、关节炎或中枢神经系统损伤均会导致关节挛缩，而最常见的原因是关节制动。

9. 迪皮特朗(Dupuytren)挛缩是一种常见的软组织源性挛缩，病变最常侵犯的关节是
A. 掌指关节和近端指间关节
B. 趾关节
C. 踝关节
D. 肘关节
E. 肩关节

【解析】迪皮特朗(Dupuytren)挛缩主要侵犯掌腱膜，主要表现为手指关节的屈曲挛缩；最常侵犯的关节是掌指关节和近端指间关节，表现为掌腱膜上有纤维化结节。

10. 以下细胞在瘢痕挛缩中起到最为关键作用的是
A. 上皮细胞
B. 炎性细胞
C. 内皮细胞
D. 成纤维细胞
E. 肌成纤维细胞

11. 一般来说，骨盆分为大骨盆和小骨盆，大骨盆位于
A. 骶岬、弓状线、耻骨梳、耻骨结节和耻骨联合下缘的上方
B. 骶岬、弓状线、耻骨梳、耻骨结节和耻骨联合下缘的下方
C. 骶岬、弓状线、耻骨梳、耻骨结节和耻骨联合上缘的上方
D. 骶岬、弓状线、耻骨梳、耻骨结节和耻骨联合上缘的下方
E. 骶岬、弓状线、耻骨梳、耻骨结节和尾骨下方

答案： 6. C　7. C　8. B　9. A　10. E　11. C

【解析】骨盆界限上部的为大骨盆，界限下部的为小骨盆。骨盆由左右髋骨和骶、尾骨以及其间的骨连接构成。人体直立时，骨盆向前倾斜，两侧髂前上棘与两耻骨结节位于同一冠状面内，此时，尾骨尖与耻骨联合上缘位于同一水平面上。

12. 盆膈的组成为
   A. 肛提肌、尾骨肌以及盆膈上下筋膜
   B. 闭孔内肌、肛提肌、尾骨肌以及盆膈上下筋膜
   C. 梨状肌、肛提肌、尾骨肌以及盆膈上下筋膜
   D. 髂腰肌、肛提肌、尾骨肌以及盆膈上下筋膜
   E. 肛提肌、尾骨肌

【解析】盆膈由肛提肌和尾骨肌及其上方和下方的筋膜构成，它将盆腔和会阴隔开。

13. 肛提肌最后方的肌肉组成是
   A. 耻骨阴道肌
   B. 前列腺提肌
   C. 耻骨直肠肌
   D. 耻骨尾骨肌
   E. 髂骨尾骨肌

【解析】肛提肌属于盆底肌群其中的一组，肛提肌由四组肌群组成：①位于前部的肌群男女有别，男性为前列腺提肌，而女性为耻骨阴道肌。②髂骨尾骨肌，髂骨尾骨肌有固定直肠的作用。③耻骨直肠肌，耻骨直肠肌有重要的肛门括约肌，所以在进行某些肛瘘手术时，应避免损伤耻骨直肠肌，如果损伤有可能引起患者大便失禁。④耻骨尾骨肌。肛提肌的主要作用为加强盆底的托力，加强肛门括约功能，男性还可以加强尿道括约功能，女性可以加强阴道括约功能。

14. 尾骨肌起于坐骨棘和骶棘韧带，主要止于
   A. 尾骨的内侧缘
   B. 尾骨的外侧缘
   C. 尾骨的下侧缘
   D. 尾骨的前侧缘
   E. 尾骨的后侧缘

【解析】尾骨肌是肛门三角的肌肉之一，起自坐骨棘，呈扇形扩展至骶、尾骨的外侧缘。此肌参与封闭肛门三角，载负盆腔脏器及固定骶、尾骨的作用。

15. 盆底的躯体神经主要来自
   A. 腰丛和骶交感干
   B. 腰丛和骶丛
   C. 骶丛和骶交感干
   D. 骶丛和腹下丛
   E. 腹下丛和盆内脏神经

【解析】盆内的躯体神经来自腰丛和骶丛，自主神经主要来自骶交感干、腹下丛和盆内脏神经。

16. 盆底的自主神经主要来自
   A. 腰丛、腹下丛和骶丛
   B. 腰丛、腹下丛和骶交感干
   C. 骶交感干、腹下丛和盆内脏神经
   D. 骶丛和腹下丛
   E. 骶丛和盆内脏神经

【解析】盆内的躯体神经来自腰丛和骶丛，自主神经主要来自骶交感干、腹下丛和盆内脏神经。

17. 阴部神经主要来自
   A. 腰丛
   B. 骶丛
   C. 骶交感干
   D. 腹下丛
   E. 盆腔内脏神经

答案： 12. A 13. E 14. B 15. B 16. C 17. B

【解析】阴部神经来源于骶 2~4 神经前支，其与阴部内动脉伴行，自梨状肌下缘离开骨盆，再绕过坐骨棘后方经坐骨小孔重返盆腔。

18. 提出盆底吊床假说的是
   A. 三个水平支持理论
   B. 盆底整体理论
   C. 三腔室理论
   D. 盆底横纹肌群与神经牵拉损伤学说
   E. 腹压与骨盆倾斜学说

【解析】1992 年，Delancey 提出了解释盆底功能的“阴道三个水平支持（three levels of vaginal support）”理论，将支持阴道的筋膜、韧带等结缔组织分为上、中、下三个水平：水平为最上段的支持，由主骶韧带复合体完成；水平为阴道中段的侧方支持，包括盆腔筋膜腱弓及阴道直肠筋膜；水平为远端的支持结构，包括会阴体和会阴隔膜。同时他又发表了“吊床假说”，即认为尿道位于盆腔内筋膜和阴道前壁组成的支持结构“吊床”之上，这层支持结构的稳定性又依赖于通过侧方连接的盆腔筋膜腱弓和肛提肌，随着肛提肌的收缩和放松可使尿道上升或下降。

19. 胸腰交感神经兴奋可使
   A. 逼尿肌收缩而促进排尿
   B. 逼尿肌松弛而促进排尿
   C. 膀胱颈平滑肌与尿道内口括约肌收缩而抑制排尿
   D. 膀胱颈平滑肌与尿道内口括约肌松弛而促进排尿
   E. 膀胱颈平滑肌与尿道内口括约肌收缩而促进排尿

【解析】胸腰交感神经兴奋时，会使膀胱颈平滑肌和括约肌收缩，这可以阻止尿液的排放，在人体紧张等情况下发挥作用。

20. 以下解剖结构是肛门内括约肌和外括约肌皮下部的分界的是
   A. 肛柱
   B. 肛瓣
   C. 齿状线
   D. 白线或 Hilton 线
   E. 肛窦

【解析】肛门内外括约肌分界线是肛管白线，位于肛梳下缘，在指诊时触摸到环形浅沟，临床上可用于解剖标志。

21. 神经源性膀胱分类中，综合考虑上、下尿路情况进行的分类是
   A. Bors-Coman 分类法
   B. Lapides 分类法
   C. 廖氏分类法
   D. Krane-Siroky 分类法
   E. Wein 分类法

【解析】廖氏分类法既描述了患者下尿路功能，同时又增加对上尿路功能状态的评估，下尿路功能的分类与 ICS 分类法基本一致，而上尿路功能状态的评估则包含膀胱输尿管反流、膀胱壁段输尿管梗阻、肾盂输尿管积水扩张及肾功能 4 个方面的评估，同时提出新的分度标准用于评价肾盂输尿管积水扩张程度，使之更贴近临床。

22. 反射性大肠具备的特征**不包括**
   A. 排便反射存在
   B. 肛门括约肌的静息张力正常或增加
   C. 结肠通过时间延长
   D. 局部刺激能排出大便
   E. 每次大便的间隔时间完全不固定

【解析】骶椎以上脊髓损伤，即排便反射弧及中枢未受损的患者，因其排便反射存在，可通过反射自动排便，但缺乏主动控制能力，这种大肠功能状态称为反射性大肠。

答案： 18. A　19. C　20. D　21. C　22. E

23. 托特罗定用于膀胱过度活跃的机制是
   A. M 胆碱受体拮抗剂,舒张逼尿肌
   B. M 胆碱受体激动剂,舒张逼尿肌
   C. M 胆碱受体拮抗剂,收缩逼尿肌
   D. M 胆碱受体激动剂,收缩逼尿肌
   E. N 胆碱受体拮抗剂,舒张逼尿肌

【解析】托特罗定是一种抗胆碱药物,主要通过与膀胱逼尿肌上的 M 受体结合,从而阻断膀胱逼尿肌的收缩,使膀胱逼尿肌松弛,从而改善膀胱出口梗阻引起的尿频、尿急、尿失禁等。

24. 下列障碍**不属于**失语症的语言障碍的是
   A. 听理解障碍　B. 说话障碍
   C. 阅读障碍　D. 听力障碍
   E. 书写障碍

【解析】失语症影响多个方面,包括患者的语言能力、情绪和生活质量,并给社会及家庭带来沉重的负担。不管是何种交流形式(口语、书面语或手势语),失语症均表现为听理解、自发谈话、复述、命名、阅读、书写等 6 个基本方面的 1 个或多个功能障碍,外部表现为口语表达或口语理解障碍。

25. 言语流利,但可观察到有理解障碍,但思想和言语表达尚无明显限制。该表现是 BDAE 分级中的
   A. 2 级　B. 1 级　C. 3 级
   D. 4 级　E. 5 级

【解析】失语症严重程度分级——波士顿失语诊断测验(BDAE)分为 5 级。0 级:缺乏有意义的言语或听理解能力。1 级:言语交流中有不连续的言语表达,但大部分需要听者去推测、询问和猜测;可交流的信息范围有限,听者在言语交流中感到困难。2 级:在听者的帮助下,可能进行熟悉话题的交流,但对陌生话题常常不能表达出自己的思想,使患者与评定者都感到进行言语交流有困难。3 级:在仅需少量帮助下或无帮助下,患者可以讨论几乎所有的日常问题,但由于言语或理解力的减弱,使某些谈话出现困难或不大可能进行。4 级:言语流利,但可观察到有理解障碍,思想和言语表达尚无明显限制。5 级:有极少的可分辨得出的言语障碍,患者主观上可能感到有些困难,但听者不一定能明显察觉到。

26. 患者女,67 岁。脑出血后 3 周,用 Frenchay 构音障碍评估,令患者重复发"u,i"(不必出声)10 次,患者需要秒数为 20 秒,该患者可能存在的障碍是
   A. 颌运动障碍
   B. 软腭抬升障碍
   C. 喉发音障碍
   D. 舌运动障碍
   E. 唇运动障碍

【解析】Frenchay 构音障碍评估内容包括反射、呼吸、唇的运动、颌的位置、软腭运动、喉的位置、舌的运动、言语 8 项,每个细分项按严重程度分为 a~e 5 级,题中所述病例为唇的运动细目中的"交替动作",评级为 c,中度异常。

27. 研究认为引起单侧忽略的重要部位是
   A. 左侧额叶
   B. 右侧顶下小叶
   C. 左侧丘脑
   D. 脑干
   E. 左侧基底节

【解析】单侧忽略的发生与脑部病变部位密切相关,大多由右侧半球损伤引起。目前研究普遍认为右侧顶下小叶是引起左侧忽略的重要部位,右侧额叶、丘脑、基底节也可引起左侧忽略。

答案: 23. A　24. D　25. D　26. E　27. B

28. 下列属于选择性注意的是
  A. 一边打扫卫生一边听音乐
  B. 在路上开车
  C. 在客厅里别人看电视，张三在玩手游
  D. 正在做某项工作时电话铃响了，李四暂停工作去接电话然后再恢复工作
  E. 观察某人时，注意其特殊的面部特征、言谈举止的细节

【解析】选择性注意障碍表现为患者不能有目的地注意符合当前需要的特定刺激并剔除无关刺激，易受自身或外部环境影响而不能集中注意，如不能在嘈杂的环境中与他人谈话。

29. Rivermead 行为记忆测试**不包括**
  A. 时空定向力的评估
  B. 忆起被收起的物件及存放处
  C. 故事的忆述
  D. 路线
  E. 计算能力的评估

【解析】Rivermead 行为记忆测试评定内容包括：个人经历、时间和空间的定向、数字顺序关系、视觉再认、图片回忆、联想学习、触摸记忆、顺背和倒背数字、逻辑记忆、图形重置、视觉再现、空间叠加等。韦克斯勒记忆量表（WMS）主要测试瞬时记忆、短时记忆和长时记忆，有助于鉴别器质性和功能性记忆障碍。

30. 下列选项**不属于**认知功能评定的筛查量表的是
  A. MMSE　　B. MoCA
  C. NCSE　　D. CDT
  E. BCoS

【解析】伯明翰认知功能评估量表（BCoS）是成套量表，其余各项均为筛查量表。

31. 患者男，60 岁。左侧脑梗死近 2 个月。治疗师：我先说一组数字，说完后请跟我说，528147。患者：528167。该患者可能存在的认知障碍是
  A. 注意障碍
  B. 口颜面失用
  C. 理解障碍
  D. 定向力障碍
  E. 推理能力障碍

【解析】注意障碍表现在注意的警觉程度、广度、持久度、选择性、转移性和分配性等方面，数字广度测验可用于评估注意广度。

32. 与肠外营养相比，下列选项**不属于**肠内营养优点的是
  A. 改善和维持肠道黏膜细胞结构与功能的完整性
  B. 刺激消化液和胃肠道激素的分泌
  C. 促进肠蠕动
  D. 技术操作与监测简单
  E. 促进体质量的增长和减少氮潴留

【解析】营养途径通常有肠外营养和肠内营养两种方式，在同样热量和氮水平的治疗下，应用肠内营养患者体质量的增长和氮潴留均优于肠外营养。

33. 患者男，50 岁。脑卒中并发吞咽障碍，近 3 个月来反复因为吸入性肺炎住院。合适的喂养方式可能为
  A. 经鼻胃管进食
  B. 经皮内镜下胃造瘘术
  C. 间歇置管喂食
  D. 经口胃管进食
  E. 肠外营养

【解析】中华医学会肠外肠内营养学分会肠外肠内营养临床指南推荐，任何原因引起的神经性吞咽困难患者，短期吞咽困难推荐鼻胃管喂养；长期吞咽困难（超过 1 个月）推荐经皮内镜下胃造瘘术喂养。

答案： 28. C　29. E　30. E　31. A　32. E　33. B

34. Braden评分法中,判断皮肤感知能力为非常受限的是
A. 对疼痛刺激完全无反应
B. 对疼痛有反应,但不能都用语言表达,只能用呻吟、躁动不安表示
C. 机体一半以上的部位对疼痛或不适感感觉无障碍
D. 对其讲话有反应,但不能都用语言表达不适感
E. 一侧肢体对疼痛或不适感感觉障碍

【解析】Braden评分法中,判断皮肤感知能力时,完全受限是对疼痛刺激无反应;非常受限是对疼痛刺激有反应,但不能用语言表达,只能用呻吟、烦躁不安表示;轻度受限是对指令性语言有反应,但不能总是用语言表达不适,或部分肢体感受疼痛能力或不适能力受损;未受限是对指令性语言有反应,无感觉受损。

35. 对于浅表性轻度渗出的压疮可使用
A. 透明薄膜敷料
B. 水凝胶敷料
C. 藻酸盐敷料
D. 硅胶敷料
E. 泡沫敷料

【解析】临床中针对浅表、渗出少的压疮使用水凝胶敷料,处理没有明显深度和轮廓的压疮时也可以使用水凝胶敷料。

36. 在压疮愈合评估表中,创面组织类型是肉芽组织的评分为
A. 5分　B. 4分　C. 3分
D. 2分　E. 1分

【解析】创面组织类型及评分:① 4分,坏死组织;② 3分,腐肉;③ 2分,肉芽组织;④ 1分,上皮组织;⑤ 0分,闭合或新生组织。

二、多选题

1. 1986年国际疼痛学会将疼痛定义为“一种与实际的或潜在的损害有关的不愉快的情绪体验”。这一定义概括了主观和客观的感受,造成疼痛的多因素包括
A. 躯体　B. 行为　C. 心理
D. 认知　E. 挫折

【解析】1986年国际疼痛学会将疼痛定义为“一种与实际的或潜在的损害有关的不愉快的情绪体验”。这一定义概括了主观和客观的感受,即疼痛是由多因素如躯体、行为、心理、认知等造成的。

2. 外周性疼痛形成的过程涉及
A. 躯体、行为变化
B. 外周敏化
C. 中枢敏化
D. 心理、认知变化
E. “丘脑性”疼痛形成

【解析】外周性疼痛的病理、生理机制是由于中毒、缺血或压迫造成的周围神经损伤,触发了神经内的炎症反应。邻近组织的修复过程和炎症反应造成伤害性刺激的初级传入感受器的高兴奋性,这一过程称为外周敏化。之后,中枢性神经元对这些伤害性感受器产生应答,从而使自身的兴奋性得到功能性的提高,这一过程称为中枢敏化。

3. 1986年国际疼痛学会将疼痛定义为“一种与实际的或潜在的损害有关的不愉快的情绪体验”。这一定义概括了主观和客观的感受,即疼痛是由于多因素造成的。对疼痛的评定包括
A. 疼痛部位
B. 疼痛程度

答案: 34. B　35. B　36. D
1. ABCD　2. BC　3. ABCDE

C. 疼痛性质
D. 精神心理状态
E. 主观感受

【解析】疼痛是一种主观感觉，由多因素造成或影响，如躯体的、精神的、环境的、认知的和行为的等。所以有必要从多方面对疼痛进行评定，包括疼痛部位、疼痛程度、疼痛性质、治疗疼痛的反应（缓解或加重）、精神痛苦、患者对疼痛的感受程度等。

4. 疼痛定义为“一种与实际的或潜在的损害有关的不愉快的情绪体验”，这一定义概括了主观和客观的感受。康复评定疼痛的方法有
A. McGill 问卷调查
B. VAS
C. 罗夏墨迹测验
D. NPRS
E. VRSs

【解析】疼痛的评定方法有：①目测类比测痛法（VAS）；②数字疼痛评分法（NPRS）；③口述分级评分法（VRSs）；④多因素疼痛调查评分法（如 McGill 问卷调查等）；⑤痛阈的测定等。选项 C 为心理测量中的人格测验方法，与题意不符。

5. 临床评定痉挛的量表包括
A. Adductor Tone Rating
B. Berg Balance Scale
C. Composite Spasticity Scale
D. Modified Ashworth Scale
E. Spasm Frequency Scale

【解析】临床上，Adductor Tone Rating、Composite Spasticity Scale、Modified Ashworth Scale 和 Spasm Frequency Scale 都属于评估痉挛的量表，而 Berg Balance Scale 用于评估平衡。

6. 下列用于缓解痉挛的常用药物包括
A. 丹曲林　B. 替扎尼定
C. 乙哌立松　D. 塞来昔布
E. 普瑞巴林

【解析】丹曲林、替扎尼定、乙哌立松对痉挛均有一定的缓解作用；塞来昔布、普瑞巴林主要用于缓解疼痛。

7. 肉毒毒素对脑损伤引起的局灶性痉挛效果比较明显，临床甚少使用的类型是
A. A 型　B. B 型　C. C 型
D. D 型　E. E 型

【解析】临床用于缓解痉挛的肉毒毒素是 A 型肉毒毒素（BTX A），它是从 A 型肉毒梭菌的培养液中提取出来的，其他几型均甚少使用。

8. 临床上需要避免加重痉挛的常见因素包括
A. 压疮　B. 便秘
C. 尿道感染　D. 静脉输液
E. 深静脉血栓

【解析】压疮、便秘或泌尿道感染等各种因素引起的疼痛（如合并骨折、嵌甲、关节疼痛），都可使痉挛加重。

9. 下列神经结构损伤，最有可能出现痉挛的解剖部位是
A. 大脑皮质
B. 皮质脊髓束
C. 脑干神经运动核
D. 脊髓的前角细胞
E. 脊神经节及神经根

【解析】痉挛是上运动神经元损伤，大脑皮质和皮质脊髓束都属于上运动神经元。而脑干神经运动核、脊髓的前角细胞、脊神经节及神经根都不属于上运动神经元，都属于下运动神经元，因此损伤后不会出现痉挛。

答案： 4. ABDE　5. ACDE　6. ABC　7. BCDE　8. ABC　9. AB

10. 将骨盆分为大骨盆和小骨盆的连线包括
A. 骶骨岬
B. 弓状线
C. 耻骨梳
D. 耻骨结节
E. 耻骨联合上缘

【解析】骨盆界线是环形界线，由骶骨岬向两侧经弓状线、耻骨梳、耻骨结节到耻骨联合上缘构成，分为大骨盆和小骨盆。

11. 神经源性肠道的分类有
A. 反射性大肠
B. 痉挛性直肠
C. 弛缓性大肠
D. 无抑制性直肠
E. 运动神经源性直肠

【解析】神经源性肠道功能障碍由上运动神经元性损伤或下运动神经元性损伤导致。上运动神经元损伤指第12胸椎（T_{12}）及以上水平的脊髓损伤，产生的是反射性肠道，脊髓和直肠的连接不变，常导致粪便滞留，可以通过反射促进粪便排出。下运动神经元性损伤是指第1腰椎（L_1）及以下水平脊髓损伤，产生的是无反射/弛缓性肠道，常引起大便失禁。

12. 用于治疗神经源性膀胱的药物有
A. 胆碱酯酶抑制剂
B. M受体拮抗剂
C. M受体激动剂
D. α-肾上腺素受体激动剂
E. α-肾上腺素受体拮抗剂

13. 用于治疗肠道麻痹的药物有
A. 胆碱酯酶抑制剂
B. M受体激动剂
C. M受体拮抗剂
D. α-肾上腺素受体激动剂
E. α-肾上腺素受体拮抗剂

14. 潴留型障碍的神经源性膀胱的康复治疗主要是
A. 降低膀胱内压
B. 增加膀胱内压
C. 促进膀胱收缩
D. 降低膀胱出口部阻力
E. 抑制膀胱收缩

【解析】此题考查潴留型障碍的神经源性膀胱的基本处理原则。潴留型障碍的神经源性膀胱主要是因为控制膀胱神经受损后，膀胱逼尿肌收缩乏力，同时尿道括约肌功能失调，不能正常放松。

15. 神经源性膀胱的康复治疗主要是为了
A. 维持膀胱的正常压力
B. 预防和处理反流
C. 控制或消除尿路感染
D. 使膀胱具有适当的储尿能力、顺应性和排空能力
E. 维持膀胱的正常容量

【解析】此题考查神经源性膀胱的康复治疗的基本原则。

16. 从语言链的角度看，口语言语交流障碍包括
A. 听觉功能障碍
B. 语言中枢处理障碍
C. 言语表达障碍
D. 视觉功能障碍
E. 表情肌功能障碍

【解析】语言链中任何一个环节障碍都会引起语言交流障碍。从语言链的角度看，口语言语交流障碍有3大类障碍：听觉功能障碍、语言中枢处理障碍、言语表达障碍。

答案： 10. ABCDE　11. ACD　12. ABCDE　13. BD　14. BCD　15. ABCD　16. ABC

17. 失语症的筛查评定包括
   A. Halstead-Wepman 失语症筛选测验
   B. 标记测验(Token test)
   C. 汉语失语症检查法简短语言检查表
   D. 语言障碍诊治仪(基于计算机系统的评定)
   E. 言语加工认知模型障碍评定(基于计算机系统的评定)

【解析】失语症的筛查评定包括:①Halstead-Wepman 失语症筛选测验。②标记测验(Token test)。③汉语失语症检查法简短语言检查表。④语言障碍诊治仪(基于计算机系统的评定)。⑤言语加工认知模型障碍评定(基于计算机系统的评定)。⑥失语症严重程度评定(BDAE 严重程度评定)。其中筛查必须了解失语症患者的自发言语表达、听理解、口语复述和命名能力。

18. 言语表达障碍包括
   A. 构音障碍　B. 发声障碍
   C. 流利性障碍　D. 理解性障碍
   E. 吞咽障碍

【解析】言语表达障碍包括:构音障碍、发声障碍、流利性障碍。

19. 发声障碍评定包括
   A. 音调的评定
   B. 响度的评定
   C. 音质测量
   D. 音量的评定
   E. 音色的评定

【解析】发声障碍评定包括:音调的评定、响度的评定、音质测量。

20. 认知功能损害的领域有
   A. 注意力障碍
   B. 记忆力障碍
   C. 执行功能障碍
   D. 思维障碍
   E. 抑郁

【解析】认知功能损害包括注意、记忆、思维、知觉和语言等领域的损害,抑郁属于精神行为正常。

21. 执行功能障碍的表现有
   A. 行为被动、丧失主动性或主观努力
   B. 表情淡漠、对周围事物漠不关心且毫无兴趣、反应迟钝
   C. 反应行为较为恰当,一般不会表现为过度反应、冲动
   D. 行为转换困难,不断重复同一动作
   E. 缺乏计划能力与远见,行为不能与目标一致

【解析】执行功能障碍的患者不能在需要时开始动作,表现为行为被动、丧失主动性或主观努力;表情淡漠、对周围事物漠不关心且毫无兴趣、反应迟钝;不能抑制不恰当的反应行为,常表现为过度反应、冲动;行为转换困难,不断重复同一动作;缺乏计划能力与远见,行为不能与目标一致等。

22. 视觉失认的常见类型包括
   A. 物体失认　B. 手指失认
   C. 面容失认　D. 同时失认
   E. 颜色失认

【解析】视觉失认包括物体失认、面容失认、同时失认、颜色失认,手指失认属于躯体构图障碍范畴。

23. 注意力障碍表现在
   A. 警觉度下降
   B. 注意维持障碍
   C. 选择性注意障碍

答案: 17. ABCDE　18. ABC　19. ABC　20. ABCD　21. ABDE　22. ACDE　23. ABCDE

D. 注意转移障碍
E. 注意分配障碍

【解析】注意障碍表现在注意的警觉程度、广度、持久度、选择性、转移性和分配性等方面。

24. 认知训练应遵循的原则是
A. 训练应早期开始
B. 训练计划的制订应以评定结果为基础，以保证训练计划具有针对性
C. 训练方法必须具有专业性，切忌将小学教材或游戏与专业训练混为一谈
D. 根据评定结果调整训练内容，不必具有连续性
E. 由局部到整体、由单一项目到相关项目

【解析】认知训练应遵循以下原则：训练计划的制订应以评定结果为基础，以保证训练计划具有针对性；训练应早期开始，训练内容的设计应具有连续性，要循序渐进，要由易到难、由简单到复杂、由局部到整体、由单一项目到相关项目；训练方法必须具有专业性，切忌将小学教材或游戏与专业训练混为一谈；基本技能的强化训练与能力的提高训练相结合，强化训练与代偿训练相结合。

25. 外部记忆辅助器包括
A. 无错性学习 B. 记事本
C. 时间表 D. 闹钟、手表
E. 地图

【解析】无错性学习是一种训练方法，常用在记忆障碍康复中。其余四项均为外部记忆辅助器。

26. 关于口腔感觉运动训练技术，描述正确的是
A. 主要用于口腔内的感觉和口周、舌肌肉功能治疗
B. 利用触觉和本体感觉刺激技术，遵循运动机能发育原理，促进口腔器官的感知正常化，抑制口腔异常模式
C. 灵感来源于躯体感觉运动控制技术
D. 可用于意识障碍患者吞咽康复治疗
E. 可通过刺激，给脑皮质和脑干一个警觉性的感知刺激，提高对进食吞咽的注意力

【解析】口腔感觉运动训练技术，主要用于口腔内的感觉和口周、舌肌肉功能治疗，帮助改善口腔器官的感觉及口周、舌运动功能。其灵感来源于躯体感觉运动控制技术。将口腔类比为肢体，利用触觉和本体感觉刺激技术，遵循运动机能发育原理，促进口腔器官的感知正常化，抑制口腔异常模式，逐步建立正常的口部运动模式。

27. 压疮发生的主要原因是
A. 压力
B. 剪切力
C. 摩擦力
D. 压力、剪切力或摩擦力联合作用
E. 肌张力

【解析】压疮发生的危险因素包括压力、剪切力和摩擦力；潮湿环境；局部皮温升高；营养不良；运动障碍；体位受限；手术持续时间；高龄；吸烟；使用医疗器具；合并心脑血管疾病等。

28. 压疮最常用的清创方法是
A. 外科手术清创
B. 保守性锐器清创
C. 自溶清创
D. 酶促清创
E. 生物清创

答案： 24. ABCE 25. BCDE 26. ABCE 27. ABCD 28. ABCDE

【解析】压疮创面处理的第一步是通过清除表面残留物和敷料残留物，使创面充分暴露，以便能够更好地观察、评估与治疗。常用的清创方法有外科手术清创、保守性锐器清创、自溶清创、酶促清创、生物清创等。

29. 关于脊髓损伤压疮的预防，以下说法正确的是
   A. 对于脊髓损伤患者而言压疮的预防比治疗更有意义和重要
   B. 保持皮肤完整性是预防压疮的重要环节
   C. 压力是造成压疮的最主要因素，解除压迫是预防压疮的主要原则
   D. 尿失禁比大便失禁对压疮的危险性更高
   E. 对经常坐轮椅的患者，为了防止坐骨结节发生压疮，应要求患者采用气坐垫，且每 30 分钟指导患者进行臀部减压一次

【解析】大便失禁时由于有更多的细菌及毒素，比尿失禁更危险，这种污染物浸渍可诱发感染致使压疮情况更趋恶化。因此，护理上应注意及时处理大小便失禁，制订并实施个体化的失禁管理计划，尽量保持局部皮肤干燥。

30. 关于压疮治疗的伤口敷料，以下说法正确的是
   A. 每次更换敷料时不必评估压疮情况，并确认当前的敷料使用策略合理
   B. 保护压疮周围皮肤
   C. 敷料能够起到支撑表面、重新定位和营养支持的作用
   D. 可以保护伤口免受污染，促进伤口愈合
   E. 确保每次更换敷料时，清除表面残留物，使创面充分暴露

【解析】评估时间：保持持续的伤口评估，评估应 1 次/d；或在伤口变化时随时评估；在每次更换伤口敷料时密切观察并记录。

三、共用题干单选题

（1~4 题共用题干）

患者女，75 岁。2 周前于家中不慎跌倒，因左侧髋关节骨折拟行全髋关节置换术收治入院。现已行 THA 术 2 周，术后伤口愈合良好，患者左侧下肢中度肿胀、伴有麻木感，髋周疼痛 VAS 评分为 6~8 分，无法自主站立，生活高度依赖。

1. 针对该患者髋周疼痛，除 VAS 评分外，还可采用快速简便的疼痛评定方法是
   A. McGill 问卷调查
   B. 机械伤害感受阈测试
   C. NPRS
   D. ADL 量表评定
   E. 罗夏墨迹测验

【解析】临床工作中常用 VAS 和 NPRS 作为疼痛的评定。选项 A、B 虽然也是疼痛评定方法，但较为烦琐，特殊情况下才使用。选项 D、E 为日常生活独立能力和人格测验方法，与题意不符。

2. 针对该患者的髋周疼痛，结合其他临床症状，最**不先**考虑的康复治疗方法是
   A. 电刺激镇痛疗法
   B. 热疗
   C. 冷疗
   D. 运动治疗
   E. 手法治疗

【解析】由于该患者患侧目前还显著肿胀，不宜进行热疗，热疗可能会不利于肿胀消除。

答案： 29. ABCE　30. BCDE
1. C　2. B

3. 假设该患者的髋周疼痛治疗效果不佳，疼痛持续 3 个月以上甚至更久，此时疼痛类型可确认为
   A. 中枢性疼痛
   B. 病理性疼痛
   C. 急性疼痛
   D. 慢性疼痛
   E. CRPS

【解析】神经性疼痛是由神经系统任何部位原发损伤或功能异常诱发或导致的疼痛。根据疼痛持续时间将疼痛分为急性疼痛和慢性疼痛。急性疼痛是短暂的，通常随着诱因(伤害或不良事件)的解除而消失，一般持续 3 个月。它表现的是机体对有害事件(如创伤、手术、急性疾病等)的一种预警反应。慢性疼痛通常是指持续超过 3 个月的疼痛，但也可以表现为多种形式，如在急性损伤治愈后疼痛仍持续超过 1 个月；在一段时间内反复发作；或与经久不愈的损伤相关。

4. 假设该患者的髋周疼痛治疗效果不佳，疼痛较为顽固，结合康复与疼痛专科诊疗建议进行神经阻滞疗法，以下临床常用治疗方法先**不考虑**的是
   A. 经皮用药
   B. 激痛点注射
   C. 腱鞘内注射
   D. 关节内注射
   E. 肉毒毒素注射疗法

【解析】神经阻滞疗法常用的方法有：①经皮用药(transdermal medication)；②激痛点注射(trigger point injections)；③腱鞘内注射；④关节内注射；⑤椎管内硬膜外给药；⑥神经根封闭；⑦神经破坏因子(neurolytic agent)注射等。选项 E 为抗痉挛的注射疗法，与题意不符。

(5~7 题共用题干)

患者男，55 岁。伏案工作，颈椎病 8 年，因腰痛伴左下肢麻痛 2 周入住骨科。腰椎 MRI 显示 $L_{4\sim5}$ 椎间盘向左后方突出，诊断为 $L_{4\sim5}$ 椎间盘突出症，行手术治疗，恢复良好。出院 2 周后出现双侧下肢乏力，尿潴留，经保守治疗(药物、康复、针灸等)2 个月，症状有所缓解，从二级医院转入三甲医院康复科进一步康复治疗。查体：腰部见 8cm 长手术瘢痕；局部无压痛及放射痛；髌腱反射正常，跟腱反射消失；病理征(－)；髋周肌群肌力正常，伸膝肌群及屈膝肌群肌力 4 级，踝背伸肌群及跖屈肌群肌力 3^+ 级；可持杖独自缓慢行走，挺腹步态；膀胱残余尿测定 160ml。

5. 下列诊断最合适的是
   A. 颈髓损伤
   B. 胸髓损伤
   C. 腰骶损伤
   D. 马尾损伤
   E. 坐骨神经损伤

【解析】$L_{4\sim5}$ 椎间盘对应的椎管为马尾。手术部位及术后评估，表现为下运动神经元损伤，符合马尾损伤。

6. 为指导临床康复方案的制定，下列最合适的检查是
   A. 腰椎 X 线检查
   B. 腰椎 MRI 检查
   C. 椎管造影
   D. 下肢肌电图
   E. 双侧臀肌超声

【解析】下肢肌电图检查，特别是神经传导速度测定，可以了解有无下肢神经损伤及其程度，其他检查帮助不大。

7. 下列治疗方法最合适且可以最快显示效果的是

答案： 3. D 4. E 5. D 6. D 7. C

A. 再次手术探查及术后康复
B. 鼠神经生长因子肌内注射
C. 双侧轻便式足托行走训练
D. 低频电刺激双侧胫骨前肌群
E. A 型肉毒毒素双侧腓肠肌注射

【解析】没有手术探查指征。鼠神经生长因子肌内注射起效慢,周期长,且未必有明显效果。穿戴双侧轻便式足托,借助手杖行走,可以改善步态,且起效快。低频电刺激对下运动神经元损伤导致的肌力下降没有明显效果。A 型肉毒毒素局部注射对上运动神经元损伤引起的局部痉挛有效,对下运动神经元损伤引起的肌肉无力没有效果,且容易进一步降低肌力。

(8~9 题共用题干)

患者男,46 岁。因车祸导致其四肢肌力下降,双上肢屈肘肌力 3 级,伸腕、伸肘肌力 1~2 级,双下肢肌力 0 级,C_6 水平以下感觉消失,大小便功能障碍,3 个月后发现其双踝关节挛缩。

8. 导致该患者发生关节挛缩的原因为
A. 外伤
B. 年龄
C. 神经系统疾病
D. 感染
E. 遗传

【解析】该患者为脊髓损伤,属神经系统疾病,损伤后由关节缺乏活动、肌肉和肌腱短缩、关节周围软组织纤维化、肌肉痉挛等导致关节挛缩。

9. 在使用物理因子为其治疗关节挛缩时,较大剂量超声波的主要作用机制是
A. 预防肌肉萎缩
B. 软化,消散结缔组织
C. 破坏受损组织,诱导新组织形成
D. 改善血液循环
E. 温热效应和非热效应

【解析】较大剂量的超声波可使结缔组织软化、消散、伸展性增加。预防肌肉萎缩为神经肌肉电刺激的效果;破坏受损组织,诱导新组织形成为体外冲击波疗法的作用机制;改善血液循环为热疗的作用机制;温热效应和非热效应为高频电疗法的作用机制。

(10~11 题共用题干)

患者男,66 岁。因左侧大脑中动脉破裂出血致右侧偏瘫并伴失语。该患者理解能力、复述能力较好,表达能力较差。

10. 该患者失语属于
A. Broca 失语
B. Wernicke 失语
C. 经皮质感觉性失语
D. 经皮质运动性失语
E. 混合性失语

【解析】经皮质运动性失语:主要表现为非流畅性,自发言语少,对刺激往往会做出相应简单的反应,音读、命名能力有个体差异,复述较好。在理解方面,对口语和文字语言理解均较好,部分患者书写有障碍,与 Broca 失语的主要区别在于此类患者可复述较长的句子。总体来看这类失语的预后较好。病灶在 Broca 区的前方及上方。

11. 下列选项**不属于** Schell 提出的失语症治疗 6 原则的是
A. 给予适当刺激
B. 给予强有力的刺激
C. 给予单次刺激
D. 给予引出相应反应刺激
E. 选择性强化引出的反应

答案: 8. C 9. B 10. D 11. C

【解析】Schell提出的失语症治疗6原则:①给予适当刺激;②给予强有力的刺激;③给予反复的刺激;④给予引出相应反应的刺激;⑤选择性强化引出的反应;⑥与其矫正反应,不如改换刺激。

(12~15题共用题干)

患者男,68岁。有高血压病史10年,糖尿病病史5年。1个月前于家中突发言语不能,肢体乏力,急诊入院。CT示左侧基底节区梗死。病情稳定后即介入康复治疗。

12. 患者画钟试验表现为只画出左侧钟面及数字,提示存在
    A. 颜色失认
    B. 视野缺损
    C. 单侧空间忽略
    D. 左右失认
    E. 共济失调

【解析】该患者画钟试验表现为只画出左侧钟面及数字,即一侧明显漏画,提示为单侧忽略。

13. 对患者进行言语检查,其理解力正常,但表达能力不畅,呈现出电报式语言,复述困难,提示下可引出正确回答,表明患者存在
    A. 表达性失语　B. 传导性失语
    C. 命名性失语　D. 获得性失语
    E. 混合性失语

【解析】表达性失语即运动性失语,又称口语性失语、皮质运动性失语等。为Broca区,即第三额回后部的言语运动中枢受损引起,症状特点为患者能理解他人语言,构音器官的活动并无障碍,有的虽能发音但不能构成语言。较轻的运动性失语症患者,可保留写字和默诵的能力。患者症状与之相符,故存在表达性失语。

14. 为明确患者是否存在吞咽障碍,应首先采用的检查是
    A. 洼田饮水试验
    B. X线造影录像
    C. 肌电图检查
    D. 咽下内压检查
    E. 声门电图检查

【解析】饮水试验为一种较方便、常用的吞咽障碍的筛查方法。洼田饮水试验适用于病情较轻的患者吞咽功能检查或正常人群的筛检。具体操作如下:患者取坐位,以水杯盛常温水30ml,嘱患者如往常一样饮用,注意观察患者饮水过程,并记录饮水所用时间。记录情况可能包括:①一饮而尽,无呛咳。②两次以上喝完,无呛咳。③一饮而尽,有呛咳。④两次以上喝完,有呛咳。⑤呛咳多次发生,不能将水喝完。评判结果②时考虑可疑,③以及以上的情况为异常。

15. 该患者可进行的言语障碍评定**不包括**
    A. 标记测验(Token test)
    B. 失语症严重程度评定(BDAE严重程度评定)
    C. Halstead-Wepman失语症筛选测验
    D. FIM
    E. 语言障碍诊治仪(基于计算机系统的评定)

(16~17题共用题干)

患者男,37岁。车祸致颅脑损伤术后1个月。临床初步评估:语言能力无异常;时空定向力差,不能说出自己早餐进食的食物,告知正确答案后患者能跟随复述,但3分钟后再问及时患者则不能答对。

16. 该患者可能存在的认知障碍是
    A. 记忆力障碍
    B. 理解障碍

答案: 12. C　13. A　14. A　15. D　16. A

C. 交流障碍
D. 口颜面失用
E. 注意力障碍

【解析】患者语言能力无异常、告知正确答案后患者能跟随复述，暂不考虑存在交流障碍、理解障碍及口颜面失用。患者不能回忆之前复述的内容，存在记忆力障碍。

17. 适合评估该患者的评定量表是
A. 划消测验
B. 连线测验
C. 数字广度测验
D. Rivermead 行为记忆测试
E. 威斯康星卡片分类测验

【解析】划消测验用于评定注意力、单侧忽略，数字广度测验用于评定注意力，威斯康星卡片分类测验用于评定执行功能，连线测验可用于评定执行功能及注意力。Rivermead 行为记忆测试是记忆力评定专项量表，主要评定受试者记住某项功能性记忆活动或完成某项需要记忆的功能性技能的能力。

（18~20 题共用题干）

患者男，35 岁。患有脑干梗死，长期吞咽困难，近期并发肺炎，前来咨询有关吞咽康复训练及胃管鼻饲问题。

18. 床旁检查可发现发生吸入的临床预测指标，床旁检查所见**不包括**
A. 说话的声音“发湿”
B. 出现构音障碍
C. 咳嗽机制改变
D. 出现感觉性失语
E. 舌控制无效

【解析】评估流程建议由筛查开始，并作为工作常规，初步判断是否存在吞咽障碍及其风险程度，如果有或高度怀疑有风险，则应行进一步的临床功能评估和/或仪器检查。筛查可以初步了解患者是否存在吞咽障碍以及障碍的程度，如咳嗽、食物是否从气管套管溢出等表现，其主要目的是找出吞咽障碍的高危人群，决定是否需要采取进一步检查。

19. 吞咽障碍的病史评估内容**不包括**
A. 患者精神状态、合作度、认知及沟通能力
B. 目前的营养状况、口腔卫生
C. 呼吸功能及一般运动功能
D. 用药及疾病转归情况
E. 床旁进食评估

【解析】临床床旁吞咽障碍评估包括全面病史评估、口颜面和喉部功能评估、床旁进食评估 3 个方面。患者精神状态、合作度、认知及沟通能力；目前的营养状况、口腔卫生；呼吸功能及一般运动功能；用药及疾病转归情况均是病史评估的主要内容。

20. 开展个性化吞咽功能行为治疗，下列**不属于**口腔感觉训练的是
A. 冷刺激训练
B. 嗅觉刺激训练
C. K 点刺激训练
D. 改良振动棒震动训练
E. Masako 训练

【解析】Masako 训练法，又称舌制动吞咽法。伸舌后用牙齿咬住舌做吞咽动作。舌伸出幅度越大，吞咽越费力。此方法具有增加舌根力量，延长舌根与咽后壁接触时间和促进咽后壁肌群代偿性向前运动的作用。

（21~23 题共用题干）

患者男，55 岁。脑外伤入住重症监护室 1 周。目前意识不清，因呼吸问题行气管切开术。

答案： 17. D 18. D 19. E 20. E

21. 家属希望给患者佩戴说话瓣膜,经多学科团队讨论后暂不给予佩戴,其主要原因为
A. 诊断不正确
B. 病因未去除
C. 患者仍伴有意识障碍
D. 患者气管切开时间不长
E. 患者呼吸功能未完全康复

【解析】说话瓣膜适用于清醒、有警觉的患者,有恢复语言交流的愿望;需要吞咽治疗的患者(四肢瘫、神经肌肉疾病、脑血管意外、没有明显气管阻塞的双侧声带麻痹、闭合性头颅损伤或创伤);不能耐受用塞子堵住气管套管开口的患者。

22. 基于患者目前气管切开状态,该患者首先需要解决
A. 意识障碍
B. 吞咽障碍
C. 呼吸功能障碍
D. 气管造口处肉芽增生
E. 行为障碍

【解析】意识清醒以及生命体征平稳是重症患者康复的早期时间节点。

23. 为气管插管拔管做准备,可开展的吞咽康复治疗方法是
A. 咽腔电刺激
B. 导管球囊扩张术
C. 重复经颅磁刺激
D. 更换气管套管
E. 定期吸痰

【解析】近年来兴起的神经调控技术,是将腔内导管经鼻插入特定部位而对咽部实施电刺激的物理治疗方法。通过悬置在咽部表面的电极导管,将电脉冲传递至咽部黏膜并刺激黏膜内的感觉神经,促进感觉传入诱发吞咽相关运动皮质重组及皮质-延髓通路激活,增加与吞咽相关的P物质含量,从而改善吞咽功能。近来不少研究验证咽腔电刺激有助于拔出气管插管,促进吞咽功能康复。

(24~26题共用题干)

患者因车祸造成T_{10}~L_2脊髓损伤,神志清楚,精神状态差,生命体征平稳,多汗,每次移动或翻动患者时总是看到皮肤被分泌物、尿液渍湿,双下肢不能活动,骶尾部有4cm×5cm破溃,创面覆盖黄色腐肉,深度未知,有脓性分泌物。康复门诊以脊髓损伤、压疮收住入院。入院查体:双上肢主要肌群肌力正常,双下肢运动及感觉功能障碍;大小便失禁。实验室检查:尿、血常规、血生化、肝功能等检查结果均显示正常。尿动力学检查结果:逼尿肌无力,膀胱残余尿量300ml,自行排尿50ml,患者改变体位时有尿液流出,行清洁间歇导尿5次/d。ADL评分:50分。

24. 使用Braden量表评估时,该患者潮湿度评分为
A. 1分
B. 2分
C. 3分
D. 4分
E. 5分

【解析】持续潮湿:每次移动或翻动患者时总是看到皮肤被分泌物、尿液渍湿;评分1分。

25. 根据患者创面情况,压疮分期应为
A. 1期压疮
B. 2期压疮
C. 3期压疮
D. 4期压疮
E. 不可分期压疮

【解析】不可分期压疮:深度未知。全层组织缺失,创面基底部覆盖腐肉(呈黄色、褐色、灰色、绿色或棕色)和/或焦痂(呈棕褐

答案: 21. C 22. A 23. A 24. A 25. E

色、棕色或黑色)，必须去除后才有可能呈现4期或3期压疮。

26. 处理该患者压疮时，以下说法**不正确**的是
    A. 处理的第一步是清除表面残留物和敷料残留物，使创面充分暴露
    B. 对创面失活组织进行清创
    C. 可以使用银离子敷料
    D. 可以使用水凝胶敷料
    E. 可以使用泡沫敷料

【解析】临床中针对浅表、渗出少的压疮使用水凝胶敷料，处理没有明显深度和轮廓的压疮时也可以使用水凝胶敷料。泡沫敷料可以提供一个密闭温润的环境，有利于新鲜肉芽组织生长爬皮；对于怀疑或已确定的感染伤口可以使用银离子敷料，能够有效处理临床感染及减少细菌定植，促进压疮愈合。

四、案例分析题

【案例1】患者男，46岁。1周前因脑卒中"意识障碍2小时"收治入院，现已病情稳定，为进一步康复，已转入康复医学科进一步治疗。查体发现患者意识好转，查体配合；患者右侧肢体力弱，右肩周肌力2级，可触及盂肱关节间隙约一指宽，伴有肩周疼痛，NPRS 7分；右手肿胀伴疼痛，右手NPRS 7分；患者可在少量辅助下室内行走，行走时右足下垂。生活方面需要大量照顾。既往患者体内植入心脏起搏器5年，高血压病3级，脂代谢紊乱。

第1问：针对该患者右侧上肢进行的物理因子治疗，下列可**排除**的是
  A. 脉冲短波疗法
  B. 电刺激镇痛疗法
  C. 热疗
  D. 冷疗
  E. 运动治疗
  F. 手法治疗
  G. 针灸

【解析】最佳答案为A；因为该患者体内植入心脏起搏器，右侧肩关节距离心脏较近，不宜进行高频电疗法，如脉冲短波治疗。

第2问：该患者肩周疼痛，目前较为合适的分类为
  A. 中枢性疼痛
  B. 神经性疼痛
  C. 急性疼痛
  D. 慢性疼痛
  E. 外周性疼痛
  F. 幻痛

【解析】最佳答案为C；根据案例分析可知，该患者的肩关节疼痛缘由可能是生病后患侧肩关节随意脱垂、无护具保护、受压、拉扯等使用、护理不当造成，可归类为急性疼痛。

第3问：假设该患者经过较长时间(超过3个月)的康复治疗，患侧肢体获得了一定的恢复，但右侧上肢仍然存在较为明显的麻木、疼痛，则这时应该考虑其疼痛的分类为
  A. 中枢性疼痛
  B. 神经性疼痛
  C. 急性疼痛
  D. 慢性疼痛
  E. 外周性疼痛
  F. 幻痛

【解析】最佳答案为A；根据案例，患者疼痛由急性转变为长期的慢性疼痛，怀疑形成

答案： 26. D
【案例1】 1. A　2. C　3. A

中枢性疼痛。中枢性疼痛是指“与中枢神经系统损伤相关的疼痛”。最常见的中枢性疼痛综合征是中枢性脑卒中疼痛和脊髓损伤后疼痛。

第 4 问:针对该患者的疼痛评定,若采用疼痛阈值方面的方法评定,首先**不考虑**的是

A. 机械伤害感受阈
B. 电刺激痛阈
C. 热痛阈
D. 冷痛阈
E. McGill 法测量
F. 压力棒法感受阈测量

【解析】常用的痛阈评定测量方法为:①机械伤害感受阈;②温度痛阈(冷、热);③电刺激痛阈。选项 E 为多因素问卷调查方法;选项 F 为感受阈测量评定方法,属于机械伤害感受阈方法。

【案例 2】患者男,23 岁。1 年前因踢足球时右侧膝关节受到撞击致内侧副韧带损伤、内侧半月板损伤、前交叉韧带损伤;后经膝关节镜手术治疗,术后膝关节肿胀、疼痛。虽经过 1 个月康复治疗,但至今仍然患侧膝关节内侧疼痛伴股四头肌轻度萎缩,疼痛影响步行能力和夜间睡眠。查体:患侧膝关节内侧压痛,VAS 5 分,局部皮肤针刺觉降低,膝关节周围无肿胀,肌力 4⁺级。步态异常,跛行。现欲进一步进行康复治疗。

第 1 问:针对该患者疼痛进行分类,最为合适的是

A. 中枢性疼痛
B. 神经性疼痛
C. 急性疼痛
D. 慢性疼痛
E. 外周性疼痛
F. 幻痛
G. 牵涉痛

【解析】国际疼痛学会将疼痛的类型分为神经性疼痛、中枢性疼痛和外周性疼痛。根据疼痛持续时间将疼痛分为急性疼痛和慢性疼痛。题中案例为创伤造成神经损伤所致疼痛。

第 2 问:针对该患者疼痛进行康复评定,当前**不适合**的疼痛评定方法是

A. McGill 问卷调查
B. 机械伤害感受阈测试
C. NPRS
D. ADL 评定
E. VRSs
F. 热痛阈
G. 冷痛阈

【解析】选项 D 的评定内容与疼痛评定无关。

第 3 问:针对该患者的疼痛进行康复治疗,当前最**不合适**的治疗方法是

A. 物理因子治疗
B. 运动治疗
C. 手法治疗
D. 姿势矫正和支具的应用
E. 针灸
F. 神经阻滞疗法
G. 外科手术

【解析】选项 G 的方案与案例不符,保守治疗为该案例患者的最佳选择。

第 4 问:若针对该患者的疼痛进行神经阻滞治疗,当前最**不恰当**的治疗是

A. 经皮用药
B. 激痛点注射
C. 腱鞘内注射
D. 关节内注射

答案: 4. E 【案例 2】1. B 2. D 3. G 4. E

E. 肉毒毒素注射疗法
F. 椎管内硬膜外给药
G. 神经根封闭
H. 神经破坏因子注射

【解析】神经阻滞疗法常用的方法有：①经皮用药；②激痛点注射；③腱鞘内注射；④关节内注射；⑤椎管内硬膜外给药；⑥神经根封闭；⑦神经破坏因子注射等。选项E为抗痉挛的注射疗法，与题意不符。

【案例3】患者男，50岁。肩关节外伤术后早期，为寻求进一步恢复来康复科就诊。

第1问：预防其肌肉萎缩和关节挛缩的治疗方法为
A. 被动牵伸
B. 抗阻训练
C. 静力型矫形器
D. 石膏矫正法
E. 神经肌肉电刺激
F. 超声波

【解析】对急性重症患者使用神经肌肉电刺激可以有效预防肌肉萎缩和防止关节挛缩。

第2问：红外线疗法可以起到改善血液循环、促进组织修复、软化瘢痕、松解粘连、缓解痉挛以及产生镇痛的作用，长波红外线穿透皮肤组织深度为
A. 0.01~0.05mm
B. 0.05~1mm
C. 1~10mm
D. 10~15mm
E. 15~20mm
F. 20~30mm

第3问：超声检查示该患者肩关节周围骨骼肌组织出现纤维化。骨骼肌组织纤维化的机制为
A. 半胱天冬酶系统介导的细胞凋亡
B. 分泌基质金属蛋白酶
C. 成纤维细胞活化
D. Ⅰ型胶原蛋白会被Ⅲ型胶原蛋白取代
E. 胶原在上皮等结缔组织中过度表达和积累
F. 泛素蛋白连接酶调节

【解析】骨骼肌的延展性取决于胶原蛋白的含量和纤维蛋白的排列。当胶原在上皮等结缔组织中过度表达和积累时，会导致骨骼肌缺氧，从而引起关节挛缩。

第4问：若该患者日后合并出现关节僵硬，以及肌肉、肌腱挛缩，可达最佳疗效的治疗方法为
A. 中药蒸熏
B. 体外冲击波疗法
C. 持续被动活动
D. 关节囊松解术
E. 手法治疗
F. 关节囊松解术合并手法治疗

【解析】当同时存在关节外肌肉、肌腱挛缩时，单独进行关节内松解效果不佳，而将手术治疗与手法治疗相结合，可达到最佳疗效。

【案例4】患者女，70岁。自觉双侧掌部疼痛伴皮温升高半年，伸指时疼痛加重。第三、四、五掌骨浅层掌腱膜可触及条形软性纤维性结节。轻度按压痛，双手未见屈曲畸形，活动正常。

第1问：可推测对该患者的诊断为
A. 骨-筋膜室综合征
B. Volkmann 挛缩
C. Dupuytren 挛缩
D. 老年退行性病变

答案：【案例3】1. E　2. B　3. E　4. F　【案例4】1. C

E. 掌指关节感染

F. 风湿性关节炎

【解析】如病历资料所示，该患者症状表现为双侧掌腱膜的病变，而迪皮特朗(Dupuytren)挛缩主要侵犯掌腱膜，可表现为掌腱膜上的纤维化结节，故推测该患者的诊断为 Dupuytren 挛缩。

第 2 问：导致该诊断的发病机制为

A. 半胱天冬酶系统介导的细胞凋亡

B. 分泌基质金属蛋白酶

C. 成纤维细胞活化

D. Ⅰ型胶原蛋白会被Ⅲ型胶原蛋白取代

E. 胶原在上皮等结缔组织中过度表达和积累

F. 泛素蛋白连接酶调节

【解析】在 Dupuytren 挛缩中，Ⅰ型胶原蛋白会被Ⅲ型胶原蛋白取代，导致纤维化侵入真皮，从而发生挛缩。

第 3 问：导致症状出现的网状纤维的主要成分是

A. Ⅰ型胶原蛋白

B. Ⅱ型胶原蛋白

C. Ⅲ型胶原蛋白

D. Ⅳ型胶原蛋白

E. Ⅴ型胶原蛋白

F. Ⅵ型胶原蛋白

【解析】Ⅲ型胶原蛋白被认为是网状纤维的主要成分。

第 4 问：**不属于**该疾病治疗措施的为

A. 拉伸

B. 按摩

C. 非侵入性针头腱膜切开术

D. 胶原酶注射

E. 肌腱延长术

F. 肌腱移位术

【解析】可采用拉伸和按摩早期干预 Dupuytren 挛缩，也可通过非侵入性针头腱膜切开术，切断纤维以缓解挛缩，还可以使用胶原酶注射，向病变组织中注射胶原酶，利用胶原酶来分解胶原，同时施加压力使手指收缩以促进组织的破裂。肌腱延长术和肌腱移位术属于 Volkmann 挛缩的治疗措施。

【案例 5】患者男，35 岁。颈椎骨折术后 10 天。10 天前患者从 3 米高处坠落致颈椎骨折，入骨科行手术内固定治疗，术后一般情况稳定，为进一步康复转科。查体：生命体征平稳，精神好，双侧屈肘力量 5 级，伸腕力量 4 级，伸肘力量 3 级，双手指屈肌不能，双下肢运动感觉丧失。球肛门反射存在，肛门感觉运动消失，留置尿管，大便失禁。

第 1 问：根据该患者的情况，运动平面定位在

A. C_4

B. C_5

C. C_6

D. C_7

E. C_8

F. T_1

G. 目前无法评估

第 2 问：患者于转入康复科当晚突发头痛，大汗，测血压 190/100mmHg，心率 60 次/min。此时优先应采取的措施是

A. 检查尿管是否通畅

B. 了解大便情况，有无粪石

C. 急查尿常规及血常规排除尿路感染

D. 立即予以口服降压药物，如硝苯地平

E. 急查颅脑 CT

答案： 2. D 3. C 4. EF **【案例 5】** 1. C 2. ABC

F. 肌内注射阿托品

【解析】此题考查高位严重的脊髓损伤后，交感神经过反射的常见诱因。

第3问：对于该患者出现的尿潴留进行训练，包括

A. 盆底电刺激
B. 间歇导尿
C. 增加膀胱出口阻力
D. 生物反馈，调节合适的饮水量
E. 排尿反射训练
F. 膀胱肉毒毒素注射

【解析】此题考查潴留型障碍的神经源性膀胱的基本处理原则及方法。

【案例6】患儿男，4岁半。以"发现吐字不清晰1年余"入院。患儿家长代述该患儿3岁时可说整句话，但是吐字欠清晰，至今已1年余，今为求进一步系统治疗来我院，门诊以"构音障碍"为诊断收入院。个人史：第2胎第1产，足月剖宫产，孕40周时发现羊水浑浊，故行剖宫产，出生体重3 600g，无产伤及窒息史，无黄疸延迟消退，该患儿生后第2天由于"败血症"转入ICU病房治疗半个月，7~8个月会坐，不会爬，19个月会走，15~16个月会叫"妈"，2岁会说单字，3岁会说整句话，但吐字欠清晰。

第1问：针对构音障碍的治疗，构音改善的训练中**不包括**

A. 下颌、舌、唇的训练
B. 发音的训练
C. 减慢言语速度
D. 音辨训练
E. 听理解训练
F. 阅读训练

【解析】针对构音障碍的治疗，构音改善的训练中包括下颌、舌、唇的训练，发音的训练，减慢言语速度，音辨训练。

第2问：构音障碍可分为

A. 运动性构音障碍
B. 器质性构音障碍
C. 发育性构音障碍
D. 感觉性构音障碍
E. 混合性构音障碍
F. 听理解性构音障碍

【解析】构音障碍(dysarthria)是指由于构音器官先天性或后天性的结构异常，神经、肌肉功能障碍所致的发音障碍，以及不存在任何结构、神经、肌肉、听力障碍所致的言语障碍。构音障碍可分为运动性构音障碍、器质性构音障碍和发育性构音障碍。

第3问：下列选项属于构音障碍的半定量评定的是

A. 中国康复研究中心构音障碍检测法
B. 改良Frenchay构音障碍检测法
C. 计算机辅助检测法
D. 描记法
E. 音标法
F. 肌电图法

【解析】构音障碍的半定量评定包括中国康复研究中心构音障碍检测法、改良Frenchay构音障碍检测法、计算机辅助检测法。

【案例7】患者男，65岁。脑出血术后2个月，左侧偏瘫，坐位平衡1级。坐位时躯干向健侧倾斜，头偏向健侧，眼睛只注视健侧；进餐时只吃餐盘右侧的菜，需家属转动餐盘才能把菜吃完。

答案： 3. ABDE　【案例6】1. EF　2. ABC　3. ABC

第1问:该患者可能存在的认知功能损害是
A. 偏盲
B. 单侧忽略
C. 空间定位障碍
D. 视觉失认
E. 物体失认
F. 结构性失用

【解析】单侧忽略是对脑损伤病灶对侧身体缺乏认识或对侧空间有意义的刺激缺乏反应的一组神经心理学症状,该症状的出现不能归因于感觉、运动障碍。单侧忽略属于知觉障碍中的躯体构图障碍,空间定位障碍、结构性失用属于空间关系障碍,视觉失认(物体失认)属于失认证。偏盲表现为视野部分或完全缺损。

第2问:根据患者的临床表现,下列测评针对性最差的是
A. BIT
B. 等分线段
C. 划消测验
D. Ayres图形-背景测试
E. 临摹与绘图
F. 读写测验

【解析】Ayres图形-背景测试用于评定空间关系障碍,非单侧忽略评定方法。

第3问:对于该患者的知觉障碍,下列训练活动**不是**必需的是
A. 餐具辨认训练
B. 视觉搜索训练
C. 基本动作训练
D. ADL训练
E. 对左侧的感觉刺激
F. 交叉促进训练

【解析】患者不存在失认证,无须进行餐具辨认训练。

第4问:单侧忽略的临床表现有
A. 进食时忽略患侧的餐具以及餐具内患侧的食物
B. 忽略站在其患侧的人
C. 穿衣困难,找不到患侧的袖口
D. 阅读时漏读患侧的文字
E. 行走时碰撞到患侧的行人及物品
F. 不能认识物品、颜色和熟人的脸

【解析】不能认识物品、颜色和熟人的脸是视觉失认,其余各项均为单侧忽略的临床表现。

【案例8】患者男,29岁。脑外伤术后1个月。坐位平衡2级,坐位下让患者做伸手取物动作时患者左顾右盼,给予语言提示后可完成动作,进食需花费常人2倍的时间。

第1问:该患者可能存在的认知功能损害是
A. 选择性注意障碍
B. 注意维持障碍
C. 记忆力障碍
D. 理解障碍
E. 执行功能障碍
F. 思维障碍

【解析】注意维持障碍表现为注意力涣散、缺乏持久性、随境转移、易受干扰,不能完成阅读及听课等任务。

第2问:下列属于注意维持障碍表现的是
A. 注意力涣散、缺乏持久性
B. 不能根据需要及时从当前的注意对象中脱离并及时转向新的对象
C. 不能同时利用所有有用的信息
D. 不能有目的地注意符合当前需要的特定刺激并剔除无关刺激,易受自身或外部环境影响而不能集中注意
E. 随境转移、易受干扰

答案:【案例7】1. B 2. D 3. A 4. ABCDE 【案例8】1. B 2. AE

F. 对刺激的反应能力及兴奋性下降，注意迟钝及缓慢，注意范围明显缩小，主动注意减弱

【解析】注意维持障碍表现为注意力涣散、缺乏持久性、随境转移、易受干扰，不能完成阅读及听课等任务。

第3问：根据患者的临床表现，下列选项中**不适合**对其进行评估的是

A. Stroop色词测验
B. 数字广度测验
C. 空间结构测验
D. 划消测验
E. 连线测验
F. 同步听觉系列加法

【解析】患者不存在空间结构障碍，无须进行空间结构测验。

第4问：对于该患者的认知训练安排，下列**不是**必需的是

A. 根据患者兴趣安排
B. 扑克牌游戏
C. 拼图
D. 圈字游戏
E. 图案配对训练
F. 进食动作训练

【解析】进食动作训练不是认知训练的内容。

【案例9】患者女，33岁。颅脑损伤术后2个月余。家属代述患者对自己的物品丢三落四、不提醒经常忘记服药，但患者谈论以前的工作或受伤前的事情无明显障碍。

第1问：该患者存在的认知功能损害是

A. 言语失用
B. 理解障碍
C. 记忆力障碍
D. 定向力障碍
E. 注意力障碍
F. 思维障碍

【解析】记忆减退是认知障碍患者的早期表现，表现为对日期、年代、专有名词、术语等的回忆发生困难，记忆损害中常首先表现为近期记忆障碍。

第2问：针对该患者的记忆力障碍，评估应该用的量表是

A. MMSE
B. MoCA
C. NCSE
D. RBMT
E. LOTCA
F. BCoS

【解析】MMSE、MoCA、NCSE是认知障碍筛查量表，LOTCA、BCoS是成套量表，RBMT是记忆力评定专项量表。

第3问：认知障碍的治疗方法有

A. 药物治疗
B. 认知训练
C. 运动训练
D. 无创性脑刺激
E. 针灸、太极拳
F. 高压氧

【解析】认知障碍的治疗方法有药物治疗、认知训练、运动训练、无创性脑刺激(TMS、tDCS等)、中国传统疗法(针灸、太极拳等)、其他(高压氧)。

第4问：关于电脑辅助认知训练，下列叙述正确的是

A. 训练指令准确，时间精确，训练标准化
B. 训练题材丰富，针对性及趣味性强，选择性高

答案： 3. C　4. F　【案例9】1. C　2. D　3. ABCDEF　4. ABCDEF

C. 评估与训练结果反馈及时，有利于患者积极主动参与
D. 可有效节约人力资源
E. 采用专门设计的认知康复训练软件，具有针对性、科学性
F. 患者更乐意接受，训练效果较好

【解析】电脑辅助训练模式采用专门设计的认知康复训练软件，具有针对性、科学性；训练难度可自动分等级，循序渐进，具有挑战性；训练指令准确，时间精确，训练标准化；训练题材丰富，针对性及趣味性强，选择性高；评估与训练结果反馈及时，有利于患者积极主动参与。电脑辅助训练模式不仅可充分利用多媒体的优势，而且可有效节约人力资源，患者也更乐意接受，训练效果较好。

【案例 10】患者女，64 岁。脑干梗死后并发吞咽障碍入院。入院时，针对吞咽障碍，需进行全面精准的吞咽评估和个性化的康复治疗。

第 1 问：对患者首先应进行的检查是
A. 吞咽造影
B. 容积-黏度测试
C. 全面病史评估
D. 软式喉内窥镜吞咽功能检查
E. 头部增强 MRI
F. 超声内镜检查
G. 直接摄食评估

【解析】全面了解病史，对于选择进一步的评估和正确的治疗决策具有事半功倍的效果。

［提示］患者行吞咽造影检查发现，吞咽 3ml 稀流质时造影剂流入气道，且患者无咳嗽反应。

第 2 问：首先考虑的是
A. 隐性误吸
B. 显性误吸
C. 渗漏
D. 残留
E. 咽反射缺失
F. 食管反流

【解析】隐性误吸又称为无症状误吸或沉默性误吸，即指食物或气道分泌物等进入真声带以下气道，而不引发任何咳嗽或呼吸窘迫等临床反应，但长期反复发生隐性误吸可导致慢性咳嗽、慢性支气管炎、吸入性肺炎等。

第 3 问：关于吞咽障碍分期，描述正确的是
A. 口腔前期
B. 口腔准备期
C. 咽期
D. 食管期
E. 舌后缩期
F. 软腭上抬期
G. 舌喉复合体上抬期

【解析】吞咽障碍的分期分别是口腔前期、口腔准备期、咽期、食管期。

第 4 问：针对患者吞咽障碍，下一步可采取的行为治疗方法有
A. 口腔感觉训练
B. 口腔运动训练
C. 气道保护手法训练
D. 神经肌肉电刺激
E. 导管球囊扩张术
F. 说话瓣膜
G. 经口进食

【解析】吞咽障碍的行为治疗包括：口腔感觉训练、口腔运动训练、气道保护手法训练、吞咽姿势调整、生物反馈训练等。其中代偿方法和吞咽姿势调整主要是用来改善吞咽障碍的症状；而口腔感觉训练及运动训

答案：【案例 10】 1. C　2. A　3. ABCD　4. ABCDF

练、气道保护手法训练、生物反馈训练则主要用来改善吞咽的生理状态，这些治疗也称为康复性技术。鉴于患者目前存在误吸风险，暂不考虑经口进食。

【案例 11】患者女，66 岁。脑卒中后四肢活动不利 4 个月余，气管切开状态，留置尿管、胃管。既往有糖尿病、冠状动脉粥样硬化性心脏病、高血压。入院时院外带入骶尾部压疮，6.7cm × 7.5cm × 2.5cm 创面，9 点至 1 点钟方向潜行最深约 2.5cm，大量红色渗液，伤口边缘增厚，周围皮肤色素沉着。

第 1 问：按照国际 NPUAP-EPUAP 压疮分级系统，该患者的压疮属于

A. 1 期压疮
B. 2 期压疮
C. 3 期压疮
D. 4 期压疮
E. 不可分期压疮
F. 深部组织压疮

【解析】4 期压疮全层皮肤和组织缺失，并带有骨骼、肌腱或肌肉等的暴露。在创面基底某些区域可见腐肉和焦痂覆盖。通常会有窦道和潜行。此期压疮可扩展至肌肉和/或支撑结构（如筋膜、肌腱或关节囊）骨髓炎。

第 2 问：下列**不属于** Braden 评估项目的是

A. 感觉
B. 潮湿
C. 活动
D. 移动
E. 营养
F. 摩擦力/剪切力
G. 既往史

【解析】Braden 量表对 6 个风险因素进行评估，包括：感觉、潮湿、活动、移动、营养、摩擦力、剪切力。评分≤ 9 分为极高危，10~12 分为高危，13~14 分为中度高危，15~18 分为低度高危，得分越高，说明发生压疮的风险越低。

第 3 问：关于压力性损伤的记录与反馈，下列描述**错误**的是

A. 宽（身体纵轴）× 长（身体横轴）× 深（伤口深度）
B. 窦道（潜行）使用时钟描述法
C. 持续的伤口评估，评估应 1 次/d，或在伤口变化时随时评估
D. 描述与记录要准确详细、成员之间描述要一致，尽量使用专业术语
E. 压疮评估内容含发生部位，伤口大小、潜行、分期、部位，渗出液的颜色、量及性状，感染情况，疼痛，敷料情况，换药次数
F. 当伤口有感染征象时，进行细菌培养有助于确定病因
G. 伤口周边皮肤温度高提示可能已发生感染，伤口周边皮肤温度低可能提示局部组织循环障碍

【解析】一般伤口描述：长（身体纵轴）× 宽（身体横轴）× 深（伤口深度）。

第 4 问：预防和治疗该患者的压力性损伤的措施有

A. 皮肤防护
B. 体位安置与减压
C. 选择合适的创面治疗方法
D. 健康教育
E. 营养支持
F. 血糖控制

【解析】保持皮肤完整性是预防压疮的重要环节，皮肤防护包含营养支持和潮湿的防护；压力是造成压疮的最主要因素，只要施

答案：【案例 11】 1. D 2. G 3. A 4. ABCDEF

加足够压力并有足够长的时间，任何部位都可发生溃疡，所以解除压迫是防治压疮的主要原则；如果压疮没有及时治疗会使压疮持续恶化，以致出现严重的并发症，必须早期进行有效的治疗；对于患者而言，压疮的防治是长期的。因此，对患者及家属做好健康教育，让他们认识到压疮的危害以及预防压疮的重要性显得尤为重要。

【案例 12】患者男，45 岁。因“腰椎爆裂性骨折，下肢活动不能”收入院，患者神志清，营养状况可，入院时骶尾部 6cm×8cm 压红，压之不褪色；左足后跟 2cm×3cm 黑痂，局部干燥无红肿，皮温正常；右侧足外踝 2cm×1cm 破溃，表面可见黄色脓性分泌物，创面迁延不愈 1 个月余。

第 1 问：以下关于该患者压疮处理方法**不正确**的是

A. 骶尾部给予减压用具，变换体位，局部减压

B. 右足外踝创面需要留取分泌物进行培养，确认有无感染

C. 左足后跟采用圆形减压圈

D. 避免足跟与床面直接接触，使用足跟托起装置沿小腿分散整个腿部的重量或使用泡沫垫沿小腿全长将足跟抬起，以完全解除足跟部压力，但不可将压力作用在跟腱

E. 下肢压疮清创前，还须全面评估血管情况，以判断动脉状态/供血是否充足以供伤口愈合

F. 保证足够蛋白质维生素摄入

【解析】不建议应用圆形气垫圈作为压疮减压用具，因为充气的气圈可压迫阻断皮肤的静脉回流，使原本骨骼突出部(点)受压，变为气垫圈内接触面受压，导致局部血液循环受阻，造成静脉充血与水肿。

第 2 问：左足后跟压疮分期属于

A. 1 期压疮

B. 2 期压疮

C. 3 期压疮

D. 4 期压疮

E. 5 期压疮

F. 不可分期压疮

【解析】不可分期压疮：深度未知。全层组织缺失，创面基底部覆盖腐肉(呈黄色、棕褐色、灰色、绿色或棕色)和/或焦痂(呈棕褐色、棕色或黑色)，必须去除，才有可能呈现 4 期或 3 期压疮，但对于缺血性肢体或脚后跟存在的稳定焦痂(即干燥、附着、完整，无红斑或波动感)不建议去除。

第 3 问：去除左足后跟压疮黑痂的方式是

A. 外科清创

B. 保守性锐器清创

C. 自溶清创

D. 生物清创

E. 稳定性焦痂暂时不进行清创

F. 酶学清创

【解析】对于缺血性肢体或脚后跟存在的稳定焦痂(即干燥、附着、完整，无红斑或波动感)不建议去除。

第 4 问：对该患者/家属进行健康教育的方式是

A. 及时对患者及家属进行宣教，取得患者及家属的了解和配合

B. 及时使用压疮风险评估工具对患者进行全面的评估并进行综合分析，同时与患者及家属进行有效沟通，鼓励其积极配合治疗

C. 学习压疮防治的基本方法，出院后注意避免压力、摩擦力、剪切力对皮肤的伤害

答案：【案例 12】 1. C 2. F 3. E 4. ABCDE

D. 脊髓损伤患者瘫痪部位会出现感觉障碍，对患者及家属宣教如何避免烫伤的发生、烫伤后的紧急处理

E. 坚持运动训练，以防止压疮的复发

F. 学习坐轮椅的减压措施

【解析】对于患者而言，压疮的防治是长期的，甚至将伴随终身。因此，对患者及家属做好健康教育，让他们认识到压疮的危害以及预防压疮的重要性。可在住院期间教育患者及家属了解压疮防治的重要性，学习压疮防治的基本方法，出院后注意避免压力、摩擦力、剪切力对皮肤的伤害，避免潮湿对皮肤的刺激，保证全身营养，坚持运动训练，以防止压疮的复发。

第六章 康复评定

一、单选题

1. 康复评定包括
   A. 功能障碍的评定
   B. 功能障碍与能力障碍的评定
   C. 功能障碍、能力障碍、环境障碍的评定
   D. 功能障碍、能力障碍、精神障碍、环境障碍的评定
   E. 功能障碍、能力障碍、精神障碍、工作能力障碍、环境障碍的评定

2. 下列陈述**错误**的是
   A. 康复评定包括定性评定、半定量评定、定量评定
   B. 信度指测量的真实性和准确性，即测量工具在多大程度上反映测量目的
   C. 康复评定分为初期评定、中期评定、末期评定 3 次评定
   D. 康复评定会是由医师负责组织的、针对一位患者的疾病与治疗计划进行讨论和决策的会议
   E. 常用的康复评定方法有观察法、调查法、量表法、仪器测量法、VAS 法等

3. 在测量髋关节屈曲范围时，下列说法正确的是
   A. 轴心位于股骨头
   B. 固定臂与脊柱平行
   C. 移动臂与股骨纵轴平行
   D. 受试者取侧卧位，被测下肢在上
   E. 固定臂与股骨纵轴平行

4. 关于测量膝关节屈曲角度的叙述，下列选项**不正确**的是
   A. 测量时患者取俯卧位
   B. 屈曲 130°为正常
   C. 轴心位于髌骨
   D. 固定臂位于股骨纵轴
   E. 移动臂位于腓骨小头与外踝连线上

5. 生理性运动终末感可分为
   A. 软组织性抵抗、骨性抵抗和肌肉抵抗
   B. 软组织性抵抗、骨性抵抗和关节囊抵抗
   C. 软组织性抵抗、骨性抵抗和韧带抵抗
   D. 软组织性抵抗、骨性抵抗和结缔组织性抵抗
   E. 软组织性抵抗、骨性抵抗和虚性抵抗

6. 在提重物时对于腰部的稳定性是非常重要，并且对于反复发作的腰痛患者是必须进行力量训练的肌肉是
   A. 臀中肌　　B. 腹横肌
   C. 股二头肌　　D. 髂腰肌
   E. 股四头肌

7. 一位腰椎间盘突出症患者股四头肌肌力弱，考虑 L_3~L_4 的问题。为了明确诊断，还需要检查的肌肉是

答案： 1. C　2. C　3. C　4. C　5. D　6. B　7. A

A. 缝匠肌　　B. 大收肌
C. 股二头肌　　D. 髂腰肌
E. 臀大肌

8. 关于 Ashworth 痉挛分级的描述，**错误**的是
A. 0 级：无肌张力增高
B. 1 级：肌张力轻度增高，受累部分被动屈曲或伸展时有一定的牵拉阻力
C. 2 级：肌张力明显增高，但受累部分容易屈曲和伸展
D. 3 级：肌张力显著增高，被动活动困难
E. 4 级：受累部分于屈曲或伸展位僵硬

9. 下列情况一般**不会**出现肌肉痉挛的是
A. 高位脊髓损伤
B. 脊髓灰质炎
C. 多发性硬化
D. 脑卒中
E. 脑性瘫痪

10. 关于协调障碍的分类，下列**不正确**的是
A. 感觉性共济失调
B. 大脑性共济失调
C. 小脑性共济失调
D. 前庭性共济失调
E. 遗传性共济失调

【解析】共济失调即协调功能受损的表现，协调是在小脑、前庭、视神经、深感觉、锥体外系共同参与下完成的。从分类上没有大脑性共济失调。

11. 感觉功能评定**不包括**
A. 针刺觉　　B. 实体觉
C. 位置觉　　D. 平衡觉
E. 振动觉

【解析】针刺觉即痛觉检查，属于浅感觉检查；位置觉即关节觉检查，位置觉和振动觉都属于深感觉检查；实体觉是复合感觉检查的一种。只有平衡觉不是感觉检查，而属于平衡功能检查。

12. 以下患者**不适合**做感觉功能评定的是
A. 闭锁综合征患者
B. 脑外伤后意识丧失患者
C. 脑卒中后昏睡患者
D. 多发性神经炎患者
E. 脑瘫患者

【解析】多发神经炎和脑瘫患者都可以配合检查；闭锁综合征患者虽然四肢不能活动不能言语，但可以通过眼球运动与人交流，可以配合检查；脑卒中后昏睡患者，虽然意识欠佳，但可以通过刺激将其唤醒后再配合检查；只有脑外伤后意识丧失者不能配合感觉检查。

13. 脑卒中患者患有典型的“三偏”症状，如果看不到身体左侧的物品，那么患者的感觉障碍病灶所在的层面是
A. 脊髓型　　B. 脑干型
C. 丘脑型　　D. 内囊型
E. 皮质型

【解析】内囊型感觉障碍患者在丘脑脊髓束通过内囊后肢后 1/3 时出现病损，常合并运动、视纤维的受损，表现为“三偏”，即偏身运动、偏身感觉障碍和偏盲。

14. Berg 平衡量表共 14 项，每项的评分分级是
A. 0、1、2、3、4　　B. 1、2、3、4
C. 0、1、2　　D. 0、5、10
E. 1、2、3、4、5

【解析】Berg 平衡量表采用的是 0~4 分 5 级评分标准，共 14 项，最高 56 分，最低 0 分。

答案： 8. B　9. B　10. B　11. D　12. B　13. D　14. A

15. 关于平衡功能评定,描述**不正确**的是
    A. 平衡检查分静态平衡和动态平衡
    B. 动态平衡检查分为自动和他动动态平衡
    C. 稳定极限测定属于静态平衡测定
    D. 摆动测定属于静态平衡测定
    E. 闭目站立属于静态平衡测定

【解析】稳定极限测定是要求患者将身体向各个方向倾斜,记录倾斜角度,属于动态平衡测定。

16. 下列**不属于**步态中支撑相的分期的是
    A. 首次触地
    B. 支撑相中期
    C. 摆动相前期
    D. 承重反应
    E. 摆动相早期

【解析】支撑相五期分别为首次触地、承重反应、支撑相中期、支撑相末期、摆动相前期,摆动相三期分别为摆动相早期、摆动相中期、摆动相末期。

17. 支撑相占整个步行周期时间的百分比是
    A. 30%　B. 40%　C. 50%
    D. 60%　E. 70%

【解析】支撑相占整个步行周期时间的百分比为 60% 左右。摆动相占整个步行周期时间的百分比为 40% 左右。

18. 人体重心位于
    A. 第 1 骶骨的前方
    B. 第 2 骶骨的前方
    C. 第 3 骶骨的前方
    D. 第 4 骶骨的前方
    E. 第 5 骶骨的前方

【解析】人体重心位于第 2 骶骨的前方。

19. 患者男,50 岁。因"左侧肢体无力 2 周"入院,经 3 周康复治疗,患者可在监视下步行,但步行过程中左下肢单腿支撑相时左侧髋关节过度内收,右侧骨盆过度下沉,患者躯干代偿性向左侧倾斜。该患者的异常步态为
    A. 划圈步态
    B. 剪刀步态
    C. 偏瘫步态
    D. 臀大肌无力步态
    E. 臀中肌无力步态

【解析】臀中肌为主要的髋外展肌,主要影响髋关节在冠状面的运动,在单腿支撑相时限制对侧骨盆下沉。臀中肌无力时,同侧髋关节过度内收,对侧骨盆过度下沉,患者躯干代偿性向支撑腿倾斜,使躯干转移到支撑腿上方,从而减少对髋外展肌的要求。

20. 患者男,80 岁。因"进行性四肢活动减少 3 年"入院。入院查体:患者四肢肌张力铅管样增高,活动减少,表情淡漠,步行时启动困难,但启动后步频快,步幅较小,身体前倾,下肢关节屈曲。该患者的异常步态为
    A. 共济失调步态
    B. 慌张步态
    C. 剪刀步态
    D. 减痛步态
    E. 臀大肌无力步态

【解析】帕金森病患者运动特点为肌强直、运动迟缓,表现为步行启动困难,启动后步频快、步幅小、重心前移、髋膝关节屈曲,称为"慌张步态"。

21. 心肺功能测试的金标准是
    A. 6 分钟步行测试
    B. 心肺运动试验

答案: 15. C　16. E　17. D　18. B　19. E　20. B　21. B

C. 递增往返步行试验
D. 运动心电图负荷试验
E. 2 分钟踏步试验

22. 在行尿道肌电图检查时，一般所测球海绵体肌反射潜伏期超过均值一定倍数标准差或波形未引出为异常，则该倍数为
A. 1.5~2　　B. 2~3
C. 2.5~3　　D. 3~4
E. 4~5

23. 关于 6 分钟步行测试，下列说法**不正确**的是
A. 一般选用长 30 米的步道，每 3 米做出一个标记
B. 患者可使用其日常步行辅助工具(如手杖)
C. 应尽可能鼓励患者
D. 患者应继续应用自身常规服用的药物
E. 试验开始前 2 小时内应避免剧烈活动

24. 肌电图检查中，下列为导致噪声产生的最常见原因的是
A. 电极接触不良
B. 50Hz 干扰
C. 经皮神经电刺激器
D. 日光灯
E. 调频收音机

【解析】噪声是源于系统内的信号，干扰是来自系统外的信号。两者均需尽可能排除。

25. 在感觉神经动作电位记录中，减小电极间距离将会
A. 增大波幅
B. 降低波幅
C. 增加起始潜伏期
D. 减少起始潜伏期
E. 增加峰潜伏期

【解析】减小电极间距离会由于参考电极过早的共模抑制而导致感觉神经动作电位(SNAP)波形的后期成分丢失。检查中所显示的波形是参考电极从主电极中减去所记录的波形的函数。因此，若主电极和参考电极同时记录到相同的波形，则屏幕上就不会有偏转。只有通过在空间和时间上将两个电极分开，SNAP 的电活动才能在被参考电极接收之前完整地被主电极接收。若电极间距减小，则会有一些波形损失，而会降低波幅。此外，由于被减去的是波形的后期成分，波峰将更早出现，峰潜伏期将因此降低，但起始潜伏期不受影响。

26. 下列对纤颤电位的描述最为恰当的是
A. 正-负波，发放频率为 10Hz
B. 双相波，波幅 50μV，波宽 5ms
C. 负-正波，发放频率为 1Hz
D. 三相波，波幅 1mV，波宽 6~7ms
E. 双相波，发放频率 50Hz

【解析】纤颤电位发放频率为 2~20Hz，波幅 50~300μV，波宽 0.5~1.5ms，2~3 相。起始相通常为正向，但在针电极尖正好位于去极化点时，也可能为负相。

27. 下列属于远端运动潜伏期的最主要构成成分的是
A. 神经肌肉接头处延搁
B. 远端刺激部位到记录部位之间的神经节段上的传导
C. 肌纤维的去极化
D. 细小的有髓轴索分支减慢的传导
E. 神经肌肉接头的化学传递过程

答案： 22. C　23. C　24. A　25. B　26. A　27. D

【解析】远端运动潜伏期最受小直径有髓轴突传导减慢的影响,注意轴突远端部分是没有髓鞘的。其他相关的生理因素还包括:真正的电位的产生到脉冲沿轴突的传递之间的延搁;沿无髓纤维的传导减慢;以及神经肌肉接头处传递的延搁(0.2~0.5ms)等。

28. 以下可以确认所记录到的动作电位是感觉神经动作电位,而非容积传导的运动电位的是
A. 波幅
B. 潜伏期
C. 负波时限
D. 电位相数
E. 动作电位的起始偏转

【解析】神经纤维动作电位的时限为 1.0~3.0ms,明显短于复合性肌肉动作电位时限,其负波的时限为 5~9ms。因此,通过测量动作电位负波时限,可区分感觉神经电位和肌肉动作电位。

29. 下列对鉴别臂丛损伤和神经根性撕脱伤最有帮助的是
A. 来自桡侧腕屈肌的 H 反射
B. F 波潜伏期
C. 感觉神经动作电位波幅
D. 复合肌肉动作电位波幅
E. 皮质体感诱发反应波幅

【解析】背根神经节近端病变(包括神经根病变)时,感觉神经动作电位(SNAP)是保持正常的,而神经丛或周围神经病变则可导致 SNAP 异常。但无论臂丛损伤或是神经根撕脱,其他选项均可能是异常的,因而不能作为鉴别神经丛和神经根病变的依据。

30. 康复心理评估的目的是
A. 解决人际关系问题
B. 关注与心理社会因素有关的疾病日益增多的趋势
C. 提高道德水平
D. 掌握康复过程中的心理行为变化
E. 了解患者的肢体活动功能

【解析】康复心理评估的目的包括:①了解康复者的心理、行为和智力是否正常。②了解康复者的智力,以便正确地制订康复治疗目标。③了解在康复治疗过程中康复者的心理活动、心理状态和人格特征上的反应,以利于及时调整康复程序,争取取得良好的康复效果。④研究残疾者的心理变化规律等。

31. 康复心理学主要研究某一人群的心理活动及心理因素在残疾的发生、发展和转归中的作用,该人群是
A. 康复人群
B. 伤病残人群
C. 精神障碍人群
D. 心理疾病人群
E. 所有人群

【解析】康复心理学是针对康复患者和慢性躯体疾病人群,研究和应用心理学知识及技能帮助其最大程度获得健康、福利、机遇、功能和能力、社会角色参与的学科。

32. 患者男,28 岁。因工作劳累,近半个月来出现易疲劳,对周围事物不感兴趣。平素少言寡语,动作迟缓,自觉办事没有以前敏捷、利落。同时伴有食欲减退、腹胀、便秘、全身酸痛,有时感心慌、气短,自认为已经患了不治之症,给人增添麻烦,不如早死。为明确诊断,可以对该患者进行测量的量表是
A. SAS B. SDS
C. EPQ D. MMPI
E. 16PF

答案: 28. C 29. C 30. D 31. B 32. B

【解析】对该患者目前的诊断考虑为抑郁症，故若至门诊就诊，推荐进行抑郁症方面的测验，常用的有 SDS（抑郁自评量表）等，SAS 为焦虑自评量表，EPQ 为艾森克人格问卷，MMPI 为明尼苏达多相人格调查表，16PF 为卡特尔 16 种人格因素问卷。

33. 下列属于基础性日常生活活动的是
A. 购物　B. 管理家务
C. 洗漱　D. 打电话
E. 准备饭菜

【解析】躯体或基础性日常生活活动（physical or basic ADL，PADL or BADL）又称躯体 ADL，是人们为了维持生存及适应生存环境每日所需的最基本的、粗大的日常生活动作，是个人生活独立的基础，包括能够独立进食、穿衣、行走或从一个姿势转换到另一个姿势、洗澡、上厕所、保持排便和膀胱的控制等。适用于评估功能障碍较重人群，多在医疗机构中使用。

34. 下列属于工具性日常生活活动的是
A. 吃饭　B. 修饰
C. 穿衣　D. 乘坐交通工具
E. 如厕

【解析】工具性日常生活活动（instrumental ADL，IADL）是指个人在家庭、工作机构及社区里的独立生活所需的关键的、较高级的能力，包括陪伴和精神支持、交通和购物、计划和准备饭菜、管理家务、健康管理、与他人沟通以及管理财务等。适用于评估功能障碍较轻人群，多用于社区老年人和残疾人。

35. 患者男，52 岁。脑梗死后右侧肢体运动障碍 12 天，住院行康复治疗。入院时改良 Barthel 指数评分为 20 分，住院康复 3 周后出院，出院时 ADL 评定为中度功能缺陷。此时患者的改良 Barthel 指数评分可能为
A. 30 分　B. 45 分　C. 60 分
D. 75 分　E. 90 分

【解析】改良 Barthel 指数评价 BADL 标准：0~20 分为极严重功能缺陷；21~45 分为严重功能缺陷；46~70 分为中度功能缺陷；71~99 分为轻度功能缺陷；100 分为 BADL 完全自理。

36. 关于生活质量的定义，以下表述**错误**的是
A. 生活质量是包含多个内容的集合概念，能够更全面地反映个体的健康状况
B. 生活质量是一个多维度的概念
C. 生活质量是一个客观的评价指标
D. 生活质量的评定资料应由被评定者提供
E. 生活质量具有文化依赖性

【解析】对于生活质量的定义，目前尚无定论，从医学角度上说生活质量应该是包含生物医学、心理学、社会学等多个内容的集合概念，能够更全面地反映个体的健康状况。目前较为公认的观点如下：①生活质量是一个多维度的概念，包括身体机能状态、心理功能、社会满意度、健康感觉以及与疾病相应的自觉症状等广泛的领域；②生活质量是一个主观的评价指标，应根据被评定者的主观体验进行评定，且资料应由被评定者提供；③生活质量具有文化依赖性，应建立在一定的文化价值体系下。

37. 关于生活质量量表的表述，以下**错误**的是
A. SF-36 属于普适性量表
B. WHOQOL-100 属于专表
C. 生活质量指数起初是用于癌症和其他慢性病患者

答案： 33. C　34. D　35. C　36. C　37. B

D. SA-SIP30 是适用于脑卒中患者的专表

E. AIMS2 是用于评价关节炎患者的专表

【解析】WHOQOL-100 也是普适性量表。该量表是由世界卫生组织领导 15 个国家和地区研制的跨国家、跨文化的普适性、国际性量表。评定内容包括生理、心理、独立性、社会关系、环境和精神支柱、宗教、个人信仰等共 24 个方面。

38. 患者男,55 岁。高血压脑出血,现运动、言语等功能恢复良好,拟回归家庭及社会。现对患者目前的生活质量进行评定,下列最为适宜的评定量表是

A. SF-36
B. WHOQOL-100
C. 生活质量指数
D. SA-SIP30
E. 疾病影响调查表

【解析】针对不同疾病选择合适的专表更能反映患者特有的问题。疾病影响调查表脑卒中专用量表-30(SA-SIP30),此量表是经 SIP 改良后的脑卒中患者专用的生活质量测定量表。此量表包含 30 个条目,包括身体照顾与活动、活动性、社会交往、情感行为、交流行为、家居料理、行为动作的灵敏度和步行 8 个方面。

39. 如果要保证结果的可靠性,则排尿日记一般需记录

A. 2 天以上　　B. 3 天以上
C. 4 天以上　　D. 5 天以上
E. 6 天以上

40. 正常成人最大尿流率的最低值为

A. 5ml/s　　B. 10ml/s
C. 15ml/s　　D. 20ml/s
E. 25ml/s

41. 正常成人的残余尿是

A. 0~20ml　　B. 5~25ml
C. 10~30ml　　D. 15~35ml
E. 20~40ml

42. 能准确判断是否存在膀胱出口梗阻的检查项目是

A. 充盈期膀胱压力容积测定
B. 逼尿肌漏尿点压测定
C. 尿流率测定
D. 压力-流率测定
E. 肌电图测定

43. 在行逼尿肌漏尿点压检查时,在灌注过程中膀胱容量为相对安全膀胱容量时的逼尿肌压为

A. $30cmH_2O$　　B. $40cmH_2O$
C. $50cmH_2O$　　D. $60cmH_2O$
E. $70cmH_2O$

44. 如果要排除尿道固有括约肌关闭功能受损,则 Valsalva 漏尿点压力测定应大于

A. $50cmH_2O$　　B. $60cmH_2O$
C. $70cmH_2O$　　D. $80cmH_2O$
E. $90cmH_2O$

45. 目前尿动力学检查中评估神经源性膀胱最为准确的方法是

A. 充盈期膀胱压力容积测定
B. 逼尿肌漏尿点压测定
C. 影像尿动力学检查
D. 压力-流率测定
E. 肌电图测定

答案: 38. D　39. B　40. C　41. C　42. D　43. B　44. E　45. C

46. 如果提示应进一步行影像尿动力学检查，则此时逼尿肌顺应性降低应为
   A. <10ml/cmH_2O
   B. <20ml/cmH_2O
   C. <30ml/cmH_2O
   D. <40ml/cmH_2O
   E. <50ml/cmH_2O

47. 在行尿道压力图检查时，为获得满意的结果选择的测压管规格为
   A. F4~10　　B. F5~10
   C. F6~12　　D. F8~14
   E. F9~15

二、多选题

1. 下列**不属于**康复评定的目的的是
   A. 了解功能障碍的性质、部位、范围及严重程度
   B. 为制订治疗计划提供客观依据
   C. 为寻找病因提供依据
   D. 为疾病诊断提供依据
   E. 进行投资-效益比分析

2. 影响肌力的因素是
   A. 肌肉的横断面积
   B. 肌纤维类型运动单位募集率和神经冲动发放频率
   C. 肌肉的初长度
   D. 肌肉收缩类型
   E. 年龄和性别

3. 徒手肌力检查的禁忌证是
   A. 局部炎症、关节腔积液、关节不稳、急性扭伤
   B. 局部严重的疼痛
   C. 下运动神经元损伤
   D. 原发性疾病
   E. 严重的心脏病或高血压

4. 肘关节屈曲的动作肌包括
   A. 肱二头肌
   B. 肱肌
   C. 肱三头肌
   D. 肱桡肌
   E. 其他前臂的屈肌群

5. 启动肩外展的肌肉为
   A. 肱二头肌和三角肌
   B. 胸锁乳突肌和三角肌
   C. 三角肌
   D. 斜方肌
   E. 冈上肌

6. 关于等速运动肌力测试技术，下列陈述正确的是
   A. 采用专用设备，在运动速度、阻力恒定的条件下测试肌肉功能，可精确量化被测关节周围肌群肌力
   B. 两侧同名肌群比 <0.8 时提示存在双侧同名肌力量不平衡，容易引起损伤
   C. 测试速度选择 180°/s，重复次数至少 10~15 次用于肌耐力的测试
   D. 力矩曲线反映某一组肌群在全关节活动范围内收缩时力量的变化
   E. 膝关节屈伸肌峰力矩比值是判断膝关节稳定性的主要指标

7. 脑卒中后偏瘫上肢痉挛模式，表现为
   A. 肩胛带上抬、后撤
   B. 肩关节内收内旋

答案：46. B　47. A
1. CD　2. ABCDE　3. ABE　4. ABD　5. CE　6. BDE　7. BDE

C. 肘关节屈曲、前臂旋后
D. 肘关节屈曲、前臂旋前
E. 腕关节掌曲尺偏、拇指内收、手指屈曲

8. 关于改良 Tardieu 量表的叙述,下列正确的是
A. 从定量与定性两方面测量痉挛,即肌肉反应角以及肌肉反应特征
B. 较慢速度(>3 秒)的牵伸,测量全关节活动范围,用于评估痉挛的非牵张反射成分
C. 较快速度(<1 秒)的牵伸,测量关节出现"卡住"的角度,用于评估痉挛的牵张反射成分
D. 优势在于可区分痉挛和挛缩
E. 与改良 Ashworth 量表比较,检查用时更短

9. 关于关节活动度的测量,下述正确的是
A. 关节活动度的测量是通过对关节的近端骨和远端骨之间运动弧的测量而获得的
B. 测量不同的关节要采取正确的体位,被测量关节应充分暴露
C. 测量手部关节应使用 40cm 长臂的量角器
D. 运动终末感在主动关节活动范围测量时出现
E. 避免在按摩、康复训练后立即进行测量

10. 生理性和病理性 PROM 终末感都包括
A. 骨抵抗
B. 软组织抵抗
C. 弹性抵抗
D. 虚性抵抗
E. 结缔组织抵抗

11. 在测量肩关节活动度时,考虑不同平面的运动,以下描述正确的是
A. 沿冠状平面的外展和内收运动
B. 沿矢状平面的屈曲和伸展运动
C. 沿水平平面的上举和下拉运动
D. 沿轴线的外旋和内旋运动
E. 沿横轴的前倾和后仰运动

12. 关节活动范围受限的常见原因有
A. 皮肤紧张、瘢痕形成
B. 骨性关节炎和炎症
C. 关节周围软组织粘连或挛缩
D. 制动引起的软组织短缩和肌肉紧张
E. 营养不良和运动缺乏

13. 关于平衡功能评定描述正确的是
A. 平衡功能评定是站立行走的前提
B. 平衡测试时需要蒙住眼睛
C. 仪器测试结果一定比量表更准确
D. 平衡功能分动态平衡和静态平衡
E. 平衡功能评定时需注意保护患者安全

【解析】平衡功能良好患者才能站立行走,测试时需要蒙住双眼以除去视觉代偿,平衡检查需注意监护患者反应防止摔倒。不同的检查量表及仪器有各自的适合评定的功能状态范围,仪器测试的结果不一定比量表评定结果更准确。

14. 下列量表包含平衡功能评定项目的是
A. Fugl-Meyer 量表
B. 脑卒中患者姿势控制量表(PASS 量表)
C. 功能性前伸试验
D. 6 分钟步行试验
E. 5 次坐立试验

【解析】6 分钟步行试验是评定患者心肺功能的试验,而 Fugl-Meyer 量表包含肢体运动、感觉和平衡功能评定,PASS 量表是专门

答案: 8. ABCD 9. ABE 10. ABE 11. ABCD 12. ABCD 13. ABDE 14. ABCE

评估患者姿势和平衡功能的，功能性前伸试验和5次坐立试验都是粗略测评平衡功能的试验。

15. 关于平衡功能的描述正确的是
   A. 平衡受感觉输入、中枢整合、运动控制三个环节调控
   B. 前庭系统、视觉调节系统、本体感觉系统共同参与平衡感觉输入调控
   C. 中枢整合系统主要包括大脑平衡调节系统和小脑共济协调系统
   D. 运动控制主要通过踝调节、膝调节、髋调节机制完成姿势协同运动
   E. 平衡功能评定包括观察法、量表法及平衡评定

【解析】运动控制系统是通过踝调节、髋调节、跨步调节机制3种姿势性协同运动模式来实现的。

16. 关于感觉功能评定时的注意事项，下列描述正确的有
   A. 为患者选取合适的体位，保持检查部位放松
   B. 检查时患者应闭眼，或用东西遮盖双眼
   C. 检查时先检查患侧再检查健侧，并进行双侧对比
   D. 采用左右前后远近对比原则，必要时多次重复检查
   E. 患者应意识清醒，如果意识丧失则不适合进行感觉检查

【解析】检查时应先检查健侧，建立患者自身“正常”标准，再进行患侧检查，两侧对比发现问题。

17. 在进行协调功能评定时，主要观察的是
   A. 动作是否笨拙
   B. 动作时间是否正常
   C. 动作速度是否减慢
   D. 动作范围是否不足
   E. 动作力量是否下降

【解析】在进行协调功能评定时，我们需要观察动作是否直接、准确，完成动作时间是否正常，增加速度是否影响运动质量，不看是否影响活动质量，所以动作的力量是否下降、给予动作范围是否不足，都不是协调功能评定要考虑的。

18. 关于协调功能评定的项目，下列属于非平衡性协调试验的是
   A. 指鼻试验
   B. 指指试验
   C. 跟-膝-胫试验
   D. 轮替试验
   E. 观察日常生活活动

【解析】指鼻试验、指指试验、跟-膝-胫试验、轮替试验这些都是基本的非平衡性协调试验，而观察日常生活活动其实也是在患者日常吃饭、穿衣、取物、写字、站立及步行等活动中，观察患者是否动作协调、自如、准确，观察有无震颤、不自主运动等，所以它也是非平衡性协调试验检查项目之一。

19. 关于协调功能的描述正确的是
   A. 协调是完成精准动作的必要条件
   B. 协调功能是一种平滑、准确、有控制的运动能力
   C. 需要有适当的速度、距离，对方向和节奏要求不大
   D. 需要小脑、前庭、视觉、本体感觉、锥体外系的共同参与
   E. 协调功能出现障碍时，称之为共济失调

【解析】协调功能的实施对速度、距离、方向和节奏都有要求。

答案： 15. ABCE　16. ABDE　17. ABC　18. ABCDE　19. ABDE

20. 以下症状属于感觉刺激性症状的是
A. 感觉过敏 B. 感觉倒错
C. 感觉错位 D. 疼痛
E. 幻觉

【解析】幻觉是没有客观刺激时所出现的一种知觉异常体验,属于主观体验。

21. 步态分析中步行的空间参数有
A. 步长 B. 步幅
C. 步宽 D. 足偏角
E. 支撑相时间

【解析】步态分析中步行参数分为空间参数和时间参数,空间参数有步长、步幅、步宽、足偏角、步行速度等;时间参数有步行周期时间、支撑相时间、摆动相时间、支撑相占比、摆动相占比、双腿支撑相占比、单腿支撑相占比、步频等。

22. 下列关于步行周期中关节运动学的说法正确的有
A. 步行时骨盆前倾和后倾 2°~4°
B. 在足跟着地时髋关节大约屈曲 30°
C. 在足跟着地时膝关节屈曲大约 5°
D. 在足跟着地时,踝关节呈轻度背屈状态(0°~5°)
E. 步行时,骨盆在冠状面活动幅度较小

【解析】在足着地时,踝关节呈轻度跖屈状态(0°~5°)。

23. 步行周期中起主要作用的肌肉是
A. 竖脊肌 B. 腹直肌
C. 臀大肌 D. 臀中肌
E. 胫骨前肌

24. 常用的步态分析的量表评估工具是
A. 6 分钟步行试验
B. Hoffer 步行能力分级
C. Holden 功能性步行量表
D. 计时"起立-行走"测试
E. 功能性步态指数

25. 膝过伸的常见原因有
A. 股四头肌痉挛
B. 小腿三头肌无力
C. 小腿三头肌痉挛
D. 小腿三头肌挛缩
E. 股四头肌无力

【解析】膝过伸一般为代偿性改变,多见于支撑相中晚期,常见原因包括股四头肌痉挛或无力,小腿三头肌痉挛或挛缩。

26. 患者女,55 岁。因"言语不清伴右侧肢体无力半年"来诊,在当地医院诊断为"脑出血",目前可独立步行,但步行过程中右下肢经常"崴脚",并出现第 5 跖骨基底部疼痛。造成患者上述步态异常的相关肌肉可能是
A. 胫骨前肌
B. 胫骨后肌
C. 趾长屈肌
D. 踇长屈肌
E. 比目鱼肌

【解析】该患者为足内翻,引起足内翻的肌肉走行一般为经内踝前后方并止于足底的肌肉,胫骨前后肌肉、趾长屈肌、踇长屈肌均符合上述走行,均可能导致足内翻,比目鱼肌为踝跖屈肌,不会引起足内翻的动作。

27. 心肺运动试验的适应证包括
A. 外科手术风险评估
B. 下肢血栓
C. 心脏移植的患者筛选
D. 运动耐力的评估
E. 急性肺栓塞

答案: 20. ABCD 21. ABCD 22. ABCE 23. ABCDE 24. ABCDE 25. ACDE 26. ABCD 27. ACD

28. 峰值摄氧量的影响因素包括
   A. 年龄
   B. 性别
   C. 日常活动水平
   D. 疾病
   E. 体型

29. VE/CO_2 增高可见于
   A. 肺动脉高压
   B. 慢性心力衰竭
   C. 慢性阻塞性肺疾病
   D. 动脉导管未闭
   E. 慢性肺栓塞

30. 常用于流行病学筛查研究，在不进行运动测试的情况下，推测个体的心肺功能的预测公式通常包括
   A. 年龄
   B. 性别
   C. 体重
   D. 体力活动参与情况
   E. 体脂比

31. 下列情况下单纤维肌电图异常的是
   A. 多发性肌炎
   B. 肌萎缩侧索硬化
   C. 腓骨肌萎缩症
   D. 重症肌无力
   E. 糖尿病周围神经病

【解析】单纤维肌电图用于测量来自同一运动单位的相邻单个肌纤维的相对放电，可以检测到延长的抖动和肌纤维的阻滞。除神经肌肉接头传导障碍外，神经和肌肉疾病均可出现异常结果。

32. 以下**不属于**纤颤和束颤电位共有的特征的是
   A. 有规律的发放节奏
   B. 初始负偏转
   C. 由针电极移动激发
   D. 多相构型
   E. 自发发生

【解析】纤颤和束颤电位都是自发性放电。纤颤电位具有规律的放电节律和初始正偏转；束颤电位的发放是不规则的。针电极的运动可引起纤颤电位，但不引起束颤电位。束颤电位可能是多相的，但也不一定如此。

33. 在轻度 L_5 神经根病变中，最早出现的肌电图异常**不可能**是
   A. H 反射潜伏期延长
   B. 感觉神经传导减慢
   C. 相应节段棘旁肌中出现正锐波
   D. L_5 支配的下肢近端肌肉中出现纤颤电位
   E. 腓神经支配肌 F 波潜伏期延长

【解析】L_5 神经根病中最早的 EMG 所见包括募集间期缩短或募集频率增快，运动单位数量减少，第一周 F 波出现率降低，多相波增多。L_5 神经根病变中最早出现的、有意义的异常是棘旁肌中出现正锐波；H 反射和感觉神经传导将不受影响。

34. **不能**可靠地用于区分 C_7 和 C_8 神经根病变的是
   A. 肱三头肌中自发电位
   B. 旋前方肌中出现纤颤波和正锐波
   C. 指浅屈肌中出现纤颤波和正锐波
   D. 拇短展肌中出现纤颤波和正锐波
   E. 胸大肌胸肋部中出现纤颤波和正锐波

【解析】旋前方肌和指浅屈肌同时受 C_7 和 C_8 支配，EMG 检查鱼际肌和小鱼际肌、

答案： 28. ABCDE　29. ABCDE　30. ABCDE　31. ABCDE　32. ABCD　33. ABDE　34. ABCE

手内在肌、拇短展肌等不受 C_7 支配的肌肉。这将可以完全区分 C_8 和 C_7 神经根病变，而后者更为常见。

35. 下列与 Guillain-Barré 综合征的预后较差**无关**的是
   A. 在腰椎椎旁肌中观察到纤颤电位
   B. 无 H 波
   C. 腓神经-指短伸肌 F 波缺如
   D. 低幅度腓肠感觉反应
   E. 低振幅胫神经运动反应

【解析】低波幅远端复合肌肉动作电位与 Guillain-Barré 综合征预后不良相关。在轴突丢失最小的情况下可观察到纤颤电位，如果没有其他发现，这些电位并不提示不良结局。脱髓鞘可出现 H 波缺失，H 波缺失与预后不相关。腓神经-指短伸肌 F 波区缺失常见，与不良预后无关。低振幅感觉反应与不良预后无关。

36. 在对正常人进行正中神经传导测定时，若认为有 Martin-Gruber 吻合，则出现的情况是
   A. 肘部刺激时，M 波起始相为正波
   B. 传导速度假性增快
   C. 腕部刺激时所记录到的复合性肌肉动作电位增大
   D. 肘部刺激时所记录到的复合性肌肉动作电位变小
   E. 肘部刺激正中神经时，复合肌肉动作电位（CMAP）较大，腕部刺激时较小

【解析】在有 Martin-Gruber 吻合和腕管综合征的患者，可见到选项 A 和 B，但在正常人则消失；正常人可见的仅有表现是肘部刺激正中神经时，复合肌肉动作电位（CMAP）较大，腕部刺激时较小。因为前者记录到尺神经支配的鱼际肌，而腕部刺激时只记录到正中神经支配的肌肉。

37. 下列**不属于**肌源性疾病的 EMG 表现的是
   A. 用力收缩时呈病理性干扰
   B. 神经传导速度减慢
   C. 运动单位电位波幅增大
   D. 神经传导速度正常
   E. 运动单位电位波幅小

【解析】肌源性疾病中的运动单位电位的特征性表现是波幅小，波宽小，用力收缩时有病理性募集出现，可有自发电位出现，但不影响神经传导速度。

38. 下列**不属于**复杂性重复放电的特征的是
   A. 波形的逐渐开始和减慢
   B. 放电频率为 10~100Hz
   C. 起源于旁触性肌纤维激活
   D. 复杂波形的不规则放电速率
   E. 急性神经系统疾病的表现

【解析】复杂性重复放电（CRDs）通常发生于慢性疾病，放电频率为 10~100Hz。具有突然发作和突然停止的特点。CRDs 起源于相邻肌纤维间的旁触传递。

39. 下列有关迟发性反应的表述，**错误**的是
   A. 包括 F 波、H 反射和瞬目反射
   B. 包括 F 波、H 反射和 A 波
   C. 包括 F 波、H 反射和瞬目反射
   D. 包括 H 反射和 T 波
   E. 包括 F 波、H 反射、A 波和 T 波

【解析】迟发反应（late response）是指潜伏期长于 M 波的肌肉的诱发电位，包括 A 波、F 波、H 反射和 T 波。瞬目反射是刺激三叉神经眶上支支配区而在眼轮匝肌上诱发并记录到的复合性肌肉动作电位。

答案： 35. ABCD 36. E 37. BC 38. ADE 39. ABCD

40. 康复心理评定的方法包括
  A. 观察法
  B. 会谈法
  C. 调查法
  D. 心理测验法
  E. 提问法

【解析】康复心理评定的常用方法包括观察法、会谈法、调查法和心理测验法。观察法是通过对被评估者的行为表现进行直接或间接(通过摄录像设备等)的观察或观测,然后对其进行心理评估的一种方法。会谈法也称作"交谈法""晤谈法"等。其基本形式是主试者与被评估者进行面对面的语言交流,也是心理评估中最常用的一种基本方法。调查法为当有些资料不可能从当事人那里获得时,就要从相关的人或材料那里获得而采取的方法。心理测验是依据一定法则,用数量化手段对心理现象和行为加以确定和测定。

41. 心理测量误差来源中的受试者因素包括
  A. 测量环境
  B. 测验焦虑
  C. 主试者因素
  D. 应试动机
  E. 生理状态

【解析】心理测验的误差来源主要有3个方面,包括施测条件、主试者因素和受试者因素。其中受试者因素又包括受试者的应试动机、测验焦虑和生理状态。

42. 应用心理测验的基本原则是
  A. 标准化原则
  B. 个性化原则
  C. 保密原则
  D. 客观性原则
  E. 主观性原则

【解析】在应用心理测验时,应坚持以下原则:①标准化原则。测量应采用公认的标准化的工具,施测方法要严格根据测验指导手册的规定执行。②保密原则。关于测验的内容、答案及计分方法只有做此项工作的有关人员才能掌握,不允许在出版物上公开发表。保密原则的另一方面是对受试者测验结果的保护。③客观性原则。实施过程要客观,不能因被测者外貌、社会地位等因素而被区别对待;对测试得到的数据和结果解释要客观,不能歪曲夸大结果的含义。

43. 心理测验根据其功能可分为
  A. 智力测验
  B. 人格测验
  C. 操作测验
  D. 神经心理学测验
  E. 评定量表

【解析】心理测验根据其功能可分为:①智力测验。临床上智力测验主要应用于儿童智力发育的鉴定以及作为脑器质性损害及退行性病变的参考标准,此外也可作为特殊教育或职业选择时的咨询参考。②人格测验,临床上多用于某些心理障碍患者的诊断和病情预后的参考,也可用于科研或心理咨询时对患者人格的评价等。③神经心理学测验,可用于脑器质性损害的辅助诊断和脑与行为关系的研究。④评定量表。

44. 常用的躯体性或基础性ADL量表有
  A. 改良Barthel指数
  B. 功能独立性评定FIM
  C. PULSES量表
  D. 功能活动问卷(FAQ)
  E. Katz指数

【解析】功能活动问卷(FAQ)为工具性ADL评定量表。

答案: 40. ABCD　41. BDE　42. ACD　43. ABDE　44. ABCE

45. 常用的工具性 ADL 量表有
   A. Barthel 指数
   B. 改良 Rankin 量表
   C. 工具性日常生活活动能力量表
   D. 修订的 Kenny 自理评定
   E. 龙氏日常生活活动能力评定量表

【解析】Barthel 指数、改良 Rankin 量表和修订的 Kenny 自理评定为躯体性或基础性 ADL 评定量表。

46. 有关 ADL 评定目的描述正确的是
   A. 评估个体 ADL 独立程度,分析不能独立的原因
   B. 确定合适的康复治疗目标,制订个体化的康复治疗计划
   C. 评价治疗效果,调整治疗方案
   D. 判断功能预后
   E. 比较治疗方案的优劣,促进治疗技术改进

【解析】ADL 评估目的包括确定个体 ADL 是否独立;评估个体 ADL 独立程度,分析不能独立的原因;确定合适的康复治疗目标,制订个体化的康复治疗计划;评价治疗效果,调整治疗方案;判断功能预后;比较治疗方案的优劣,促进治疗技术改进。

47. 下列有关 ADL 评定的描述正确的是
   A. 躯体或基础性 ADL 适用于评估功能障碍较重人群,多在医疗机构中使用
   B. 工具性 ADL 适用于评估功能障碍较轻人群,多用于社区老年人和残疾人
   C. 间接评定简单快捷,为首选 ADL 评定方法
   D. 评定患者现有的实际能力,而不是潜在的、可能的、应有的能力
   E. 除非有特别要求,否则患者自己使用辅助器、支具或其他替代方法完成活动,均应被认为是独立完成

【解析】ADL 评定包括直接评定和间接评定。首选直接评定法,只有在病情不允许(如意识障碍、特殊疾病急性期等)时或患者能力不具备(如认知障碍)时才可采用间接评定。间接评定主要以询问的方式,从患者、患者家人和患者周围的人获取患者完成相应活动的信息。此方法简单快捷,但可信度低,常与直接评定相结合。

48. 生活质量的多维度主要包括
   A. 身体技能状态
   B. 心理功能
   C. 社会满意度
   D. 健康感觉
   E. 与疾病相应的自觉症状

【解析】生活质量是一个多维度的概念,包括身体机能状态、心理功能、社会满意度、健康感觉以及与疾病相应的自觉症状等广泛的领域。

49. 生活质量的评定方法主要包括
   A. 访谈法
   B. 观察法
   C. 分析法
   D. 自我报告法
   E. 标准化量表法

【解析】生活质量评定的主要方法包括访谈法、观察法、自我报告法和标准化量表法。

50. 以下关于生活质量量表 SF-36 的描述**错误**的是
   A. SF-36 包含 36 个条目
   B. SF-36 主要涉及 8 个领域的内容
   C. SF-36 每项都分为 4 个等级

答案: 45. CE 46. ABCDE 47. ABDE 48. ABCDE 49. ABDE 50. CDE

D. SF-36评定较为复杂，一般耗时为20~30分钟

E. SF-36目前只有外文版，因此只适用于国外患者

【解析】SF-36包含36个条目的健康调查问卷简化版。内容包括躯体活动功能、躯体功能对角色功能的影响、躯体疼痛、健康总体自评、活力、社会功能、情绪对角色功能的影响和心理卫生等8个领域。评定总耗时5~10分钟。SF-36具有良好的信度和效度，应用较为广泛，而SF-36的中国版目前也有学者研制并在临床应用。SF-36每项包含2~5个等级选项。

51. 以下关于生活质量评定临床应用的描述正确的是

A. 生活质量评定不仅仅用于康复医学，而是广泛应用于社会各个领域

B. 生活质量评定量表为通用量表，目前缺少疾病的专表

C. 生活质量评定的各项指标是判断相应康复治疗效果的重要参数

D. 生活质量评定无法指导有效的康复治疗方案

E. 针对不同的患者，应针对性地选择生活质量量表

【解析】生活质量评定广泛用于社会各个领域，医学领域上的应用主要是用于评估人群健康状况、评价资源利用的效益，以及进行临床疗效的比较和治疗方法的选择等方面。而在康复医学中，生活质量评定已被广泛应用于脑卒中、关节炎、冠心病、糖尿病等疾病的患者中，是对他们进行康复评定的重要内容。通过对患者进行生活质量评定，可以对各种因素进行研究，整合和分析数据结果，明确各因素之间的相关性，发现重要的相关因素，找出问题，判断患者不能完成生活自理、回归社会和家庭的影响因素。而且，生活质量评定的各项指标，是判断相应康复治疗效果的重要参数。分析这些参数可以找出影响患者日常生活和治疗的重要因素，从而提出有针对性的治疗方案，为后续治疗提供更好的依据。针对不同疾病的患者，应尽量选择该类患者的疾病专表，以便能测出患者特有的问题。

52. 排尿日记需记录的数据是

A. 排尿时间表　B. 频率-尿量表

C. 膀胱日记　D. 尿液颜色

E. 排尿习惯

53. 以下属于尿流率测定需要观察的指标的是

A. 最大尿流率　B. 平均尿流率

C. 排尿时间　D. 尿流时间

E. 尿液颜色

54. 充盈期膀胱压力容积测定可以反映的指标是

A. 膀胱梗阻　B. 膀胱容量

C. 膀胱感觉　D. 膀胱顺应性

E. 膀胱形态

55. 在行充盈期膀胱压力容积测定时，以下关于不同体位的膀胱空虚静息压，表述正确的是

A. 平卧位5~20cmH_2O

B. 坐位15~40cmH_2O

C. 站立位40~50cmH_2O

D. 立位30~50cmH_2O

E. 侧位20~40cmH_2O

56. 成人最大膀胱容量是

A. 男：300~600ml

B. 男：450~750ml

C. 女：250~550ml

答案： 51. ACE　52. ABC　53. ABCD　54. BCD　55. ABD　56. BD

D. 女:400~600ml
E. 女:350~650ml

57. 压力-流率测定更适合评估的内容是
A. 尿道外括约肌松弛
B. 膀胱颈松弛
C. 机械性尿道梗阻
D. 解剖性因素所致尿道梗阻
E. 逼尿肌-括约肌协同失调

58. 以下描述正确的是
A. 相对安全膀胱容量越小,意味着膀胱内低压状态的时间越短
B. 相对安全膀胱容量越大,意味着膀胱内低压状态的时间越短
C. 相对安全膀胱容量越小,上尿路扩张发生越早,扩张程度也越严重
D. 相对安全膀胱容量越大,上尿路扩张发生越早,扩张程度也越严重
E. 相对安全膀胱容量越大,越容易发生尿路梗阻

59. 在行逼尿肌漏尿点压检查过程中,以下描述正确的是
A. VLPP<60cmH_2O:提示尿道固有括约肌关闭功能受损
B. VLPP 为 60~90cmH_2O:提示尿道固有括约肌关闭功能受损
C. VLPP>90cmH_2O:可以排除尿道固有括约肌关闭功能受损,即可以除外Ⅲ型压力性尿失禁,提示压力性尿失禁与尿道过度下移有关
D. VLPP 为 60~90cmH_2O:提示尿道括约肌关闭功能受损和尿道过度下移同时存在
E. VLPP<60cmH_2O 可以排除尿道固有括约肌关闭功能受损,即可以除外Ⅲ型压力性尿失禁,提示压力性尿失禁与尿道过度下移有关

60. 若应进一步行影像尿动力学检查,则出现的情况是
A. 储尿期膀胱压力≥ 40cmH_2O
B. 储尿期膀胱压力≥ 50cmH_2O
C. 储尿期膀胱压力≥ 60cmH_2O
D. 逼尿肌顺应性降低 <20ml/cmH_2O
E. 逼尿肌顺应性降低 <30ml/cmH_2O

61. 影像尿动力学检查的缺点有
A. 成本较高
B. 操作烦琐
C. 技术要求高
D. 可引起血尿
E. 可引起尿道膀胱壁水肿

62. 心肺运动试验中止的指征是
A. 中至重度的心绞痛、呼吸困难或乏力
B. 出现灌注不良征象(发绀或苍白)
C. 患者表达出停止运动的愿望
D. 监测 ECG 或收缩压技术困难
E. 血氧保护度低于 85%

三、共用题干单选题

(1~2 题共用题干)

患者男,28 岁。车祸后四肢无力、感觉丧失、大小便失禁 2 周。查体:左侧肘关节桡侧、右侧拇指及以下皮节感觉减退;双侧三角肌肌力 5 级,肱二头肌肌力 4 级,桡侧腕伸肌肌力 2 级。

1. 该患者的运动平面是
A. C_4　B. C_5　C. C_6
D. C_7　E. C_8

答案: 57. CD　58. AC　59. ACD　60. AD　61. ABCDE　62. ABCDE
1. B

2. 该患者的 ASIA 残损分级是
   A. A 级
   B. B 级
   C. C 级
   D. D 级
   E. 根据现有资料不能判断

（3~5 题共用题干）

患者女，65 岁。1 个月前突发左侧上下肢无力伴言语不清入院，入院诊断为脑梗死。查体：左侧肘关节被动伸展时，在大部分关节活动范围内感受到明显阻力，但仍可完成被动活动。左侧膝腱反射亢进，跟腱反射亢进，踝阵挛阳性，持续时间 10 秒。

3. 根据改良的 Ashworth 分级法，可以判定该患者
   A. 肱二头肌肌张力为 1^+ 级
   B. 肱二头肌肌张力为 2 级
   C. 肱三头肌肌张力为 1 级
   D. 肱三头肌肌张力为 2 级
   E. 肘关节肌张力为 2 级

4. 该患者按踝阵挛持续时间分级正确的是
   A. 神经科分级
   B. Penn 分级 1 级
   C. Ashworth 分级 2 级
   D. Clonus 分级 3 级
   E. 临床痉挛指数 12 分

5. 临床评价痉挛的电生理指标中，符合该患者情况的指标可能有
   A. 患侧 H 反射潜伏期缩短
   B. 患侧 H 反射潜伏期延长
   C. 患侧 H_{max}/M_{max} 比值降低
   D. 患侧 F 波的振幅明显减弱
   E. 患侧 F 波的时程明显缩短

（6~7 题共用题干）

患者女，77 岁。间歇性右膝疼痛 2 年，近 1 个月疼痛加重。查体：右膝关节屈曲受限，疼痛步态，左下肢负重。无关节肿胀或积液。卧位、坐位和站立位下均可独立转移。用止痛药和休息可缓解症状。

6. 对于该患者，首选的检查是
   A. 神经传导速度检查
   B. 肌电图
   C. CT
   D. B 超
   E. 核素扫描

7. 针对该患者进行以下功能评定，但**不包括**
   A. BBS　　B. CT/MRI
   C. SCIM　　D. OAKHQOL
   E. LOTCA

（8~10 题共用题干）

龙贝格征（Romberg sign），又称闭目难立征，要求患者双足并拢站立，两手向前平伸，再闭目。

8. 龙贝格征主要用来评定的功能障碍是
   A. 视觉功能　　B. 平衡功能
   C. 协调功能　　D. 感觉功能
   E. 运动功能

【解析】龙贝格征（Romberg sign）是一种评定协调功能的非平衡性协调试验。

9. 假设患者睁眼检测时站立稳，闭眼时站立不稳，提示患者可能存在的协调障碍类型为
   A. 感觉性共济失调
   B. 大脑性共济失调
   C. 小脑性共济失调
   D. 前庭性共济失调
   E. 遗传性共济失调

答案： 2. E　3. B　4. D　5. A　6. C　7. E　8. C　9. A

【解析】感觉性共济失调患者双下肢感觉障碍，不能向中枢输入正确感觉，导致闭目时站立不稳，但睁眼时因为有视觉代偿机制调节，可以保持站立稳定。

10. 假设患者睁眼和闭眼时都不稳，请问患者可能的协调障碍类型为
    A. 感觉性共济失调
    B. 大脑性共济失调
    C. 小脑性共济失调
    D. 前庭性共济失调
    E. 遗传性共济失调

【解析】因为小脑性共济失调包括传入神经和传出神经都可受损，所以其特点为既有躯干感觉平衡障碍导致的闭目时站立不稳，也有肢体运动控制不稳导致的睁眼时站立不稳，所以其龙贝格征检查结果为睁眼和闭目时站立都不稳。

(11~12 题共用题干)

检查者请患者闭目，将患者的左膝关节从伸直 0°位缓慢屈曲到 45°位暂停，令患者用右膝模仿现在左膝的状态。

11. 这是在给患者行某种感觉功能评定，则评定的是
    A. 压觉　　B. 运动觉
    C. 位置觉　　D. 皮肤定位觉
    E. 重量觉

【解析】这种评定操作是让患者闭目感受关节位置觉的变化，并复制出来。所以是位置觉检查。

12. 请问这种感觉功能评定隶属于
    A. 浅感觉检查
    B. 深感觉检查
    C. 前庭觉检查
    D. 复合感觉检查
    E. 定量感觉检查

【解析】位置觉检查和运动觉检查均隶属于深感觉检查，即本体感觉检查。

(13~14 题共用题干)

患者男，24 岁。因“外伤致右足背屈不能 4 周来诊”。查体：右足背屈不能，足趾背屈不能，跖屈肌肌力正常，膝关节及髋关节运动正常，病理征未引出。右下肢 X 线检查未发现明显骨折。

13. 该患者的异常步态属于
    A. 膝强直步态
    B. 膝过伸步态
    C. 膝塌陷步态
    D. 足下垂步态
    E. 减痛步态

【解析】患者外伤伤及右下肢，踝背屈不能，考虑伤及腓总神经，因此该患者异常步态为足下垂步态。

14. 为明确该患者的神经损伤程度，需进行的检查是
    A. 右下肢肌电图检查
    B. 右踝关节超声检查
    C. 右膝关节 MRI 检查
    D. 腰椎 MRI 检查
    E. 右下肢表面肌电检查

【解析】患者外伤伤及右下肢，踝背屈及足趾背屈不能，胫骨前肌、蹬长伸肌及趾长伸肌均无力，考虑伤及腓总神经主干，且患者病史已超过 3 周，建议进行右下肢肌电图检查明确神经损伤程度及预后。

(15~17 题共用题干)

患者男，63 岁。急性下后壁心肌梗死后 1 个月来诊。心肌梗死前无运动习惯，心肌梗死时造影提示右冠状动脉 100% 闭塞，

答案： 10. C　11. C　12. B　13. D　14. A

左回旋支 85% 狭窄，LAD 中段 90% 狭窄，当时植入右冠状动脉支架 1 枚。既往高血压 3 年，未规律服药。现规律服用氯吡格雷 75mg，q.d.，阿司匹林 100mg，q.d.，氯沙坦钾 100mg，q.d.，美托洛尔 47.5mg，q.d.，阿托伐他汀 20mg，q.d.。

15. 该患者拟于门诊行心脏康复治疗，下一步运动测试时，应重点关注的指标是
    A. 心律失常
    B. 无氧阈时心率
    C. 无氧阈时摄氧量
    D. 运动中是否存在心肌缺血
    E. 运动中的血压变化

16. 如该患者运动中无明显心肌缺血，制定运动处方时最好的运动强度应为
    A. 峰值心率
    B. 呼吸代偿点心率
    C. 无氧阈时心率
    D. 热身阶段末心率
    E. 缺血阈时心率

17. 如该患者运动中无出现胸前导联 V_3~V_6 ST 段压低，制定运动处方时最好的运动强度应为
    A. 峰值心率
    B. 呼吸代偿点心率
    C. 无氧阈时心率
    D. 热身阶段末心率
    E. 缺血阈心率

（18~19 题共用题干）

患者男，55 岁。3 周前曾醉酒，醒来时发现躺在自家客厅地板上。爬起行走出现左足无力易摔跤，同时有左小腿外侧及足背麻木。既往史无特殊。查体：左踝背伸肌力 0 级、外翻肌力 2 级，内翻肌力 5 级，跖屈肌力 5 级。左下肢近端肌力正常。左小腿外侧及左足 1、2 趾趾蹼间浅感觉降低。膝反射和踝反射正常。

18. 考虑该患者损伤的神经为
    A. 正中神经　　B. 腓总神经
    C. 胫神经　　D. 桡神经
    E. 坐骨神经

【解析】腓总神经易在腓骨小头处损伤，导致小腿前外侧肌肉麻痹，出现足背伸、外翻功能障碍。

19. 基于上一问的诊断，下列**不属于**该患者应有的肌电图表现的是
    A. 腓骨小头上、下刺激局部传导速度减慢大于 10m/s
    B. 腓骨小头上、下刺激动作电位波幅下降超过 50%
    C. 腓浅神经感觉神经传导波幅降低
    D. 胫前肌针电极肌电图呈神经源性损害
    E. 胫后肌针电极肌电图呈神经源性损害

【解析】胫后肌是胫神经支配肌肉，如坐骨神经损害或者 L_5 神经根疾病，该肌肉会有神经源性损害表现，但腓总神经损害中，该肌肉针电极肌电图应该正常。

（20~21 题共用题干）

患者男，76 岁。五年前曾因高血压脑出血，左侧肢体瘫痪在本院康复医学科治疗。家属反映患者近半年不说话，也不吃东西，时常流眼泪，整天躺在床上，不愿出门。情绪低落，悲观，不愿意配合康复治疗，时常说“不中用了，死了算了”，曾有服用过量药物行为，性格属于内向不稳定。

20. 结合患者目前情况，该患者应最先进行的心理测验是

答案： 15. ABCD　16. B　17. E　18. B　19. E　20. D

A. 智力测验　　B. 人格测验
C. 投射测验　　D. SCL-90
E. MMPI

【解析】90项症状自评量表(SCL-90):测查10个心理症状因子(躯体化、强迫症状、人际关系敏感、抑郁、焦虑、敌意、恐怖、偏执和精神质,以及附加因子)。因子分用于反映被测试者有无各种心理症状及其严重程度。每个项目后按"没有、很轻、中等、偏重、严重"的等级以1~5分5级选择评分,由被测试者根据自己最近的情况和体验对各项目选择恰当的评分。

21. 该患者SCL-90总分为12分,其中抑郁因子:2.8分,焦虑因子:2.5分,人际敏感:3分,敌对因子:2.7分。结合患者心理测验结果,考虑患者存在
A. 抑郁症
B. 社交恐惧症
C. PTSD
D. 适应障碍
E. 人格障碍

【解析】患者存在情绪低落、自我评价低,兴趣下降,有自杀念头,抑郁情绪及状态持续时间超过2周,心理测验也支持该患者存在抑郁症。

(22~24题共用题干)

患者女,67岁。脑出血后右侧肢体活动不利2周。入院查体示患者右侧肢体肌张力低,肢体无明显主动活动。偏瘫肢体运动功能评定:Brunnstrom分期为右上肢Ⅰ期、右手Ⅰ期、右下肢Ⅰ期。

22. 下列ADL评定工具最为适合患者当前功能状态的是
A. 快速残疾评定量表
B. 功能活动问卷FAQ
C. 工具性日常生活活动能力量表
D. 改良Barthel指数
E. 龙氏日常生活活动能力评定量表

【解析】该患者脑出血2周,右侧偏瘫肢体Brunnstrom分期均为Ⅰ期,其洗漱、穿衣、行走等基础性ADL受限,因此应进行基础性ADL,其他选项为工具性ADL评定量表。

23. 经过一段时间康复后,该患者可在1人帮助或指导下完成床椅转移,该项Barthel指数评分为
A. 0分　　B. 2分
C. 5分　　D. 10分
E. 15分

【解析】Barthel指数床椅转移评分:完全依赖别人,不能坐(0分);需大量帮助(2人);能在床上坐起,但转移到轮椅或在使用轮椅时要较多的帮助(5分);需少量帮助(1人)或指导(10分);自理(15分)。

24. 该患者出院时Barthel指数评分为60分,其ADL属于
A. 极严重功能缺陷
B. 严重功能缺陷
C. 中度功能缺陷
D. 轻度功能缺陷
E. 完全自理

【解析】Barthel指数总分为100分,被评估者某项活动独立程度越高,依赖程度越低,得分就越高。0~20分为极严重功能缺陷;25~45分为严重功能缺陷;50~70分为中度功能缺陷;75~95分为轻度功能缺陷;100分为BADL完全自理。

(25~26题共用题干)

患者男,61岁,退休干部。有高血压病史20年。5个月前突发脑梗死,导致言语

答案: 21. A　22. D　23. D　24. C

障碍及右侧肢体运动障碍，经康复治疗后患者各项功能均有所恢复，生活可基本自理，但言语交流能力欠佳。

25. 目前针对已知的问题，**不需要**进行的康复评定内容包括
    A. 运动功能评定
    B. 日常生活活动能力评定
    C. 压疮评定
    D. 生活质量评定
    E. 言语评定

【解析】该患者目前日常生活基本自理，说明发生压疮的可能性低，且题干中并未提及患者压疮情况，可不用进行压疮评定。

26. 为评估患者的生活质量，选择的量表是
    A. 巴氏指数
    B. Berg 量表
    C. Frenchay 活动指数
    D. 改良 Ashworth 量表
    E. LOTCA 成套测验

【解析】巴氏指数用于评估日常生活活动能力，Berg 量表为平衡量表，改良 Ashworth 量表为痉挛评定，LOTCA 成套测验为认知功能评定。

(27~30 题共用题干)

患者女，72 岁。自诉“咳嗽及大笑时尿液不自主流出 5 年余，加重 2 个月”来诊。患者无糖尿病病史，无外伤手术史，子女 3 人，均为自然分娩。

27. 该患者在行尿动力学检查时应重点测定的指标是
    A. 排尿日记
    B. 压力-流率测定
    C. 逼尿肌漏尿点压测定
    D. 腹压漏尿点压测定
    E. 尿道肌电图检查

28. 若该患者在行 VLPP 检查时，需向膀胱内灌注一定量液体，嘱患者做 Valsalva 动作时，一般灌注的量达
    A. 150ml　　B. 200ml
    C. 250ml　　D. 300ml
    E. 350ml

29. 若该患者在行 VLPP 检查时，膀胱内压大于某一数值时仍未见尿液漏出，可嘱患者做咳嗽动作，则该压力数值为
    A. 130cmH_2O
    B. 140cmH_2O
    C. 150cmH_2O
    D. 160cmH_2O
    E. 170cmH_2O

30. 若患者尿动力学检查中 VLPP 指标 >90cmH_2O，可以**排除**的压力性尿失禁的类型是
    A. Ⅰ型压力性尿失禁
    B. Ⅱ型压力性尿失禁
    C. Ⅲ型压力性尿失禁
    D. Ⅳ型压力性尿失禁
    E. Ⅴ型压力性尿失禁

四、案例分析题

【案例 1】患者女，50 岁，经营窗帘制作。左肩关节间歇性疼痛约一年半。在左肩前伸，尤其是保持伸展姿势或重复伸展动作时疼痛加剧。悬挂窗帘时疼痛难忍，其余时间尚能坚持。夜间疼痛明显，每晚会疼醒 2~3 次。X 线检查无异常。肌肉骨骼系统查体：放松站立/坐位时，脊柱后凸增加；上肢肌力：左侧肩袖肌肉肌力 3 级，其余各肌肌力 5 级；下肢肌力：各肌肌力 5 级；主动关节活动度：左肩关节外展受限至 90°及外旋受限至 30°；被动关节活动范围存在疼痛弧；落臂征阳性。

答案： 25. C　26. C　27. D　28. B　29. A　30. C

第 1 问:对该患者的诊断是
A. 冻结肩
B. 肩关节周围炎
C. 肩峰撞击征
D. 肩袖撕裂
E. 肱二头肌长头腱鞘炎
F. 肩关节不稳

第 2 问:临床评估中,下列检查结果阳性可支持诊断的是
A. 肱二头肌抗阻力试验
B. Jobe 试验
C. 落臂试验
D. 外旋抗阻试验
E. 拿破仑试验
F. Hawkins 试验

第 3 问:为明确诊断,还需进一步做的检查是
A. B 超
B. Neer 征
C. X 线透视或摄片
D. 关节镜检查
E. MRI
F. CT

【案例 2】患者女,48 岁,会计。主因“右臀部伴右下肢疼痛 3 周”就诊。患者 3 周前搬重物时突发上述疼痛,久坐、站立和行走疼痛加重,行走 15 分钟后出现跛行,卧床休息后症状可缓解。不伴下肢麻木、力弱等不适,大小便正常。查体:腰椎曲度消失,腰椎前屈、后伸、右侧弯活动范围受限伴疼痛,L_4、L_5 棘突及右侧棘旁压痛,伴右臀部放射,右侧腰肌紧张,压痛(+),右骶髂关节压痛(+),右踇趾背伸肌力 4 级,余双下肢肌力 5 级,感觉、反射正常,病理征(-)。

第 1 问:对该患者最可能的诊断是
A. 坐骨神经痛
B. 骶髂关节紊乱
C. 梨状肌综合征
D. 腰椎管狭窄
E. 腰椎间盘突出症($L_{4/5}$)
F. 腰椎间盘突出症(L_5/S_1)

第 2 问:还需要做的检查有
A. 双下肢直腿抬高试验 30°~60°
B. 双下肢直腿抬高试验 30°~90°
C. 4 字试验
D. Slump 试验
E. 臀部触诊
F. Thirle 试验

第 3 问:该患者进一步的康复评定计划是
A. VAS 评分
B. 肌力评定
C. 肌电图检查
D. 表面肌电图检查
E. 腰椎关节活动度测量
F. 足底压力测试

【案例 3】患者男,71 岁。因“血栓性脑卒中引起的左侧偏瘫”入院。初诊头颅 CT 检查示右侧内囊小范围梗死灶,无出血。神经系统查体:自我、人物、地点定向力完好;言语清晰流利;轻度左侧中枢性面瘫,余脑神经大体正常;针刺觉和轻触觉正常。骨骼肌肉系统:左侧上下肢肌力 3~4 级,右侧上下肢肌力 5 级;左侧肢体牵张反射升高。

第 1 问:入院 1 周内还需要对该患者进行的评定包括
A. 偏瘫肢体恢复阶段
B. 痉挛评定
C. 平衡功能

答案:【案例 1】1. D 2. BCDE 3. E 【案例 2】1. E 2. ACDEF 3. ACDEF 【案例 3】1. ABCEG

D. 关节活动度
E. 认知功能
F. 生活质量
G. ADL 能力

第 2 问:若对患者进行痉挛评定,以下**不属于**痉挛评定方法的是
A. 肌张力测定仪
B. MAS　　C. MTS
D. CSI　　E. sEMG
F. H 反射　　G. MMT

第 3 问:应用神经发育疗法可以改善该患者肢体功能,神经发育疗法包括
A. MRP
B. Bobath
C. PNF
D. TMS
E. Brunnstrom
F. Rood

【案例 4】患者女,23 岁。遭遇车祸后,即感左右双侧颈部疼痛和僵硬。随后疼痛和僵硬症状加重。目前仍感持续性疼痛。X 线片无异常发现。既往无颈部不适病史。
第 1 问:对该患者最可能的诊断是
A. SCI
B. 挥鞭样相关疾病
C. 交感神经型颈椎病
D. 颈椎综合征
E. 颈椎间盘脱出症
F. 脊髓型颈椎病

第 2 问:为制定康复治疗计划,以下评定**不适宜**当前进行的是
A. 颈部静止位 VAS
B. 向前后左右侧转颈时 VAS
C. 前后左右主动 ROM 测量
D. 前后左右被动 ROM 测量
E. 颈部触诊
F. 脊柱旁肌肉触诊

[提示] 静止位 VAS 评分 5 分,向一侧转颈时 VAS 评分 8.5 分,尤以快速转颈时明显。查体:轻触颈椎中央、左、右侧有广泛压痛;双侧脊柱旁肌肉肌痉挛增加。主动关节活动度:向左转颈 30°,向右转颈 35°,超过此范围疼痛加剧。
第 3 问:关于治疗,以下描述正确的是
A. 解释病情,消除疑虑
B. 优先缓解疼痛
C. 服用非阿片类镇痛药或非甾体抗炎药
D. 冰敷
E. 促进软组织愈合
F. 主动关节活动度训练

【案例 5】某患者在车祸中外伤致右脑硬脑膜下血肿、胸椎骨折、右前臂骨折。
第 1 问:为明确患者目前感觉功能障碍情况,需要检查的评定项目有
A. 左上肢皮肤定位觉
B. 左上肢针刺觉
C. 右上肢重量觉
D. 右上肢针刺觉
E. 右下肢图形觉
F. 右下肢轻触觉
G. 双下肢针刺觉

【解析】右脑硬脑膜下血肿压迫大脑皮质,可能引起右脑支配的左侧肢体的复合觉障碍,A 是左侧复合觉检查;胸椎骨折可能引起双下肢的深浅感觉障碍,故检查 F 和 G,而 E 是复合觉;右前臂骨折可能引起右上肢深浅感觉障碍,故检查 D,而 C 是复合觉检查。

答案: 2. G　3. BCEF　**【案例 4】** 1. B　2. D　3. ABCDE　**【案例 5】** 1. ADFG

第 2 问:如果要为患者进行右上肢的浅感觉检查,以下检查用具需要使用的是

A. 大头针
B. 棉签
C. 装冷热水的试管
D. 音叉
E. 不同质地的布
F. 钥匙和钱币
G. 测距离的尺

【解析】音叉适用于测量深感觉的振动觉,而不同质地的布适用于测量复合觉的材质识别觉,钥匙和钱币适用于测量复合觉的实体觉,测距离的尺适用于测量复合觉的两点辨别觉。

第 3 问:评定结果发现患者右前臂外侧针刺觉减退,为了明确感觉障碍的存在,建议完善的检查是

A. 头 CT
B. 脑电图
C. X 线
D. 右前臂超声
E. 右上肢血管造影
F. 右上肢肌电图
G. 右上肢 MRI

【解析】肌电图检查可以明确右上肢的感觉神经传导速度是否异常。

第 4 问:如果患者在感觉检查过程中出现前后结果不一致,可能的原因有

A. 没有和患者沟通好,患者不配合
B. 检查体位不舒适,患者不耐烦
C. 没有让患者建立"正确"标准,无法参比
D. 先检查健侧,再检查患侧
E. 检查时患者偷偷睁眼
F. 使用暗示性提问
G. 检查手法不规范
H. 没有告诉患者检查费用

【解析】正常感觉检查应该先检查健侧,再检查患侧,然后双侧对比,这样不会造成结果不一致;检查费用的告知与评定结果不相干。

【案例 6】患者老年男性,脑卒中后出现走路不稳,呈醉酒态。

第 1 问:根据患者目前状态,最需要进行的功能评定项目是

A. 语言评定　　B. 吞咽评定
C. ROM 评定　　D. 感觉评定
E. 平衡评定　　F. 协调评定
G. 步态评定　　H. 心理评定
I. 职业评定

【解析】患者中枢神经性损伤后,引起走路不稳,呈醉酒态,考虑可能有协调功能异常,同时伴随平衡功能障碍及步态异常,所以最需要进行这三项评定。

第 2 问:根据上面最需要的评定项目,可以为患者选用的评定量表或试验是

A. 上田敏评定量表
B. Brunnstrom 量表
C. 改良 Ashworth 量表
D. Berg 量表
E. 静态仪器平衡试验
F. Fugl-Meyer 评定量表
G. 脑卒中姿势控制量表
H. 站立后仰试验
I. Romberg 征

【解析】Berg 量表、静态仪器平衡试验、Fugl-Meyer 评定量表、脑卒中姿势控制量表都是测量平衡功能的,站立后仰试验、Romberg 征都是测量协调功能的。A 和 B 是评定肢体运动功能的,C 是评定肌张力的。

第 3 问:患者在做 Berg 量表评定时,需要在评定中给予纠正的行为是

答案: 2. ABC　3. F　4. ABCEFG　【案例 6】1. EFG　2. DEFGHI　3. BCDG

A. 告知患者检查目的，取得患者配合
B. 检查时没有给予患者适当保护
C. 患者站立时小腿后方抵住床沿
D. 患者因害怕不敢做动作时，检查者要求其勇敢行动
E. 检查向后看时，要求患者左右侧都要进行
F. 站直向前伸直上肢时，患者出现弯腰
G. 原地旋转 360°时，要求患者从患侧方向进行

【解析】A、E、F 都是正常检查情况。检查时一定要给予保护防止患者摔倒；患者小腿后方抵住床沿产生依靠，会影响其独立站立平衡的检查；患者因害怕不敢做动作时，不能强行鼓动患者进行动作；原地旋转 360°时，需要双侧都进行。

第 4 问：如果患者评定结果发现平衡功能异常，提示患者可能存在的系统调节问题是
A. 视觉输入系统
B. 本体感觉输入系统
C. 前庭迷路系统
D. 平衡反射系统
E. 小脑共济系统
F. 运动控制系统

【解析】以上系统都是平衡调节的控制系统，A、B、C 是感觉输入系统，D、E 是中枢整合系统，F 是运动控制系统。

【案例 7】患者青年男性，因意外坠落伤，导致胸椎骨折脊髓损伤，目前症状是双下肢经常有放电样感觉。

第 1 问：请问患者目前症状的功能障碍类型是
A. 运动功能障碍
B. 感觉功能障碍
C. 肌张力障碍
D. 平衡功能障碍
E. 步行功能障碍
F. 日常生活能力障碍

【解析】患者目前症状是双下肢经常有放电样感觉，这是一种疼痛感，属于感觉功能障碍，提问针对目前症状，所以其他选项不对题。

第 2 问：根据不同分类方法，患者现在的这种感觉障碍属于
A. 浅感觉障碍
B. 深感觉障碍
C. 复合觉障碍
D. 周围神经型感觉障碍
E. 脊髓型感觉障碍
F. 丘脑型感觉障碍
G. 刺激性感觉症状
H. 抑制性感觉症状

【解析】该患者的疼痛感属于浅感觉、刺激性症状，根据病史为脊髓型感觉障碍。

第 3 问：如果对患者目前的这种感觉障碍程度进行评定，以下量表可以使用的是
A. 口述分级评分（VRS）
B. 视觉模糊评分（VAS）
C. 数字评价量表（NRS）
D. 面部表情量表（FPS）
E. McGill 问卷调查
F. 定量感觉测定（QST）

【解析】选项 A、B、C、D、E 都是关于疼痛的主观评定方法，选项 F 是仪器进行的感觉定量测评方法。

第 4 问：在给该患者进行 ASIA 检查时，指诊肛门内，询问患者是否感觉到检查者手指的挤压，请问检查的是

答案： 4. ABCDEF　【案例 7】1. B　2. AEG　3. ABCDEF　4. BC

A. 触觉 B. 浅感觉
C. 压觉 D. 位置觉
E. 深感觉 F. 实体觉
G. 重量觉

【解析】肛门指诊挤压测量的是患者肠道内壁的压力感,属于浅感觉。

【案例 8】某患者,小脑出血后,出现言语不清,蹒跚易摔倒。查体:眼球震颤(+)。

第 1 问:该患者最可能出现的功能障碍是

A. 认知障碍 B. 语言障碍
C. 吞咽障碍 D. 感觉障碍
E. 平衡障碍 F. 协调障碍
G. 精神障碍

【解析】该患者小脑病变,临床表现言语不清为构音障碍属于语言障碍,小脑病变会因传入神经及传出神经受累,引起小脑性共济失调,因而会有协调障碍及平衡障碍,又因吞咽肌群协调性不良,会引发吞咽呛咳,即吞咽障碍。

第 2 问:该患者的语言障碍为构音障碍,它同失语症比较,下列描述正确的有

A. 失语症患者听理解能力受损
B. 失语症患者听理解能力没有受损
C. 构音障碍患者听理解能力受损
D. 构音障碍患者听理解能力没有受损
E. 失语症患者可以书写
F. 失语症患者可能不会书写
G. 构音障碍患者可以书写
H. 构音障碍患者可能不会书写

【解析】失语症患者听理解能力一定有不同程度的受损,同时可伴有表达障碍、阅读理解障碍、书写障碍。但构音障碍患者只是发育器官运动异常,患者没有听理解障碍,患者除发音不清或不能外,没有阅读及书写问题。

第 3 问:对该患者的协调功能进行检查,可以使用的方法是

A. 极限稳定测定
B. 重心轨迹测定
C. 功能前伸试验
D. 站立后仰试验
E. 五次站立试验
F. 指指试验
G. 轮替试验
H. 闭目难立征

【解析】选项 A、B、C、E 都是平衡功能评定试验。

第 4 问:根据该患者的临床病史及表征,如果进行闭目难立征检查应该出现的结果是

A. 睁眼站立稳,闭眼站立不稳
B. 睁眼站立不稳,闭眼站立稳
C. 睁眼、闭眼站立无差别
D. 睁眼、闭眼站立有差别
E. 睁眼、闭眼站立都稳
F. 睁眼、闭眼站立都不稳

【解析】该患者为小脑性共济失调,其闭目难立征的临床表现因为不受睁眼、闭眼影响,都不稳。

【案例 9】患者男,42 岁。因“走路不稳半年”来诊。有大量饮酒史。查体:四肢肌力 5 级,感觉对称存在,右侧上肢指鼻试验欠稳准,右下肢跟-膝-胫试验欠稳准,双侧病理征阴性。

第 1 问:对该患者完善颅脑 CT 检查发现右侧小脑占位病灶,该患者步态**不可能**出现的情况是

A. 步行平衡差
B. 步行支撑相时间延长
C. 步频增快
D. 上肢摆动增加
E. 足下垂步态
F. 步基增宽

答案:【案例 8】 1. BCEF 2. ADFG 3. DFGH 4. CF **【案例 9】** 1. E

【解析】结合患者病史，患者考虑为小脑占位病变引起的共济失调步态，A、B、C、D选项均为共济失调步态特点，而E选项不是共济失调步态的特点。

第2问：患者转至康复科拟行康复治疗，下列评定项目中**不适合**该患者的是

A. 指鼻试验
B. 握力试验
C. 轮替试验
D. 跟-膝-胫试验
E. 旋转试验
F. 拍地试验

【解析】右侧小脑占位术后主要引起右侧肢体共济失调，康复评定以协调功能评定为主，A、C、D、E、F均为协调功能评定，而握力试验适合肌力差的患者。

第3问：患者转至神经外科行颅内占位切除术，手术顺利，术后病情稳定后转至康复医学科拟行康复治疗，下列康复治疗措施**不适合**该患者的是

A. 关节松动训练
B. 双手来回交替持物训练
C. 坐位平衡训练
D. 针灸治疗
E. 闭目站立训练
F. 步行训练

【解析】该患者为右侧小脑占位术后，主要引起右侧肢体共济失调，康复治疗以改善右侧肢体平衡、协调运动为主，B、C、D、E均为平衡或协调功能训练。关节松动训练适合关节活动度差的患者，故A选项不适合。

【案例10】患者女，48岁。右手麻木、胀痛6年余，加重半年。曾以“颈椎病”“风湿病”反复就诊治疗，无明显效果。症状逐年加重。查体：右侧大鱼际轻度萎缩，拇外展肌肌力轻度减弱，手部掌侧桡侧3指半针刺觉消失。颈椎磁共振：C_6/C_7椎间盘轻度膨出，压迫硬膜囊，椎间孔未见明显狭窄。

第1问：如果您是患者的接诊医师，患者应首先进行的一项检查是

A. 臂丛磁共振　　B. 头颅CT
C. 头颅磁共振　　D. 肌电图
E. 右上肢静脉超声　　F. 右上肢动脉超声
G. 颅脑磁共振

【解析】患者肌萎缩为下运动神经元病变的症状和体征，周围神经定性定位诊断首选肌电图检查。

第2问：患者运动、感觉障碍最可能累及的神经是

A. 正中神经　　B. 尺神经
C. 桡神经　　D. 腋神经
E. 肌皮神经　　F. 腓总神经
G. 胫神经

【解析】患者“右侧大鱼际轻度萎缩，拇外展肌肌力轻度减弱，掌侧桡侧3指半针刺觉消失”，为正中神经运动及感觉支配区。

第3问：患者肌电图显示“正中神经运动神经传导末端潜伏期延长，波幅、速度未见明显异常”，该患者正中神经损害的部位最可能是

A. 掌深支　　B. 腕部
C. 肘或肘上　　D. 前骨间
E. 后骨间　　F. 臂丛
G. 颈神经根

【解析】“正中神经运动神经传导末端潜伏期延长，波幅、速度未见明显异常”，代表刺激点（腕横纹）与记录点（拇短展肌）间即腕部有局部传导速度减慢，故正中神经损害的部位最可能是腕部。

答案： 2. B　3. A　【案例10】1. D　2. A　3. B

第 4 问:患者肌电图结果提示右手腕管综合征,该患者肌电图可能有的表现是

A. 正中神经运动神经传导潜伏期延长
B. 正中神经感觉神经传导速度减慢
C. 尺神经运动神经传导潜伏期延长
D. 尺神经感觉神经传导速度减慢
E. 拇短展肌针电极肌电图示神经源性损害
F. 桡侧腕屈肌针电极肌电图示神经源性损害
G. 第 1 骨间肌针电极肌电图示神经源性损害

【解析】腕管综合征为正中神经腕部损害,故选 A、B、E。桡侧腕屈肌是正中神经近端肌肉,正中神经腕部损害不累及该肌肉,故不选 F。而选项 C、D、G 均为尺神经损害肌电图。

【案例 11】患者女,64 岁。因“高血压脑出血,左侧肢体瘫痪 1 年余”入住康复医学科。入院后,初步接诊患者,言语清晰,对答切题,饮水无呛咳。

第 1 问:该患者需要完善的相关评定是

A. 运动功能评定
B. 日常生活能力评定
C. 认知功能评定
D. 病理心理评定
E. 言语功能评定
F. 吞咽功能评定
G. 平衡功能评定
H. 疼痛评定

【解析】患者为老年女性,因脑出血 1 年入院,初步接诊患者言语、吞咽功能可,但仍需完善运动功能、日常生活能力、认知功能、病理心理、平衡功能等的评定。

第 2 问:患者家属反映患者近 1 个月不与人交流,也不吃东西,整天躺在床上,不愿出门。情绪低落,不愿配合康复治疗,时常说“不中用了,死了算了”。根据患者目前的情况,需要进行的心理测验是

A. SDS
B. SCL-90
C. 汉密尔顿抑郁量表
D. SAS
E. 汉密尔顿焦虑量表
F. MMPI

【解析】患者存在情绪低落、自我评价低,兴趣下降,有抑郁情绪及状态持续时间超过 2 周,考虑存在抑郁症;SDS、汉密尔顿抑郁量表均为抑郁评估量表,SCL-90 可以测量 10 个心理症状因子:躯体化、强迫症状、人际关系敏感、抑郁、焦虑、敌意、恐怖、偏执和精神质,以及附加因子。

第 3 问:该患者 SCL-90 总分为 12 分,其中抑郁因子:2.8 分,焦虑因子:2.5 分,人际敏感:3 分,敌对因子:2.7 分。结合患者心理测验结果,考虑患者存在

A. 抑郁症
B. 社交恐惧症
C. PTSD
D. 适应障碍
E. 人格障碍
F. 精神分裂症

【解析】患者存在情绪低落、自我评价低,兴趣下降,有自杀念头,抑郁情绪及状态持续时间超过 2 周,心理测验也支持该患者存在抑郁症。

第 4 问:该患者完成抑郁自评量表(SDS)的评测,诊断考虑抑郁症,则其 SDS 总分为高于

A. 高于 15 分　　B. 高于 21 分
C. 高于 25 分　　D. 高于 31 分
E. 高于 41 分　　F. 高于 35 分

答案: 4. ABE 【案例 11】1. ABCDG 2. ABC 3. A 4. E

【解析】抑郁自评量表包含20个项目，采用4级评分方式。包括正向评分和负向评分(※为负向评分)，评分标准如下。①1分：没有或很少时间；②2分：少部分时间；③3分：相当多时间；④4分：绝大部分时间或全部时间。正向评分题(10项)依次评为1、2、3、4分；反向评分题(10项)则依次评为4、3、2、1分。将所有项目相加，即得总分，若总分超过41分可考虑筛查阳性，即可能有抑郁存在，需进一步检查。

【案例12】患者男，34岁。高处坠落致胸椎骨折，术后1周仍存在大小便不能控制、双下肢无主动运动等功能障碍，入院行康复治疗。

第1问：该患者ADL评定应关注的是

A. 大便　　B. 小便

C. 修饰　　D. 做饭

E. 床椅转移　　F. 穿衣

G. 管理财务

【解析】该患者当前ADL评定应为基础性ADL评定，包括能够独立进食、穿衣、行走或从一个姿势转换到另一个姿势、洗澡、上厕所、保持排便和对膀胱的控制等。做饭和管理财务为工具性ADL评定内容。

［提示］对患者进行ADL评定时发现，洗漱前为患者准备水和毛巾后，患者能完成所有洗漱活动。

第2问：该患者洗漱项FIM评分为

A. 1分　　B. 2分

C. 3分　　D. 4分

E. 5分　　F. 6分

G. 7分

【解析】FIM评分为5分(监护/准备)：需要他人监护、提示或规劝；或者需要他人准备或传递必要的用品才能完成活动，但没有身体接触性帮助。

第3问：FIM评定项目包括

A. 自理活动　　B. 括约肌控制

C. 转移　　D. 行走

E. 交流　　F. 社会认知

【解析】FIM评定包括运动功能和认知功能两部分6个方面共18项功能，即自理活动6项、括约肌控制2项、转移3项、行走2项、交流2项和社会认知3项等。

第4问：患者住院康复数周后，FIM评分达72分，其功能独立分级为

A. 完全独立

B. 基本上独立

C. 极轻度依赖或有条件的独立

D. 轻度依赖

E. 中度依赖

F. 重度依赖

G. 极重度依赖

H. 完全依赖

【解析】FIM功能独立分级：126分为完全独立；108~125分为基本上独立；90~107分为极轻度依赖或有条件的独立；72~89分为轻度依赖；54~71分为中度依赖；36~53分为重度依赖；19~35分为极重度依赖；18分为完全依赖。

【案例13】患者男，75岁。脑出血术后3个月，认知言语可，存在左侧肢体运动障碍，穿脱衣物需家人帮助，使用助行器仅可自行步行约20米。

第1问：该患者ADL评定应主要采用的工具是

A. Barthel指数

B. 改良Barthel指数

C. 功能独立性评定(FIM)

D. 改良Rankin量表

E. 功能活动问卷(FAQ)

答案：【案例12】 1. ABCEF　2. E　3. ABCDEF　4. D **【案例13】** 1. ABCD

F. 工具性日常生活活动能力量表
G. 龙氏日常生活活动评定量表

【解析】该患者当前 ADL 评定应为基础性 ADL 评定，功能活动问卷（FAQ）、工具性日常生活活动能力量表、龙氏日常生活活动评定量表等为工具性 ADL 评定量表。

第 2 问：该患者行走项改良 Barthel 指数评分为

A. 0 分　B. 3 分
C. 5 分　D. 8 分
E. 10 分　F. 12 分
G. 15 分

【解析】改良 Barthel 指数行走项评分：完全不能步行，或试图行走时需要两人从旁协助（0 分）。某种程度上能参与，但在整个活动的过程中需要别人提供协助才能完成（3 分）。能参与大部分的活动，但在某些过程中仍需要别人提供协助才能完成整项活动；使用助行器时需要他人协助够及和/或操作助行器（8 分）。可自行步行一段距离，但不能完成五十米；过程中需有人从旁监督或提示，以策安全；或步行的时间超出可接受范围（12 分）。可自行步行五十米，并无需其他人从旁监督、提示或协助（15 分）。

第 3 问：改良 Barthel 指数的评定项目包括

A. 进食　B. 洗澡
C. 修饰　D. 更衣
E. 控制大便　F. 社会交往
G. 如厕　H. 行走
I. 解决问题

【解析】改良 Barthel 指数评定内容包括进食、洗澡、修饰、更衣、控制大便、控制小便、如厕、床椅转移、行走、上下楼梯等 10 项，社会交往、解决问题属于 FIM 评定内容。

第 4 问：患者住院康复后，改良 Barthel 指数评分达 71 分，其 ADL 分级为

A. 完全自理
B. 轻度功能缺陷
C. 中度功能缺陷
D. 严重功能缺陷
E. 极严重功能缺陷
F. 完全依赖

【解析】改良 Barthel 指数评价 BADL 标准为：0~20 分为极严重功能缺陷；21~45 分为严重功能缺陷；46~70 分为中度功能缺陷；71~99 分为轻度功能缺陷；100 分为 BADL 完全自理。

【案例 14】患者女，60 岁。因“右膝关节渐进性疼痛伴肿胀 2 年”至康复科门诊就诊。患者近 2 年来逐渐出现右膝关节肿胀，症状时有反复，着凉后加重，上下楼、蹲下、久坐后站起时困难，早上起床有晨僵。实验室检查：CRP 1mg/L，ESR 5mm/h，RF 2.0IU/ml。

第 1 问：为进一步明确诊断，应优先完善的辅助检查是

A. 肿瘤指标　B. X 线平片
C. CT　D. 核磁共振
E. 骨密度测定　F. 骨扫描

【解析】双膝关节 X 线是明确骨性关节炎的最经济易行的检查方法，应作为首选检查。

第 2 问：对该患者首先考虑的诊断为

A. 类风湿关节炎
B. 骨性关节炎
C. 膝关节半月板损伤
D. 反应性关节炎
E. 膝交叉韧带损伤
F. 骨肿瘤

【解析】根据患者临床症状表现可知为骨

答案： 2. F　3. ABCDEGH　4. B　**【案例 14】** 1. B　2. B

性关节炎，CRP、RF、ESR（－）可以排除类风湿关节炎、骨肿瘤及反应性关节炎。病史中未提及外伤史，且病程较长不符合膝关节半月板损伤及交叉韧带损伤。

第3问：若该患者目前已确诊为骨性关节炎，则接下来将进行的康复评定项目是

A. 肌力评定
B. 痉挛评定
C. 关节活动度评定
D. 疼痛评定
E. 日常生活活动能力评定
F. 生活质量评定
G. 心肺运动试验
H. 肌电图检查

【解析】骨性关节炎患者主要评定内容包括但不限于：肌力、关节活动度、疼痛、ADL、QOL、步行功能、平衡功能等。痉挛评定主要用于上运动神经元损失的痉挛患者。患者无周围神经损伤表现，无需进行肌电图检查。患者无胸闷气短症状，不需进行心肺运动试验。

第4问：为对该患者进行生活质量评定，可选择的合适的量表有

A. SF-36
B. WHOQOL-100
C. SA-SIP30
D. AIMS2
E. Berg 量表
F. 改良 Barthel 指数

【解析】A、B、D选项均适用于骨关节患者的生活质量评定，其中AIMS2为关节炎专表，SA-SIP30是脑卒中专表，Berg量表为平衡量表，改良Barthel指数为ADL量表。

【案例15】患者男，66岁。因“右侧肢体活动不灵伴言语不清12小时”入院。患者晚饭后发现右侧肢体乏力，持物掉落，言语不清，自以为高血压引起，口服降压药后睡下，次日晨起时上述症状加重，右侧肢体不能活动，无法言语，家人遂将其送至医院。查体：意识清楚，BP 145/90mmHg，无自发言语，右侧肢体肌力0级，肌张力降低，右侧肢体Babinski征（+）。患者有高血压病史10余年，血压控制不佳，病程中无明显头疼及呕吐。

第1问：对该患者优先进行的检查应为

A. 头颅X线
B. 头颅CT
C. 头颅MRI
D. 头颅CTA
E. 头颅增强MRI
F. 经颅多普勒超声

【解析】该患者考虑为脑卒中，优先选择头颅CT检查。

第2问：该患者头颅CT检查未见明显异常，则考虑诊断为

A. TIA
B. 脑血栓形成
C. 脑出血
D. 脑栓塞
E. 蛛网膜下腔出血
F. 癫痫发作

【解析】脑血栓形成常见于中老年人，尤其有高血压、糖尿病等基础病的患者，常在安静或睡眠状态下起病，部分病例发病前可有TIA发作，病程中症状可逐渐加重，表现为偏瘫、失语等局灶性神经功能缺损的症状或体征。

第3问：该患者经过神经内科治疗稳定后转至康复科病房，目前右侧肢体已开始出现主动活动，可在扶持下站立，可说简单的词。作为康复科医师应进行的评定是

答案： 3. ACDEF　4. ABD　【案例15】1. B　2. B　3. ABDFHI

A. 肌力评定
B. 肌张力评定
C. ASIA 分级评定
D. 平衡功能评定
E. Glasgow 昏迷评分
F. 言语功能评估
G. 周围神经损伤分级评定
H. 日常生活活动能力评定
I. 生活质量评定

【解析】脑卒中患者的评定主要包括但不限于肌力、肌张力评定、平衡功能评定、言语功能评定、吞咽功能评定、日常生活活动能力评定、生活质量评定等。ASIA 为脊髓损伤患者评定，Glasgow 昏迷评分适用于早期存在意识障碍的脑损伤患者，周围神经损伤分级评定用于周围神经损伤患者。

第 4 问：经过 3 个月的康复治疗，患者功能存在一定的恢复，现患者期望回家进行社区康复。下列量表适合对该患者的生活质量进行评定的是

A. SF-36
B. WHOQOL-100
C. SA-SIP30
D. AIMS2
E. MOCA
F. MMSE

【解析】A、B、C 选项均适用于脑卒中患者的生活质量评定。AIMS2 为关节炎专表，SA-SIP30 是脑卒中专表，MOCA 及 MMSE 均为认知评定量表。

【案例 16】患者女，62 岁。下蹲或腹部用力时，出现不由自主流尿症状。无子宫脱垂。顺产 1 子，无重大手术史。50 岁绝经。

第 1 问：对该患者最应进行的检查是

A. 泌尿系超声检查
B. 泌尿系 CT 检查
C. 尿动力学检查
D. 腹部 X 线检查
E. 膀胱镜检查
F. 泌尿系统造影

【解析】压力性尿失禁是指在腹压增高时（如咳嗽、打喷嚏、运动等）出现的不自主地尿液漏出的情况，与患者的临床表现相符，故该患者应考虑压力性尿失禁可能。针对压力性尿失禁应完善尿动力学检查，这是目前诊断尿失禁最有效的方法。

第 2 问：若患者已完善相关检查，可能出现的情况是

A. 尿道括约肌功能正常
B. 膀胱颈上移
C. 近端尿道上移
D. 尿道黏膜的封闭功能减退
E. 膀胱生理容量下降
F. 尿道口梗阻

【解析】压力性尿失禁的病理生理机制包括尿道黏膜的封闭功能减退，这是导致腹压增高时，尿液自尿道口漏出的原因之一。

第 3 问：若患者已完善相关检查，结合病史最可能的诊断是

A. 充盈性尿失禁
B. 急迫性尿失禁
C. 反射性尿失禁
D. 真性尿失禁
E. 压力性尿失禁
F. 功能性尿失禁

答案： 4. ABC 【案例 16】1. C 2. D 3. E

第七章 骨科疾病

一、单选题

1. 关于肩袖损伤的描述,**错误**的是
   A. 患者常有肩后侧疼痛
   B. 患者的主要临床表现是肩袖创伤性肌腱炎
   C. 外展活动受限
   D. 病程超过 3 个月,可见三角肌萎缩
   E. 多由暴力所致

【解析】肩袖损伤患者多见肩前方疼痛,位于三角肌前方和外侧。

2. 半月板损伤时最有诊断价值的辅助检查是
   A. X 线检查
   B. MRI 检查
   C. CT 检查
   D. B 超检查
   E. McMurray 试验

【解析】MRI 检查是诊断膝关节半月板损伤的可靠影像学技术,具有准确度高、假阳性和假阴性率低、无创等优点。

3. 下列选项中,肢体离断再植条件比较好的是
   A. 切割性离断
   B. 碾压性离断
   C. 挤压性离断
   D. 撕裂性离断
   E. 枪弹伤性离断

【解析】切割性离断大都是上肢离断,伤断面比较整齐,是再植条件比较好的病例。

4. 患者男,35 岁。左膝外伤后疼痛半年余,上下楼梯时尤甚。查体:膝关节屈曲时弹响,关节间隙压痛,McMurray 试验阳性。此时应考虑的诊断是
   A. 韧带损伤　　B. 髌骨骨折
   C. 膝骨关节炎　　D. 半月板损伤
   E. 风湿性关节炎

【解析】膝关节半月板损伤时,McMurray 试验阳性,结合患者其他症状和体征,最可能的诊断是半月板损伤。

5. 骨性关节炎的临床表现**不包括**
   A. 晨僵 >30 分钟　　B. 关节肿胀
   C. 黏着感　　D. 关节活动受限
   E. 疼痛

【解析】骨性关节炎的临床表现包括:①关节疼痛及压痛;②关节活动受限,晨起时关节僵硬及发紧感,俗称晨僵,活动后可缓解,持续时间一般较短,常为几至十几分钟,极少超过 30 分钟;③关节畸形;④骨摩擦音(感);⑤肌肉萎缩。

6. 2016 年美国风湿病学会发布纤维肌痛综合征的修订诊断标准,该标准**不包括**
   A. WPI≥7 分和 SSS≥5 分
   B. WPI 为 4~6 分和 SSS≥9 分

答案: 1. A　2. B　3. A　4. D　5. A　6. E

C. 将弥漫性疼痛指数中的19个部位划分为5个区域
D. 要求5个区域内至少4个区域出现疼痛
E. 弥漫性症状至少持续1个月

【解析】2016年美国风湿病学会发布纤维肌痛综合征的修订诊断标准：① WPI≥7分和SSS≥5分或WPI为4~6分和SSS≥9分；②将弥漫性疼痛指数中的19个部位划分为5个区域，并要求5个区域内至少4个区域出现疼痛，且不包括下颌、胸和腹部；③弥漫性症状至少持续3个月；④纤维肌痛综合征的诊断与其他疾病的诊断无关，并不需排除其他临床重要疾病的存在。

7. 患者女，45岁。长期伏案，因右上肢放射痛伴手指麻木、动作不灵活2个月就诊。检查发现颈肩部压痛，神经牵拉试验及压头试验阳性，右上肢桡侧皮肤感觉减退，握力减弱，肌张力减低。对该患者最可能的诊断是
A. 交感神经型颈椎病
B. 脊髓型颈椎病
C. 椎动脉型颈椎病
D. 神经根型颈椎病
E. 混合型颈椎病

【解析】神经根型颈椎病是由颈神经根受压所致，表现为上肢放射痛和感觉障碍，手指可有麻木、过敏、活动不灵、精细动作困难等表现。体征有颈活动受限，颈肩部压痛，神经牵拉试验、压头试验阳性，神经根所支配区域皮肤感觉改变，早期为疼痛过敏，晚期为减退或消失，肌力减弱，肌肉萎缩，发病初期或急性发作期肌张力增高，慢性期则多表现为肌张力减低。

8. 患者男，34岁，半个月前因弯腰搬重物后引起腰痛，并出现臀部、大腿后外侧、小腿外侧痛，弯腰、咳嗽及用力排便时加重。查体：脊柱侧弯，椎旁叩痛并向右腿放射，右侧直腿抬高试验阳性。X线片见腰椎骨质有增生。对该患者首选诊断是
A. 腰部扭伤
B. 腰椎结核
C. 腰椎间盘突出症
D. 腰肌劳损
E. 退化性腰椎痛

【解析】腰椎间盘突出症主要表现为腰部疼痛，伴一侧下肢或双下肢麻木、疼痛，腰部过度负重是常见诱因，典型坐骨神经痛是从下腰部向臀部、大腿后方、小腿外侧直到足部的放射痛，在喷嚏和咳嗽等腹压增高的情况下疼痛会加剧。直腿抬高试验阳性是坐骨神经受压的典型体征。

9. **不需要**与神经根型颈椎病导致的上肢疼痛症状相鉴别的疾病是
A. 胸廓出口综合征
B. 肩周炎
C. 腕管综合征
D. 肺尖部肿瘤
E. 糖尿病周围神经病

【解析】神经根型颈椎病所致的上肢症状呈根性分布，沿不同神经根支配区分布，从颈肩到上肢远端及手部都有可能涉及，所以需要除外的病变包括胸廓出口综合征、肱骨外上髁炎、腕管综合征、肩周炎、肱二头肌腱鞘炎及肺尖部肿瘤等。

10. 以下症状**不属于**交感型颈椎病的典型表现的是
A. 胸腹部束带感　B. 心悸
C. 听力障碍　D. 视物模糊
E. 心前区不适

答案： 7. D　8. C　9. E　10. A

【解析】交感型颈椎病的临床症状包括眩晕、视物模糊、耳鸣、手部麻木、听力障碍、心动过速、心前区疼痛等。

11. 患者男，50 岁。颈肩痛伴左上肢放射性疼痛 3 年，最近 3 个月出现走路不稳，有踩棉感。X 线片显示颈椎曲度变直，椎体边缘及小关节周围骨质增生，下颈段椎间隙狭窄。对该患者的诊断可能为
   A. 胸廓出口综合征
   B. 脊髓型颈椎病
   C. 神经根型颈椎病
   D. 混合型颈椎病
   E. 交感型颈椎病

【解析】临床上颈椎病可分为：颈型、神经根型、脊髓型、椎动脉型、交感神经型等几种类型，有些患者可能会出现两种或两种以上类型颈椎病的症状，此时可诊断为混合型颈椎病。该患者同时有颈肩部疼痛症状，也有上肢放射痛的根性症状，同时还有下肢运动障碍，因此应该诊断为混合型颈椎病。

12. 患者女，60 岁。有颈椎病病史 10 年，加重 2 个月，2 个月前出现胸腹部束带感及走路踩棉感。颈椎 MRI 显示颈 5/6 椎间盘向后方明显突出，相应节段脊髓及硬膜囊受压明显。以下处理**错误**的是
   A. 建议患者尽量少低头及长时间伏案
   B. 行颈椎牵引治疗
   C. 可行颈部高频电疗、磁疗等治疗
   D. 建议患者去骨科就诊，咨询手术治疗事宜
   E. 耐受下行颈肩部功能锻炼

【解析】患者有长年颈椎病病史，近期出现躯干束带感和下肢运动障碍，结合影像学结果，考虑脊髓型颈椎病诊断成立。神经受压明显的脊髓型颈椎病是颈椎牵引的禁忌证，而平时注意减少颈肩部刺激、耐受下功能锻炼是可行的。当然，有明显运动障碍的脊髓型颈椎病也是手术指征。

13. 根据流行病学调查，在一生中会经历腰痛的人约占总人口的比例为
   A. 30%　　B. 50%　　C. 60%
   D. 80%　　E. 90%

【解析】腰痛的流行病学调查数据各个报道不同，一生中经历过腰痛的人约占总人口的 80%。

14. 以下腰部结构在正常情况下**没有**神经支配的是
   A. 腰椎椎体
   B. 腰部肌肉
   C. 腰椎小关节囊
   D. 腰部韧带
   E. 腰椎间盘髓核

【解析】腰部局部的解剖结构包括腰椎、椎间盘、肌肉、韧带、筋膜、关节囊等，除椎间盘的髓核和内 2/3 的纤维环以外，所有这些结构都有伤害感受器及其神经支配。

15. 腰椎间盘突出最常见的节段是
   A. $L_{2\sim3}$ 和 $L_{3\sim4}$　　B. $L_{3\sim4}$ 和 $L_{4\sim5}$
   C. $L_{4\sim5}$ 和 $L_5\sim S_1$　　D. $L_{2\sim3}$ 和 $L_{4\sim5}$
   E. $L_{3\sim4}$ 和 $L_5\sim S_1$

【解析】腰椎最大屈曲和伸展在 $L_{4\sim5}$ 和 $L_5\sim S_1$ 节段，这两个节段也是腰椎最易出现退行性病变的部位。腰椎间盘突出症患者中这两个节段占 90% 以上。

16. 腰椎的负荷最小的体位是
   A. 仰卧位　　B. 侧卧位

答案： 11. D　12. B　13. D　14. E　15. C　16. A

C. 俯卧位　　D. 直立站位
E. 弓背坐位

【解析】根据生物力学实验室研究数据，如果直立站位时腰椎的负荷为100，仰卧位是20，侧卧位是24，俯卧位是22，弓背坐位是166。

17. 最肯定的腰痛易患因素是
A. 性别　　B. 年龄
C. 职业　　D. 心理
E. 腰痛史

【解析】研究表明，既往腰痛史是唯一最肯定的易患因素。年龄和性别与腰痛发生率的相关性不确定，一些研究认为中年年龄组中两性患病率持平，老年年龄组中女性患病率高于男性，多产女性腰痛患病率更高。司机、护士、电钻工、搬运工、办公室职员等职业相对腰痛发生率高。慢性腰痛患者常伴有社会心理因素。

18. 前交叉韧带的起止点是
A. 起于胫骨上端髁间隆起前部和内侧半月板前角，止于股骨外侧髁内侧面
B. 起于胫骨上端髁间隆起前部和内侧半月板前角，止于股骨内侧髁外侧面
C. 起于胫骨上端髁间隆起前部和内侧半月板前角，止于股骨内侧髁内侧面
D. 起于胫骨上端髁间隆起后部和内侧半月板后角，止于股骨外侧髁内侧面
E. 起于胫骨上端髁间隆起后部和内侧半月板后角，止于股骨内侧髁外侧面

19. 后交叉韧带的起止点是
A. 起自股骨内侧髁的外侧面，止于胫骨髁间隆起的前部
B. 起自股骨内侧髁的外侧面，止于胫骨髁间隆起的后部
C. 起自股骨外侧髁的内侧面，止于胫骨髁间隆起的前部
D. 起自股骨外侧髁的内侧面，止于胫骨髁间隆起的后部
E. 起自股骨外侧髁的外侧面，止于胫骨髁间隆起的后部

20. 以下关于前交叉韧带损伤康复的说法，**错误**的是
A. 在伤后急性期接受重建术的患者，术前康复以促进肿胀和疼痛消退、维持正常关节活动范围、肌力，以及术前宣教为主
B. 慢性损伤，已经出现明显的关节功能障碍，拟行手术的患者，需要在术前接受至少3周的系统化康复治疗
C. 前交叉韧带重建术术前康复内容包括关节活动范围训练、肌力训练、平衡功能训练、步态训练等
D. 前交叉韧带断裂后，建议尽量在伤后5个月内进行手术治疗，以免对软骨、半月板造成额外损伤
E. 前交叉韧带重建术后，必须遵守术后康复方案，进行严格的分阶段术后康复治疗

【解析】前交叉韧带重建术后康复大多采取分阶段康复的方式进行，但是各个国家、地区、医院甚至术者推荐的术后康复方案均可能不同，且实践中还需要根据患者的具体情况进行个体化调整。

21. 以下关于跟腱断裂的描述，**错误**的是
A. 男性多，女性少
B. 多发生在变速、跳跃比较多的球类运动中，如羽毛球
C. 发生在跟腱-跟骨连接部
D. 跟腱具有一定自愈性

答案： 17. E　18. A　19. B　20. E　21. C

E. 跟腱断裂后保守治疗适用于康复后对跟腱承受强度要求不高或者有手术禁忌证的患者

【解析】跟腱断裂男女发病率的比例为3.1∶1。70%的跟腱断裂发生在变速、跳跃比较多的球类运动中，最常见的就是羽毛球。跟腱断裂既可以发生在跟腱-跟骨连接部，也可以发生在跟腱-肌腹连接处或跟腱组织本身。跟腱具有一定自愈性，因此自发性跟腱断裂之后的保守治疗往往能够取得理想效果。但是，保守治疗后的二次断裂率相对较高，可达11%~39%，因而保守治疗适用于康复后对跟腱承受强度要求不高或者有手术禁忌证的患者。

22. 以下关于肩袖损伤的描述，**错误**的是
A. 可由急性创伤、反复微创伤或退行性改变所致
B. 中青年高发
C. 保守治疗包括口服非甾体抗炎药、物理因子治疗、局部封闭治疗等
D. 手术治疗包括开放手术、关节镜辅助的小切口手术及完全的关节镜手术等
E. 肩袖损伤术后康复进程与修复组织的部位、大小和术者的手术技术等均相关

【解析】肩袖损伤的发生率从50岁开始显著增加，70岁以上人群为50%，80岁以上人群可达80%。

23. 以下关于SLAP损伤的描述，**错误**的是
A. 是指肩关节上盂唇的前后部损伤，即关节盂唇从后部肱二头肌长头腱的附着点向前方的撕裂
B. 多见于投掷类运动
C. 中青年好发
D. 男性发生率高于女性
E. SLAP损伤修复术后必须遵循统一的术后康复方案

【解析】上盂唇自前向后损伤(SLAP损伤)修复术后康复方案尚没有统一标准，大多数研究支持术后早期限制关节活动范围，为了避免对盂唇的过度牵伸和对肱二头肌长头的过度牵拉，患者术后早期的外展、外旋活动及肱二头肌的主动肌力训练必须谨慎。

24. 手外伤的患者手部应固定的姿势是
A. 休息位　　B. 保护位
C. 功能位　　D. 解剖位
E. 半握拳位

【解析】手外伤后，或是手术后，将手以功能位固定，如手握水杯姿势，有助于使手的功能恢复。

25. 手部指屈肌腱损伤，有一部分损伤或感染，极易导致粘连，或是肌腱断裂，会导致屈指功能完全丧失，则该部分是
A. Ⅰ区　　B. Ⅱ区
C. Ⅲ区　　D. Ⅳ区
E. Ⅴ区

【解析】Ⅱ区从远侧掌横纹至中节指骨中部，包绕3条肌腱于狭长的纤维鞘管中，此处损伤或感染，极易导致粘连，或是浅深肌腱断裂，会导致屈指功能完全丧失。

26. 患者男，35岁。左侧示指不适，出现主动屈曲受限，被动活动正常，无外伤史。对该患者的诊断可能为
A. 皮肤瘢痕
B. 肌腱粘连或是挛缩
C. 屈指肌腱痉挛
D. 指神经麻痹
E. 指间关节损伤

答案： 22. B　23. E　24. C　25. B　26. D

【解析】指神经损伤，一般会出现主动活动受限，但是被动活动正常。

27. 患者男，23岁。左侧手背刀砍伤2小时。查体：左侧手背尺侧有一约3cm长的锐器切口，深及皮下，左侧第4掌指关节不能伸直。对该患者最可能的诊断是
A. 环指伸肌腱断裂
B. 环指指深屈肌腱断裂
C. 环指指浅屈肌腱断裂
D. 小指伸肌腱断裂
E. 小指指深屈肌腱断裂

【解析】第四掌指关节，对应环指伸肌腱断裂，掌指关节（MP）伸直不能。

28. 患者男，25岁。右手外伤导致示指伸肌腱断裂。关于手术修复后，康复治疗的描述，**错误**的是
A. 术后维持腕关节背伸30°~40°，防止MP屈曲，同时橡皮筋伸直指间关节
B. 术后1~3周，掌侧夹板固定范围内主动屈曲和被动伸指练习，禁止被动屈曲或是主动伸指
C. 术后4~5周，去除掌侧夹板，加强主动屈指练习，橡皮筋牵引下被动伸指练习
D. 术后6周，去除所有夹板，主动伸指练习，肌腱滑动训练
E. 术后6周，开始抗阻力练习

【解析】伸肌腱修复术后，一般术后第7周开始抗阻力练习。

29. 在截肢康复中，作业治疗师的主要职责为
A. 从生物力学角度分析患者穿戴假肢后的力线问题
B. 对患者进行日常生活活动训练及重返岗位的职业训练
C. 解决患者的心理问题
D. 对穿戴假肢后的并发症进行处理
E. 对残肢端进行护理

【解析】截肢康复是以截肢康复协作组的形式进行工作的，它需要一组具有截肢康复各方面知识和技能的工作者共同为截肢者服务，其中，作业治疗师的主要职责为对患者进行日常生活活动训练及重返岗位的职业训练。

30. 截肢后大腿残端长度的测量方法为
A. 测量点从髂前上棘沿大腿前面到残肢末端，合理长度为25cm
B. 测量点从髂前上棘沿大腿前面到残肢末端，合理长度为15cm
C. 测量点从坐骨结节沿大腿后面到残肢末端，合理长度为25cm
D. 测量点从坐骨结节沿大腿后面到残肢末端，合理长度为15cm
E. 测量点从坐骨结节沿大腿后面到残肢末端，合理长度为35cm

【解析】残肢长度对假肢种类的选择，对假肢的控制能力、悬吊能力、稳定性、代偿功能等均有影响。上臂残端长度的测量方法为测量点从腋窝前缘到残肢末端，应在肩峰下16~24cm。前臂残端长度的测量方法为测量点从尺骨鹰嘴沿尺骨到残肢末端，应在肘下2~18cm。大腿残端长度的测量方法为测量点从坐骨结节沿大腿后面到残肢末端，合理长度为25cm。小腿残端长度的测量方法为测量点从膝关节外侧间隙到残肢末端，合理长度为15cm。

31. 如果要佩戴假肢，该患者的主要肌群力量至少达到
A. 1级　B. 2级　C. 3级
D. 4级　E. 5级

答案： 27. A　28. E　29. B　30. C　31. C

【解析】患者的主要肌群力量至少达 3 级才能佩戴假肢。对每块肌肉的肌力使用 5 级 6 分法进行分级。

32. 测量上肢残端周径的方法是
    A. 从肩峰每隔 5cm 测量一次，直至末端
    B. 从肩峰每隔 2.5cm 测量一次，直至末端
    C. 从腋窝(尺骨鹰嘴)每隔 10cm 测量一次，直至末端
    D. 从腋窝(尺骨鹰嘴)每隔 5cm 测量一次，直至末端
    E. 从腋窝(尺骨鹰嘴)每隔 2.5cm 测量一次，直至末端

【解析】残肢周径尽量做到每周测量一次，目的是了解残端水肿的情况和判断假肢接受腔的合适程度。上肢残端的测量方法为从腋窝(尺骨鹰嘴)每隔 2.5cm 测量一次，直至末端。

33. 测量下肢残端周径的方法是
    A. 从坐骨结节、胫骨外侧髁每隔 5cm 测量一次，直至末端
    B. 从坐骨结节、胫骨外侧髁每隔 2.5cm 测量一次，直至末端
    C. 从坐骨结节、胫骨外侧髁每隔 10cm 测量一次，直至末端
    D. 从股骨大转子、股骨外侧髁每隔 5cm 测量一次，直至末端
    E. 从股骨大转子、股骨外侧髁每隔 10cm 测量一次，直至末端

【解析】残肢周径尽量做到每周测量一次，目的是了解残端水肿的情况和判断假肢接受腔的合适程度。下肢残端的测量方法为从坐骨结节、胫骨外侧髁每隔 5cm 测量一次，直至末端。

34. 以下关于人工关节置换术的手术适应证，**错误**的是
    A. 原发病可以是重度骨性关节炎、类风湿关节炎、强直性脊柱炎等
    B. 影像学可见关节损坏
    C. 有中度到重度的持续性疼痛
    D. 需经过至少半年的系统保守治疗
    E. 患者能够积极配合手术及康复治疗，有良好的依从性

【解析】选项 D 描述不准确，应为：经过至少半年的系统保守治疗，关节功能和疼痛仍无明显改善。保守治疗的内容应至少包括使用非甾体抗炎药及其他类型的镇痛药物，物理治疗，应用助行装置(手杖、拐杖等)，患者在生活及工作中有意识地减少关节负荷等。

35. 以下**不属于**人工髋关节置换术后常用的功能评定的是
    A. timed up and go test
    B. five times sit-to-stand test
    C. Harris hip score
    D. Constant-Murley Score
    E. WOMAC

【解析】Constant-Murley Score 是针对肩关节的功能评定量表。

36. 与纤维肌痛综合征发病关系最密切的是
    A. 情绪异常　　B. 中枢敏化
    C. 免疫失调　　D. 环境因素
    E. 遗传因素

【解析】纤维肌痛综合征病因不明，可能与遗传、神经、心理、免疫和环境等因素有关，这些因素导致中枢敏化，放大疼痛信号，并降低疼痛抑制通路作用，从而引起慢性全身性疼痛。

答案： 32. E　33. A　34. D　35. D　36. B

37. 关于扳机指，首选的治疗方式是
   A. 冲击波
   B. 超声波
   C. 手法松解肌腱周围软组织、筋膜及肌肉
   D. 关节松动术
   E. 超声引导下狭窄性腱鞘松解

【解析】扳机指即发生于A1滑车的狭窄性屈肌腱鞘炎，主要因屈指肌腱在掌指关节A1滑车处与纤维鞘管反复摩擦，产生的慢性无菌性炎症，因局部渗出、水肿和纤维化，导致肌腱、滑车、腱鞘增厚，使肌腱在该处的滑动障碍，可产生弹拨动作和响声及疼痛、活动受限或屈指时交锁。冲击波、超声波等物理因子治疗、软组织及关节松动等手法治疗均是其治疗方法，这些方法能改善疼痛，但无法解决其绞锁、活动受限问题；超声引导下精准注射或松解狭窄性腱鞘的滑车能无创、精准、快速解除其对屈指肌腱的卡压，从而缓解症状。

38. 关于髋关节撞击综合征，描述正确的是
   A. 髋臼和股骨近端的撞击
   B. 髋臼和股直肌的撞击
   C. 弹响髋
   D. 髂腰肌肌腱与股骨头、关节囊前方的撞击
   E. 股骨小转子与坐骨结节间的撞击

【解析】髋关节撞击综合征也称股骨髋臼撞击综合征，是指由于髋关节解剖结构异常，使股骨近端和髋臼在髋关节运动终末期发生异常接触或碰撞，引起髋臼盂唇和软骨损伤而引起的以髋部疼痛、活动受限为特征的临床综合征。

39. 与腕管综合征发病关系最密切的是
   A. 正中神经在腕管内受到挤压
   B. 正中神经受腕横韧带卡压
   C. 正中神经水肿
   D. 正中神经无菌性炎症
   E. 指深屈肌、指浅屈肌挤压正中神经

【解析】腕管综合征是正中神经在腕管内受挤压造成的，腕横韧带卡压、指深屈肌、指浅屈肌挤压只是其中部分原因。

40. 患者女，56岁。右肘疼痛1个月，加重伴右手无力1周。查体：右侧Mill征(+)，右中指抗阻伸指试验(+)。对其可能的诊断是
   A. 右网球肘
   B. 右桡管综合征
   C. 右肌皮神经卡压综合征
   D. 右肘骨关节炎
   E. 类风湿关节炎

【解析】网球肘是前臂伸肌起点无菌性炎症，Mill征(+)是其典型体征。

41. 患者女，29岁。右髋伴右大腿前方疼痛、无法下蹲1年余，加重1个月；理疗、针灸、按摩均无效，1个月前局部超短波治疗后右髋疼痛加重，无法伸膝穿裤。查体：右腹股沟区压痛，右髋屈曲内旋受限伴疼痛，右股神经牵拉试验(+)。超声示右髂腰肌旁低回声影。对其可能的诊断是
   A. 右髂腰肌脓肿
   B. 右髂耻滑囊炎
   C. 右髋关节撞击综合征
   D. 右股神经综合征
   E. 右髂腰肌综合征

【解析】髂耻滑囊炎又名腰大肌滑囊炎，主要表现为股三角外侧肿胀、疼痛，髋关节活动受限；滑囊明显肿胀时可刺激髂腰肌、股神经，引起腰痛及大腿前方疼痛。

答案：37. E　38. A　39. A　40. A　41. B

42. 患者女，32 岁。右手腕疼痛 1 个月，加重 1 周，疼痛向前臂、手指放射，腕关节活动受限。查体：VAS 评分 8 分，芬氏征（+），Phalon 征（–）。对其可能的诊断是
   A. 腕管综合征　B. 桡骨茎突腱鞘炎
   C. 网球肘　D. 桡管综合征
   E. 腕关节滑膜炎

【解析】桡骨茎突腱鞘炎是桡骨茎突外侧面的骨性纤维管内的拇长展肌和拇短伸肌肌腱的无菌性炎症，主要表现为腕部疼痛、活动受限，拇指外展无力，芬氏征阳性（拇指置于掌心握拳并使腕尺偏时诱发腕桡侧疼痛，或无法进行腕尺偏活动）。

43. 患者男，36 岁。左足跟底疼痛伴前足放射痛 4 个月，加重半个月。查体：左足弓稍高，左足跟底内侧压痛，左胫后神经张力试验（–）。X 线片示左足跟骨骨质增生。超声示左跖筋膜止点处水肿。对其诊断可能为
   A. 左高弓足　B. 左跖筋膜炎
   C. 左踝管综合征　D. 左足跟脂肪垫炎
   E. 左胫后肌腱炎

【解析】结合患者病史、临床表现、超声检查可明确诊断。但需与踝管综合征鉴别，尽管患者左足跟底疼痛伴前足放射痛，但左胫后神经张力试验（–），且超声提示明确的跖筋膜水肿而未见胫后神经卡压征象。

44. 患者男，24 岁。右膝疼痛 2 周，上下楼时为著，蹲起无力。查体：登阶试验及单膝下蹲试验（+）。对其诊断可能为
   A. 右膝滑膜炎
   B. 右髌股关节综合征
   C. 右髌腱炎
   D. 右髌下脂肪垫炎
   E. 右膝半月板损伤

【解析】上下楼时膝痛伴蹲起无力是髌股关节综合征的典型症状，登阶试验及单膝下蹲试验（+）是髌股关节综合征的典型体征。

45. 骨质疏松症属于
   A. 全身代谢性骨病
   B. 局部代谢性骨病
   C. 结缔组织病
   D. 骨骼系统发育不良
   E. 慢性损伤

【解析】骨质疏松症是以骨量降低、骨组织微结构损坏，导致骨脆性增加，易发生骨折为特征的全身代谢性骨病。

46. 骨质疏松症的诊断标准是
   A. 基于双能 X 线吸收法测量的中轴骨骨密度的 T 值≤–3.5
   B. 基于双能 X 线吸收法测量的桡骨远端三分之一骨密度的 T 值≤–2.5
   C. 基于双能 X 线吸收法测量的中轴骨骨密度的 T 值≤–1.5
   D. 基于双能 X 线吸收法测量的桡骨远端三分之一骨密度的 T 值≤–1
   E. 基于双能 X 线吸收法测量的中轴骨骨密度的 T 值≤–0.5

【解析】骨质疏松症的诊断标准主要基于双能 X 线吸收法测量的骨密度结果，目标骨骼为中轴骨或桡骨远端三分之一，骨密度 T 值≤–2.5。

47. 患者女，75 岁。腰部不当用力后出现腰部疼痛伴活动受限 1 天。查体：双下肢感觉、肌力正常。X 线片提示腰椎骨密度降低，腰 1 椎体压缩性骨折。诊断可能为
   A. 腰椎间盘突出症
   B. 骨质疏松症

答案： 42. B　43. B　44. B　45. A　46. B　47. B

C. 强直性脊柱炎
D. 腰椎结核
E. 腰肌劳损

【解析】骨质疏松症的诊断主要基于双能X线吸收法骨密度的测量结果和/或脆性骨折,诊断标准为符合以下三条之一:①髋部或椎体脆性骨折;②DXA测量的中轴骨骨密度或桡骨远端三分之一骨密度的T值≤-2.5;③骨密度测量符合低骨量-2.5<T值<-1.0+肱骨近端、骨盆或前臂远端脆性骨折。

48. 患者女,66岁。行DXA骨密度检查提示T值≤-2.5,诊断为骨质疏松症。可给予患者的物理因子治疗**不包括**
A. 超短波
B. 高能量激光
C. 低频脉冲电磁场
D. 低功率He-Ne激光
E. 超声波中药导入

【解析】高能量激光、低频脉冲电磁场、超声波中药导入可增加骨量、减少骨吸收,促进骨形成,提高骨沉积。对骨质疏松症或骨折引起的疼痛可选择超短波。低功率He-Ne激光的主要作用是消炎和促进表皮生长,患者无类似情况,可暂不选择。

49. 脊柱侧凸患者的全脊柱冠状面X线上脊柱出现侧方弯曲,其Cobb角为
A. 大于5°
B. 大于7°
C. 大于10°
D. 大于15°
E. 大于20°

【解析】全脊柱冠状面X线上脊柱出现侧向弯曲,如Cobb角大于10°,且伴有轴向旋转,为脊柱侧凸。

50. 最常见的脊柱侧凸是
A. 先天性脊柱侧凸
B. 特发性脊柱侧凸
C. 继发性脊柱侧凸
D. 功能性脊柱侧凸
E. 神经肌肉性脊柱侧凸

【解析】特发性脊柱侧凸是最常见的脊柱畸形,约80%的脊柱侧凸为特发性脊柱侧凸。

51. 脊柱侧凸的康复治疗目标是
A. 减少脊柱侧凸
B. 减少脊柱畸形
C. 阻止或减少侧凸进展
D. 恢复正常脊柱形态
E. 恢复正常脊柱功能

【解析】脊柱侧凸康复治疗旨在阻止或减少侧凸进展,预防/治疗呼吸功能障碍,预防/治疗疼痛,改善外观和形体,尽可能避免手术,提高患者生活质量。

52. 类风湿关节炎特征性病变是
A. 关节腔变窄
B. 血管炎
C. 慢性、对称性、侵蚀性滑膜炎在关节内逐渐进展导致关节的毁损
D. 软骨炎
E. 关节内出血

【解析】慢性、对称性、侵蚀性滑膜炎在关节内逐渐进展导致关节的毁损,是类风湿关节炎的特征性病变。其主要累及可动关节的滑膜层,常侵犯全身多个关节。

53. 类风湿关节炎最重要的破坏性因素是
A. 血管翳形成　B. 类风湿结节
C. 滑膜炎　D. 关节强直
E. 韧带炎

答案: 48. D　49. C　50. B　51. C　52. C　53. A

【解析】血管翳是一种以血管增生和炎性细胞浸润为特征的肉芽组织增生，可以和软骨交界处的血管、单个核细胞及纤维母细胞侵入软骨内，导致软骨变性和降解，是类风湿关节炎最重要的破坏性因素。

54. 类风湿关节炎的治疗原则是
    A. 及时控制急性发作，预防反复发作
    B. 早期诊断，对症治疗，预防畸形
    C. 缓解症状，恢复功能，预防复发
    D. 早期诊断，全面评价，制定个体化方案
    E. 早期治疗、规范治疗、定期监测与随访

【解析】类风湿关节炎的治疗目标是达到疾病缓解或低疾病活动度即达标治疗，最终的目的是为控制病情、减少致残率，改善患者的生活质量，所以早期治疗、规范治疗、定期监测与随访是类风湿关节炎的治疗原则。

55. 下列关于强直性脊柱炎的治疗措施，**错误**的是
    A. 保持良好的姿势
    B. 适当应用非甾体抗炎药
    C. DMARD
    D. 抗生素治疗
    E. 适当牵引

【解析】强直性脊柱炎是一种慢性炎症性疾病，机制不明，可引起滑膜炎和内膜细胞炎性增生——淋巴细胞和浆细胞浸润，并非感染性疾病。

56. 关于强直性脊柱炎骨外侵犯，**错误**的是
    A. 急性虹膜炎/虹膜睫状体炎是最常见的骨外表现
    B. 淀粉样变
    C. 寰枢椎关节半脱位
    D. RF（－）和 ANA（－）
    E. 正细胞低色素性贫血

【解析】强直性脊柱炎为正常色素性/正常红细胞性贫血。

57. 患者男，26 岁。反复腰痛伴双臀部放射痛 10 年，无发热，未规律治疗，近一年感觉双髋关节活动受限明显，穿脱鞋袜受限，同时上下楼梯及快跑时呼吸困难。查体：脊柱活动度明显受限，胸廓活动度受限，Thomas 征阳性。血液检查：RF（－），HLA-B27（+），ESR 60mm/h，ASO 150U。首先考虑的诊断为
    A. DISH 病
    B. 类风湿关节炎
    C. 强直性脊柱炎
    D. 脊柱结核
    E. 反应性关节炎

【解析】强直性脊柱炎多发于青年男性，起病隐匿，双侧骶髂关节多先受累，后逐渐侵及腰椎和胸椎，RF（－），HLA-B27（+），虽非感染性，但红细胞沉降率多高于正常。DISH 病、类风湿关节炎、脊柱结核三者 HLA-B27（－）；而反应性关节炎虽 HLA-B27（+），但为非对称、少关节型炎症，下肢受累多于上肢，多见于膝关节、踝关节和足的小关节，髋关节受累罕见。

二、多选题

1. 下列选项中，属于肩袖损伤特殊体征的是
    A. 疼痛弧征阳性
    B. 拿破仑试验阳性
    C. Dugas 征阳性
    D. Jobe 试验阳性
    E. 肩峰下空虚

答案： 54. E　55. D　56. E　57. C
1. ABD

【解析】Dugas 征阳性和肩峰下空虚都提示肩关节脱位。

2. 关于半月板的解剖和功能描述，正确的是
   A. 内侧半月板呈“O”形
   B. 外侧半月板呈“C”形
   C. 半月板的主要营养供应来自滑液
   D. 外侧半月板与外侧副韧带是分开的
   E. 半月板可以调节关节内压

【解析】内侧半月板呈“C”形，外侧半月板呈“O”形。半月板的主要营养供应来自滑液。与内侧半月板不同，外侧半月板与外侧副韧带是分开的。半月板可以调节关节内压。

3. 关于半月板损伤的临床表现，描述正确的是
   A. 半月板损伤以老年人居多，男性多于女性
   B. 患者上下楼梯时有打软腿表现
   C. 半月板损伤患者股外侧肌萎缩最为明显
   D. 患者研磨试验阳性
   E. 患者旋转挤压试验阳性

【解析】半月板损伤以青年居多，成人男女发病率约为 1.15∶1。半月板损伤以股内侧肌萎缩最为明显。其余选项描述正确。

4. 造成膝关节半月板损伤的必要因素是
   A. 膝的半屈
   B. 膝的旋转
   C. 膝的挤压
   D. 膝的前后移动
   E. 膝的内收和外展

【解析】膝关节半月板损伤多由扭转外力引起。当一腿承重，小腿固定在半屈曲、外展位时，身体及股部猛然内旋，内侧半月板在股骨髁与胫骨之间，受到旋转压力，而致半月板撕裂，如扭伤时膝关节屈曲程度越大，撕裂部位越靠后。外侧半月板损伤机制相同，但作用力方向相反。膝的前后移动一般不会导致半月板损伤。

5. 下列关于肢体离断的描述，正确的是
   A. 肢体离断主要是由机械损伤引起
   B. 上肢肢体离断中最常见的是上臂离断
   C. 下肢肢体离断中，小腿与踝部离断较多
   D. 不完全离断肢体的再植手术后，肢体成活率一定比完全离断的肢体成活率高
   E. 挤压性离断损伤的肢体，静脉常伴有血栓形成

【解析】上肢肢体离断以前臂、手掌离断最常见，上臂离断次之。不完全离断肢体的再植手术并不比完全离断者容易，因为不完全离断往往由钝性碾压、挤压伤所致，软组织创伤范围较广泛，离断创面参差不齐，组织去留难以确定，再植成活率并不比完全离断高。

6. 肩袖的构成包括
   A. 冈上肌　　B. 三角肌
   C. 冈下肌　　D. 肩胛下肌
   E. 小圆肌

【解析】肩袖是由冈上肌、冈下肌、肩胛下肌、小圆肌的肌腱在肱骨头前、上、后方形成的袖套样肌样结构。

7. 关于类风湿关节炎的临床特点，表述正确的是
   A. 关节结构破坏很难可逆
   B. 疼痛是类风湿关节炎的首发症状
   C. 持续晨僵 >30 分钟对类风湿关节炎的诊断意义较大

答案： 2. CDE　3. BDE　4. ABCE　5. ACE　6. ACDE　7. ABDE

D. 常见的受累的关节为腕关节

E. 受累关节多为对称性

【解析】晨僵是类风湿关节炎临床特点之一，但持续晨僵 >1 小时对类风湿关节炎（RA）的诊断意义较大。

8. 断肢再植术后 5~8 周的康复重点是

A. 预防感染，促进软组织愈合

B. 防止关节僵硬、肌肉萎缩和神经、肌腱的粘连

C. 促进患肢的血液循环

D. 促进神经功能恢复

E. 控制水肿

【解析】断肢再植术后中期康复治疗（5~8 周）：此阶段患肢软组织基本愈合，骨折固定良好时，可以解除患肢的制动，目的是改善血液循环防止关节的僵直和肌腱的进一步粘连，增加关节活动度。中期康复目的是控制水肿，防止关节僵硬和肌腱粘连。

9. 后交叉韧带重建术后 0~2 周的康复目标是

A. 控制术后疼痛、肿胀

B. ROM 伸 0°~屈 60°

C. 预防股四头肌抑制

D. 保持髌骨活动度

E. 渐进性负重

【解析】后交叉韧带重建术后 0~2 周的康复目标：①控制术后疼痛、肿胀；②ROM 伸 0°~屈 60°；③预防股四头肌抑制；④保持髌骨活动度；⑤渐进性负重；⑥独立完成居家康复治疗。

10. 手部肌腱损伤术后康复原则是

A. 一般在术后 1 周内使用药物，目的为消炎、消肿及促进伤口早期愈合

B. 物理因子治疗：促进炎症消退和渗出液吸收，减少粘连的形成

C. 康复训练：促进肌腱移动和手功能恢复

D. 矫形器应用：可以使修复肌腱按新的应力排列而塑形，保持肌腱滑动，减少粘连发生，因此矫形器应用是手功能恢复的重要治疗方法

E. 通过向心性按摩控制水肿；通过十字交叉按摩预防肌腱粘连

【解析】断肢手部肌腱损伤术后康复原则如下。①药物治疗：一般在术后 1 周内使用药物，目的为消炎、消肿及促进伤口早期愈合；②物理因子治疗：促进炎症消退和渗出液吸收，减少粘连的形成；③康复训练：促进肌腱移动和手功能恢复；④矫形器应用：肌腱损伤后，矫形器应用可以使修复肌腱按新的应力排列而塑形，保持肌腱滑动，减少粘连发生，因此矫形器应用是手功能恢复的重要治疗方法。

11. 在临床上，颈椎病通常可以分为

A. 颈型　　B. 神经根型

C. 脊髓型　　D. 椎动脉型

E. 交感神经型

【解析】临床上颈椎病可分为颈型、神经根型、脊髓型、椎动脉型、交感神经型等几种类型。

12. 在脊髓型颈椎病的诊断中，需要进行鉴别的疾病包括

A. 肌萎缩侧索硬化症

B. 脊髓空洞症

C. 胸廓出口综合征

D. 肺尖部肿瘤

E. 慢性多发性周围神经病

【解析】临床上需要与脊髓型颈椎病相鉴别的疾病包括肌萎缩侧索硬化症、椎管内占位、急性脊髓损伤、脊髓亚急性联合变性、脊髓空洞症、慢性多发性周围神经病等。

答案： 8. BCDE　9. ABCDE　10. ABCD　11. ABCDE　12. ABE

13. 颈椎病患者常见的康复问题有
   A. 感觉障碍　B. 运动功能障碍
   C. ADL 障碍　D. 心理障碍
   E. 认知障碍

【解析】颈椎病患者的常见康复问题有以下几点。①感觉障碍:颈肩部及上肢均可出现疼痛、酸胀不适、麻木等感觉障碍,程度及持续时间不尽相同。②运动功能障碍:神经根型颈椎病可因上肢活动牵拉到神经根而诱发症状或加重症状,从而限制正常的肢体活动;另外,神经根或脊髓受压迫可导致相应肢体肌力下降甚至肌肉萎缩,也可以导致肌张力异常,继而出现肢体运动功能减退。③日常生活活动能力下降:颈椎病患者因复杂多样的临床症状包括四肢、躯干和头颈部不适等而使日常生活和工作受到不同程度的影响,甚至穿衣、进食、修饰、提物、个人卫生、站立行走及大小便控制等基本活动受到限制。④心理障碍:尽管颈椎病的临床症状可以得到缓解,但症状可能反复发作,时轻时重,部分患者可能出现悲观、恐惧和焦虑的心理障碍。认知障碍是颅脑伤病常见的康复问题,与颈椎病无关。

14. 在颈椎病患者疼痛的康复评定中,可以使用的方法或量表是
   A. VAS
   B. 改良 Ashworth 量表
   C. McGill 疼痛评分表
   D. ODI 量表
   E. DN4 量表

【解析】颈椎病导致的最突出的感觉障碍就是疼痛,常用视觉模拟评分法(VAS)、数字分级法(NRS)或 McGill 疼痛评分表评估患者疼痛的程度。从疼痛产生的病理机制上来看,颈椎病导致的疼痛又可以分为伤害感受性疼痛和神经病理性疼痛两类,如颈型颈椎病引发的颈肩部疼痛主要是由局部软组织劳损或慢性炎症导致的,属于伤害感受性疼痛;而神经根型颈椎病引发的根性疼痛症状,则属于神经病理性疼痛。可以用 ID 疼痛量表或 DN4 疼痛量表来筛查和诊断神经病理性疼痛。改良 Ashworth 量表是用于评定痉挛的工具,而 ODI 量表是临床上比较常用的评价腰痛患者功能的工具。

15. 以下情况属于颈椎牵引禁忌证的是
   A. 年龄大于 60 岁者
   B. 牵引后有明显不适或症状加重,经调整牵引参数后仍无改善者
   C. 脊髓受压明显、节段不稳严重者
   D. 颈椎骨关节退行性变严重、椎管明显狭窄、韧带及关节囊钙化骨化严重者
   E. 上肢麻木明显影响睡眠者

【解析】颈椎牵引的禁忌证包括:牵引后有明显不适或症状加重,经调整牵引参数后仍无改善者;脊髓受压明显、节段不稳严重者;颈椎骨关节退行性变严重、椎管明显狭窄、韧带及关节囊钙化骨化严重者。而年龄并不是牵引的禁忌证;肢体麻木等症状也不能全面反映颈椎的病变程度,因此也不能作为禁忌证。

16. 下列关于腰痛的分类,表述正确的有
   A. 按病程分为急性、亚急性、慢性
   B. 按多国指南分为特异性、坐骨神经痛、非特异性
   C. 按影像学检查分为腰椎管狭窄症、腰椎间盘突出症、压缩性骨折
   D. 按疼痛特点分为持续性痛、间歇性痛
   E. 按疼痛性质分为经典疼痛、神经病理性疼痛、社会心理性疼痛

【解析】选项 C 为临床具体诊断,不是腰痛分类。选项 D 为疼痛特点,不是腰痛分类。

答案: 13. ABCD　14. ACE　15. BCD　16. ABE

17. 根据 Panjabi 经典模型，组成腰稳定系统模型的亚系统包括

A. 神经系统　　B. 肌肉系统
C. 主动系统　　D. 前馈系统
E. 被动系统

【解析】20 世纪 90 年代 Panjabi 提出了腰的稳定系统模型由神经系统、主动系统和被动系统 3 个亚系统组成。其中的主动系统主要是肌肉力量，被动系统主要是骨与关节的支撑。前馈系统是神经控制系统的重要部分。

18. 以下可能为特异性腰痛诊断的预警信号的是

A. 鞍区麻木，大小便异常
B. 近期不明原因体重下降
C. 长期应用类固醇药物
D. 近期持续发热
E. 下肢无力

【解析】特异性腰痛诊断是对由严重病理问题包括恶性肿瘤、感染、骨折、内脏疾病引起腰痛的总称。上述这些表现均提示有必要行进一步临床检查明确具体诊断。

19. 腰椎的运动方向可为

A. 屈曲　　B. 伸展　　C. 旋转
D. 侧屈　　E. 侧移

【解析】腰椎可在矢状面、额状面和水平面产生运动。

20. 下列可用于腰痛患者个体活动能力评定的有

A. Oswestry 功能障碍指数
B. Roland-Morris 功能不良问卷
C. Quebec 腰痛障碍评分量表
D. VAS 评定
E. 躯干肌肉耐力评定

【解析】VAS 疼痛评定、关节活动范围评定和肌力、肌耐力评定为身体功能评定方法。前三项为个体活动能力评定方法。

21. 对腰痛患者的健康指导包括

A. 尽量卧床休息以缓解症状
B. 尽早足量应用非甾体抗炎药
C. 解释影像阳性结果
D. 尽量多运动以免功能障碍
E. 关注无痛时间解除心理压力

【解析】腰痛患者应给予适当健康教育以减轻恐惧心理和压力，包括祛疑安慰，恰当解释影像发现的异常，更多关注无痛和正常功能状态，避免不必要的卧床，以不加重疼痛为度的适当运动。非甾体抗炎药不是必选。

22. 前交叉韧带的作用有

A. 限制胫骨过度前向移位
B. 限制小腿的过度侧方运动
C. 限制小腿的过度旋转运动
D. 限制膝关节过伸
E. 限制膝关节过屈

【解析】前交叉韧带起于胫骨上端髁间隆起前部和内侧半月板前角，止于股骨外侧髁内侧面，分为前内束和后外束，可以限制胫骨过度前向移位同时限制小腿的过度侧方运动和旋转运动，对膝关节稳定性的贡献很大。

23. 前交叉韧带损伤的治疗目标是

A. 恢复步行功能
B. 恢复日常生活活动
C. 恢复跑步、游泳等非对抗性运动
D. 恢复打篮球、踢足球、打跆拳道等对抗性运动
E. 重返赛场

答案：17. ACE　18. ABCDE　19. ABCD　20. ABC　21. CE　22. ABC　23. ABCDE

【解析】前交叉韧带损伤属于运动损伤，对于运动员而言，其终极治疗目标是重返赛场。即使对于普通人，治疗目标也应该是恢复肢体功能、恢复正常的生活和工作、恢复非对抗性及对抗性运动。

24. 半月板损伤的常见术式包括
   A. 半月板部分切除术
   B. 半月板全部切除术
   C. 半月板修复术
   D. 半月板支架置入术
   E. 半月板移植术

【解析】以上均是半月板损伤的常见术式，随着手术技术的进步，还将出现新的术式。

25. 踝关节外侧韧带复合体包括
   A. 距腓前韧带
   B. 距腓后韧带
   C. 跟腓前韧带
   D. 跟腓韧带
   E. 跟腓后韧带

26. 以下关于踝关节扭伤的说法，正确的有
   A. 踝关节外侧韧带复合体损伤在踝关节外伤中的发生率最高
   B. 踝关节外侧韧带复合体损伤常见于踝关节外翻伤
   C. 80%~85% 的踝关节扭伤只需要保守治疗
   D. 踝关节扭伤患者中有 50% 容易发展为慢性踝关节不稳定
   E. 踝扭伤患者经过系统的康复治疗仍有关节不稳，在用力时出现疼痛、肿胀，影响日常生活和运动，则需考虑手术治疗

【解析】踝关节外侧韧带复合体损伤在踝关节创伤中发生率最高，同时也是慢性踝关节不稳的主要原因。踝关节外侧韧带复合体损伤常见于踝关节内翻伤伴足部内翻、跖屈及胫骨外旋等。80%~85% 的踝关节扭伤只需要保守治疗，这也是很多患者伤后很久也未曾就医的原因之一。踝关节扭伤患者中，有 10%~20% 的患者容易发展为慢性踝关节不稳定，如果在系统康复治疗之后症状持续存在，需考虑手术治疗。

27. 髋关节盂唇的作用有
   A. 缓冲应力
   B. 减少摩擦
   C. 增加髋关节稳定性
   D. 调节滑液平衡
   E. 美观

【解析】髋关节盂唇是附着于髋关节边缘的环形纤维软骨结构，主要作用包括缓冲应力、减少摩擦、增加髋关节稳定性、调节滑液平衡等。

28. 以下关于髋关节盂唇损伤的描述，正确的有
   A. 高发年龄为 60~70 岁
   B. 女性多于男性
   C. 常由创伤所致
   D. 多数患者可通过非手术治疗缓解症状，恢复运动功能
   E. 非手术治疗 10~12 周仍无显著疗效的患者，建议进行手术治疗

【解析】髋关节盂唇损伤的高发年龄为 20~50 岁，女性多于男性。年轻患者多由运动创伤所致，中年患者多因髋关节撞击综合征引起，老年患者多为退变性撕裂。多数患者可通过休息、局部制动、口服药物、理疗等非手术治疗缓解症状，恢复运动功能；非手术治疗 10~12 周仍无显著疗效的患者，建议进行手术治疗。

答案： 24. ABCDE　25. ABD　26. ACE　27. ABCD　28. BDE

29. 肩袖包括
   A. 肩胛上肌腱
   B. 肩胛下肌腱
   C. 冈上肌腱
   D. 冈下肌腱
   E. 小圆肌腱

30. 前交叉韧带重建术前康复的目标有
   A. 恢复正常 ROM
   B. 恢复正常步态
   C. 肌力、关节功能达到最佳状态
   D. 不需辅助用具上/下楼
   E. 独立完成居家康复治疗

【解析】以上都是。前交叉韧带(ACL)重建术前康复的目标是在手术前达到功能最优,以保证手术后的功能转归。

31. 以下关于半月板修复术后康复治疗的说法,正确的是
   A. 半月板修复术后关节功能的情况,完全取决于术者的手术操作水平
   B. 在半月板修复术后康复过程中必须兼顾保护修复组织和恢复关节功能
   C. 半月板撕裂的类型、部位、术式、修复固定方法、联合手术情况都将影响患者的术后康复计划
   D. 半月板修复术后,只要手术医师对自己的手术操作充分自信,就不必参与术后康复方案的制定
   E. 目前还没有哪种术后康复方案能够得到广泛接受

【解析】对于半月板修复术后患者,组织的愈合仅仅是第一步,必须经历系统化的康复治疗,才能保证关节功能的恢复。术后康复过程中必须兼顾保护修复组织和恢复关节功能。半月板撕裂的类型、部位、术式、修复固定方法、联合手术情况、手术医师的意见都将影响患者的术后康复计划。正是由于康复方案的高度个体化,因此目前还没有哪种术后康复方案能够得到广泛接受。

32. 患者女,21 岁。外伤导致腕部损伤,诊断为腕管损伤。该患者可能损伤的结构有
   A. 指浅屈肌腱　　B. 指深屈肌腱
   C. 拇长伸肌腱　　D. 拇长屈肌腱
   E. 正中神经

【解析】腕管内有 9 条肌腱,1 条神经通过,分别是指浅和指深屈肌腱,拇长屈肌腱,正中神经。

33. 手外伤或是术后康复过程中出现一些常见的问题,若是处理不当,会影响手功能恢复,导致手功能障碍,该问题包括
   A. 肿胀和疼痛
   B. 肌力或是握力下降
   C. 瘢痕
   D. 关节僵硬
   E. 皮肤感觉障碍

【解析】肿胀、疼痛、瘢痕、关节僵硬、皮肤感觉障碍、肌力或握力下降等,是导致手功能障碍的主要原因,应尽早对这些问题进行正确处理,预防误用、失用和过用综合征,尽可能恢复手功能。

34. 对于手部的骨折和脱位进行固定,下列关于康复处理的表述正确的是
   A. 关节脱位需要固定 3 周
   B. 有骨折者需外固定 4~6 周
   C. 除个别情况外,均需固定于功能位
   D. 不需固定的手指和部位,一定不要固定,要积极康复活动
   E. 一般除伤指固定外,邻指也不宜康复活动,以免影响伤指的固定

答案: 29. BCDE　30. ABCDE　31. BCE　32. ABDE　33. ABCDE　34. ABCD

【解析】一般对于手部的骨折和脱位进行固定,关节脱位需要固定3周,骨折者需外固定4~6周,除个别情况外,均需固定于功能位,不需固定的手指和部位,一定不要固定,要积极康复活动。

35. 下列关于手外伤术后的康复处理,正确的是
   A. 用纱布隔开手指,以免术后出汗,发生糜烂溃疡
   B. 抬高患肢、患指,防止肿胀
   C. 术后石膏托将手固定于休息位,非固定关节和手指,需要适当活动
   D. 指尖外露,以便观察指端血液循环情况
   E. 肌内注射破伤风抗毒血清,并应用抗生素等

【解析】一般对于手部的骨折和脱位进行固定,除个别情况外,均需固定于功能位。

36. 对手的休息位描述正确的是
   A. 掌指关节和指间关节呈半屈曲位
   B. 手处于自然静止状态
   C. 腕关节背伸10°~15°
   D. 腕关节背伸20°~25°
   E. 各指尖指向腕舟骨结节

【解析】手的休息位腕关节背伸10°~15°,手的功能位腕关节背伸20°~25°。

37. 患者女,26岁。意外伤导致左侧示指屈指肌腱损伤,当天行手术修复。关于术后康复治疗的描述正确的是
   A. 术后需要固定腕关节屈曲20°~30°,MP屈曲45°~60°,指间关节伸直位
   B. 术后1~2天,就需要开始保护性被动活动,禁止主动屈曲或被动伸直指间关节
   C. 术后1周,以被动屈曲、主动伸直练习为主
   D. 术后2~3周,夹板内进行示指的被动屈曲和主动伸直练习,逐步增加屈肌腱活动范围
   E. 术后4~5周,患指可以主动屈曲,指浅和指深屈肌腱进行滑动练习、勾指练习、握拳练习等

38. 截肢康复的定量评定包括
   A. 使用重心测试仪进行残端承受能力测试
   B. 红外热像检查
   C. 应用步态分析仪进行步态分析
   D. 躯体一般情况的评定
   E. 残肢皮肤情况的评定

【解析】截肢康复的定量评定主要包括:①残端承受能力测试。使用“重心测试仪”进行残端的承受能力测试,同时可以进行单腿或双腿的静态负重训练。通过训练提高残端承受能力,为患者恢复平衡及行走功能建立良好的功能基础。②平衡功能评定。集动静态平衡功能检查和治疗于一体的平衡评估设备,能够从动、静态两方面对患者平衡功能进行定量分析评价与治疗训练。可以根据重心的转移进行动态的平衡功能检查和评价,并可以在监视下进行身体重心移动及迈步的生物反馈训练,从而提高训练效果,为患者恢复平衡及行走功能建立良好的功能基础。③红外热像检查,是用温度探测器对被测人体进行扫描,并将体表温度显示在屏幕上。它可提供皮肤表面任一点的温度数值,使临床医师了解患者的血液循环状况,并能辅助临床诊断,协助制订手术治疗方案,如确定截肢平面。④步态分析。应用步态分析将患者的左右步时相对比测定,检查其步态对称性及程度,指导装配下肢假肢的康复训练及假肢的代偿功能评价。

答案: 35. ABDE 36. ABCE 37. ABCDE 38. ABC

39. 假肢对线的评定主要包括
A. 工作台对线评定
B. 步态评定
C. 静态对线评定
D. 动态对线评定
E. 义手功能评定

【解析】假肢对线的评定是指为使假肢发挥所期望的功能，需确定关节、支撑部件及其他部件相对于接受腔所构成的位置（包括角度）关系。主要包括工作台对线、静态对线、动态对线评定。

40. 截肢前康复主要包括
A. 心理治疗
B. 术前训练
C. 残肢护理
D. 保持合理的残肢体位
E. 残端训练

【解析】截肢前康复包括心理治疗和术前训练。在截肢术前对患者进行宣教及相应心理指导，让患者更容易接受截肢现实以及截肢后的生活，避免患者产生重大心理疾病及不必要的风险，减轻患者心理负担。对下肢截肢者，应进行假肢站立、平衡和扶拐训练；还需让患者进行俯卧撑、健肢抗阻训练，使上下肢有足够的肌力；尚需教会患者利用三点步、迈至步、迈越步等拐行走的技术。对上肢截肢者，患者如截肢侧为利手，需进行将利手改变到对侧手的“利手交换训练”；对于截肢侧，为保持和增强残端的功能，需进行增强肌力和有关关节活动度的训练。

41. 截肢后患者心理状态的变化主要包括
A. 震惊　B. 回避　C. 承认
D. 适应　E. 淡漠

【解析】患者心理状态的变化一般经历震惊、回避、承认和适应 4 个阶段。

42. 针对截肢后的残端训练主要包括
A. 残端承重能力训练
B. 残端皮肤护理
C. 残端弹性绷带包扎
D. 截肢耐压耐磨训练
E. 促进残端角质化训练

【解析】针对截肢后的残端训练主要包括残端承重能力训练、截肢耐压耐磨训练、促进残端角质化训练。

43. 假肢使用训练主要包括
A. 站立平衡训练
B. 步行训练
C. 上下台阶步行训练
D. 上下坡道步行训练
E. 跨越障碍物训练

【解析】假肢使用训练主要包括：①站立平衡训练。患者站立于平行杆内，开始时先用双手扶杠反复练习侧方重心转移，体会假肢承重的感觉和用假肢负重的控制方法。进而，练习双手不用扶杠的患肢负重、单腿平衡等。②步行训练。假肢迈步训练时先将假肢退后半步，使假肢负重，在假肢脚尖触及地面的状态下，将重心移向健侧肢体，迈出假肢，使足跟落在健肢足尖前面；健肢迈步训练时将健肢后退半步，使健肢完全承重，将重心移向假肢侧，腰部挺直迈出假肢，迈步距离尽量大些，提起假肢跟部，使脚尖部位负重，弯曲假肢膝关节；交替迈步训练时可借助手杖或在平行杆内进行交替迈步训练。③上下台阶步行训练。上台阶训练时，健侧先上一层，假肢轻度外展迈上一台阶，接着健肢迈上更上一台阶；下台阶训练时，假肢先下一层，躯干稍向前弯曲，重心前移，接着健肢下一台阶。④上下坡道步行训练。上坡时，健肢迈出一大步，假肢向前跟一小步，身体稍向前倾；下坡时，先迈假肢，

答案： 39. ACD　40. AB　41. ABCD　42. ADE　43. ABCDE

为防止假肢膝部突然折屈残端后伸，假肢迈步步幅要小；迈出健肢时，假肢残端应压向接受腔后方，健肢在前尚未触地时，不能将上体的重心从假肢移走。⑤跨越障碍物训练。跨越障碍物时，假肢承重，健肢先跨越，然后健肢承重，身体稍前倾，假肢腿膝关节屈曲，带动假肢跨越。

44. 影响人工膝关节置换术后功能转归的因素有
   A. 手术术式、术者的熟练程度、术后并发症等手术相关因素
   B. 影像学表现
   C. 患者的年龄、性别、身体质量指数
   D. 患者的精神状态、伴随疾病、社会支持
   E. 患者的术前功能状态及术后康复干预

【解析】以上这些可控或不可控因素均可影响全膝关节置换术(TKA)患者术后功能转归。在诸多可控因素中，术前及术后康复起到了重要作用。

45. 人工髋关节置换的术前康复评定内容包括
   A. 疼痛评定
   B. 肌力评定、关节活动范围评定
   C. 肢体长度、维度测量
   D. 平衡、步态评定
   E. 心理评定

【解析】以上都是，除此以外，还应包括关节功能评定(量表)、日常生活活动能力评定、生活质量评定等。

46. 人工髋关节置换术后的常见并发症有
   A. 伤口不愈合
   B. 伤口感染
   C. 深静脉血栓形成
   D. 关节脱位
   E. 异位骨化

【解析】以上都是，其中选项A、B、C、D更常发生于术后早期，而异位骨化可以出现于术后1年内。

47. 人工膝关节置换常用的评定量表有
   A. Oswestry Disability Index
   B. HSS Knee Scale
   C. KOOS
   D. WOMAC
   E. NDI

【解析】Oswestry Disability Index是用于评定腰痛患者功能障碍的评定量表，NDI(Neck Disability Index)是针对颈痛患者功能障碍的评定量表。

48. 关于纤维肌痛综合征的诊断，描述正确的是
   A. WPI≥7分
   B. SSS≥5分
   C. 身体的5个区域内至少4个区域疼痛
   D. 弥漫性症状至少持续3个月
   E. 排除其他疾病

【解析】2016年美国风湿病学会发布纤维肌痛综合征的修订诊断标准包括：①WPI≥7分和SSS≥5分或WPI为4~6分和SSS≥9分；②将弥漫疼痛指数中的19个部位划分为5个区域，并要求5个区域内至少4个区域出现疼痛，且不包括下颌、胸和腹部；③弥漫性症状至少持续3个月；④纤维肌痛综合征的诊断与其他疾病的诊断无关，并不需排除其他临床重要疾病的存在。该标准强调纤维肌痛综合征是独立的疾病。

49. 关于纤维肌痛综合征的康复治疗，表述正确的是

答案： 44. ABCDE　45. ABCDE　46. ABCDE　47. BCD　48. ABCD　49. ABCDE

A. 患者教育
B. 运动疗法
C. 物理因子疗法
D. 认知行为疗法
E. 药物治疗

【解析】纤维肌痛综合征的治疗包括患者教育、运动疗法、物理因子疗法、中医治疗、认知行为疗法和药物治疗等。其中,患者教育和运动疗法是首选治疗,配合物理因子治疗、针灸等方法能进一步改善症状;存在情绪、认知功能障碍者采取认知行为疗法;药物治疗适用于存在严重疼痛的患者;如上述方法无效或患者功能严重障碍,需采取包括药物和非药物的多学科综合治疗。

50. 关于冻结肩的临床分期,表述正确的是
A. 冻结期
B. 凝结期
C. 平台期
D. 缓解期
E. 愈合期

【解析】冻结肩的病理生理一般从免疫反应开始,逐渐发展为炎性滑膜炎,最终导致关节囊纤维化。与此对应,其临床一般分为三期:冻结期的病理改变为炎性滑膜炎,临床上以肩痛为主要表现,肩关节活动逐渐丧失;凝结期的病理改变为肩峰下滑囊、关节囊、喙肱韧带、盂肱中韧带、肩袖间隙、肱二头肌长头腱等组织上成纤维生长因子升高、成纤维细胞增生以及关节囊增厚,临床表现为肩痛逐渐减轻,肩关节僵硬达高峰,盂肱关节主动和被动活动均丧失;缓解期上述反应逐渐减弱,肩痛逐渐减轻,肩关节活动逐渐改善。

51. 关于肱骨外上髁炎的治疗,表述正确的是
A. 冲击波治疗
B. 口服或外用非甾体抗炎药
C. 手法治疗
D. 包括前臂伸肌拉伸练习、渐进抗阻练习及离心收缩练习的运动疗法
E. 必要时局部注射治疗

【解析】肱骨外上髁炎治疗的治疗原则是早期消炎止痛,促进愈合;后期增强软组织柔韧性、力量和耐力,恢复肘关节功能。其康复措施包括:急性期疼痛程度重时的制动、口服或外用非甾体抗炎药、物理因子治疗、手法治疗、运动疗法,如上述措施疗效不佳、病程超过 3 个月,选择冲击波治疗,必要时在超声引导下局部注射小剂量糖皮质激素(注意避免注射到肌腱内)。

52. 关于髂胫束综合征,下列表述正确的是
A. 发病与阔筋膜紧张、增厚有关
B. 可引起外侧弹响髋
C. 可引起髂胫束与股骨外侧髁摩擦、撞击
D. 治疗首选髂胫束拉伸
E. 加强臀中肌肌力、肌耐力练习有助于防治髂胫束综合征

【解析】髂胫束为纤维结缔组织,无法拉伸。常规拉伸的是阔筋膜张肌。

53. 关于髌股关节综合征,下列表述正确的是
A. 为力学失衡、过度使用致髌股关节面的急性损伤或慢性劳损
B. 髌股关节面可见磨损、龟裂、碎片、软骨变薄及撕裂等病变
C. 表现为上下楼时膝痛,蹲起无力
D. 推髌试验、单膝下蹲试验可阳性
E. 加强股四头肌离心收缩、股四头肌内侧头肌力、肌耐力练习有助于防治髌股关节综合征

答案: 50. ABD　51. ABCDE　52. ABCE　53. ABCDE

54. 关于鹅足炎,下列表述正确的是
  A. 缝匠肌、股薄肌、半腱肌止点处的肌腱炎
  B. 缝匠肌、股薄肌、半腱肌止点处周围滑囊炎
  C. 表现为胫骨结节内侧疼痛、肿胀,活动时加重
  D. 冲击波是首选治疗
  E. 超声引导下局部注射小剂量糖皮质激素治疗是最佳治疗

【解析】冲击波治疗主要适用于其他康复治疗无效、病程3个月以上的肌腱炎,当鹅足炎主要病理为滑囊炎时不宜采用冲击波,宜首选超声引导下局部注射小剂量糖皮质激素,但小剂量糖皮质激素并非缝匠肌、股薄肌、半腱肌止点处的肌腱炎的最佳治疗。

55. 关于跟腱炎,下列表述正确的是
  A. 发病常与过度使用即长期反复跑跳运动有关
  B. 是跟腱断裂的风险因素
  C. 可表现为Haglund畸形,或非止点性跟腱炎
  D. 可伴跟后滑囊炎
  E. 小腿三头肌离心力量练习有助于防治跟腱炎

【解析】跟腱炎发病主要与长期反复跑跳等运动导致其过度使用有关,可发生在跟腱止点处(表现为Haglund畸形),或距跟腱止点2~6cm处(非止点性跟腱炎),常伴跟腱后方和跟腱深方滑囊炎;跟腱炎如不及时治疗,易演变为跟腱末端病,甚至跟腱断裂。小腿三头肌离心收缩有助于人体跳起后落地时的控制,预防跟腱炎、跟腱断裂的发生。

56. 关于腕管综合征,下列表述正确的是
  A. 又称为“鼠标手”
  B. 又称为“妈妈手”
  C. 主要表现为桡侧三个半指的麻木、疼痛
  D. 可有大鱼际萎缩
  E. 正中神经张力试验有助于其诊断

【解析】“妈妈手”是桡骨茎突腱鞘炎的俗称,腕管综合征正中神经张力试验不一定阳性。

57. 关于踝管综合征,下列表述正确的是
  A. 常见于踝扭伤、踝关节骨折者
  B. 为胫后神经在踝管内受卡压或牵拉所致
  C. 主要表现为足底麻木、疼痛,可向小腿内侧放射
  D. 胫后神经张力试验可阳性
  E. 胫后肌、踇长屈肌及趾长屈肌萎缩无力

【解析】踝管处的胫后神经卡压不会引起胫后肌、踇长屈肌及趾长屈肌萎缩无力。

58. 关于梨状肌综合征,下列表述正确的是
  A. 梨状肌的急性损伤、急慢性炎症、劳损
  B. 梨状肌卡压、挤压坐骨神经
  C. 表现易与腰椎间盘突出症相混淆
  D. 超声检查有助于其诊断
  E. 姿势教育是治疗的基础

【解析】梨状肌综合征是指梨状肌急性或慢性损伤,发生充血、水肿、痉挛、粘连和挛缩时,挤压其间穿出的坐骨神经而引起的临床综合征,主要表现为臀部疼痛伴一侧下肢放射痛,故与腰椎间盘突出症易相混淆,超声检查有助于明确梨状肌或坐骨神经的病变及病变部位、程度;良好的姿势和体位有助于减轻神经卡压症状,避免复发,是治疗的基础。

答案: 54. ABC 55. ABCDE 56. ACD 57. ABCD 58. ABCDE

59. 关于髋关节撞击综合征，下列表述正确的是
    A. 发病与股骨近端和/或髋臼的异常解剖形态，或髋关节长期超范围活动有关
    B. 常见于喜爱运动的青年男性
    C. 主要表现为髋部（腹股沟区、臀部或大转子处）疼痛，伴髋关节活动受限
    D. 查体可见髋关节撞击试验阳性
    E. 髋关节X线片可见凸轮型或钳夹型两种典型征象

60. 骨质疏松症的定义包括
    A. 全身性骨量降低
    B. 骨组织微结构损坏
    C. 骨脆性增加
    D. 骨重建增多
    E. 易发生骨折

【解析】骨质疏松症是一种以骨量降低、骨组织微结构损坏、骨脆性增加、易发生骨折的全身性骨病。

61. 继发性骨质疏松症可见于
    A. 甲状腺功能减退
    B. 甲状腺功能亢进
    C. 甲状旁腺功能亢进
    D. 既往大量使用糖皮质激素
    E. 青少年特发性骨质疏松症

【解析】骨质疏松症包括原发性骨质疏松症和继发性骨质疏松症。原发性骨质疏松症包括绝经后骨质疏松症、老年骨质疏松症以及特发性骨质疏松症（包括青少年型）。继发性骨质疏松症常见的病因包括甲状旁腺功能亢进、甲状腺功能亢进、既往大量使用糖皮质激素、免疫抑制剂。

62. 骨质疏松症的临床表现包括
    A. 疼痛　　B. 骨折
    C. 驼背　　D. 身高变矮
    E. 呼吸功能下降

【解析】骨质疏松症患者在体位变化时出现疼痛，负重或者夜间时疼痛加重。骨质疏松症患者骨折常表现为脆性骨折，好发部位为椎体、髋关节和前臂远端。椎体楔形变或压缩性骨折可造成驼背、脊柱畸形，严重者造成相应脏器受压，出现呼吸功能下降及胃肠功能障碍。

63. 可以增加骨量的物理因子治疗包括
    A. 高能量激光
    B. 超短波
    C. 低频脉冲电磁场
    D. 超声波中药导入
    E. 冲击波

【解析】高能量激光可明显提高骨髓间充质干细胞的活性成分和分化能力，增加骨量，提高骨密度。低频脉冲电磁场能促进成骨细胞的生成，抑制破骨细胞的生成，从而有助于骨质量和强度增加。超声波中药导入可减少骨吸收，促进骨形成，提高骨沉积。

64. 适合骨质疏松症患者的运动治疗方案包括
    A. 负重练习　　B. 跳高
    C. 跳远　　D. 慢跑
    E. 游泳

【解析】骨质疏松症的治疗性运动疗法包括有氧运动（游泳、慢跑、步行）、抗阻训练（负重训练）、全身性振动训练、冲击性运动（跳绳）等。短时间、高强度的爆发性训练不适宜用于骨质疏松症患者，其可能增加跌倒及骨折风险。

答案： 59. ABCDE　60. ABCE　61. BCD　62. ABCDE　63. ACD　64. ADE

65. 结构性脊柱侧凸包括
   A. 先天性脊柱侧凸
   B. 特发性脊柱侧凸
   C. 神经肌肉性脊柱侧凸
   D. 间充质病变合并脊柱侧凸
   E. 姿势不正所致脊柱侧凸

【解析】结构性脊柱侧凸包括先天性脊柱侧凸、特发性脊柱侧凸、神经肌肉性脊柱侧凸、间充质病变合并脊柱侧凸、骨软骨营养不良合并脊柱侧凸。

66. 脊柱侧凸的康复评定包括
   A. 临床评定
   B. 影像学评定
   C. 运动功能评定
   D. 心理功能评定
   E. 生活质量评定

67. 脊柱侧凸的影像学评定内容包括
   A. 侧凸部位、类型、严重程度
   B. 椎体旋转角度
   C. 颅内病变
   D. 椎管内病变
   E. 骨骼成熟度

68. 脊柱侧凸患者生活质量评定内容包括
   A. 活动参与
   B. 疼痛程度
   C. 自我形象
   D. 心理状况
   E. 对治疗的满意度

【解析】脊柱侧凸患者生活质量评定内容包括功能活动、疼痛程度、自我形象、心理状况、对治疗的满意度。

69. 用于评价类风湿关节炎病情缓解的指标有
   A. 关节压痛计数
   B. 关节肿胀计数
   C. 红细胞沉降率
   D. C 反应蛋白
   E. 类风湿因子

【解析】为了便于统一，在类风湿关节炎的治疗中观察药物的疗效，美国风湿病学会规定了一些观察指标，这些指标包括关节压痛计数、关节肿胀计数及下列 5 项中至少 3 项：患者对疼痛的 VAS 评分、患者对疾病全面的评估、医师对患者的全面评估、患者对残疾状况的评价、急性期反应物（红细胞沉降率和 C 反应蛋白）。

70. 类风湿关节炎患者上肢典型畸形有
   A. 纽扣花畸形
   B. 垂腕畸形
   C. 锤状指
   D. 鹅颈畸形
   E. 银叉畸形

【解析】纽扣花畸形由于掌指关节（MCP）过伸、近侧指间关节（PIP）屈曲及远侧指间关节（DIP）过伸使手指的姿势类似于在扣纽扣；鹅颈畸形由于滑膜炎使 MCP 屈曲挛缩、PIP 过伸及 DIP 屈曲。

71. 关于类风湿关节炎，描述正确的是
   A. 是一种自身免疫性疾病
   B. 类风湿关节炎最初表现为滑膜微血管的损伤
   C. 发病早期可出现关节强直
   D. 类风湿关节炎功能指数分三级
   E. 通过正规治疗，RA 可根治

【解析】尽管目前类风湿关节炎发病机制并不完全清楚，业内普遍认为类风湿关节炎是一种自身免疫性疾病，发病最初表现为滑膜微血管的损伤，一般到晚期可出现关节强直。

答案： 65. ABCD 66. ABCDE 67. ABDE 68. BCDE 69. ABCD 70. AD 71. AB

72. 类风湿关节炎急性期可使用支具保护及固定畸形炎症组织，以下关于关节固定姿势说法**错误**的是
   A. 掌指关节略屈曲成 25°，防止手指尺偏
   B. 腕关节处于伸腕 40°
   C. 膝关节屈曲 10°
   D. 肘关节伸直位
   E. 脊柱处于正常生理弧度

【解析】膝关节处于伸直位，肘关节处于屈曲 100°，前臂中立位。

73. 以下药物可治疗类风湿关节炎的是
   A. 甲氨蝶呤　　B. 来氟米特
   C. 柳氮磺吡啶　　D. 托珠单抗
   E. 糖皮质激素

【解析】国内外指南共同认可的一线药物有甲氨蝶呤、来氟米特、柳氮磺吡啶等，托珠单抗是抗 IL-6 受体的重组人源化 IgG_1 亚组单克隆抗体，对传统合成的改善病情抗风湿药物（DMARDs）反应不足的类风湿关节炎（RA）患者，建议联合托珠单抗进行治疗。糖皮质激素具有高效抗炎和免疫抑制作用，对中/高度疾病活动度的 RA 患者，在使用传统合成的 DMARDs 的基础上联合小剂量糖皮质激素可快速控制症状。

74. 关于 HLA-B27（+）的疾病，描述正确的是
   A. 强直性脊柱炎
   B. 反应性关节炎（又称 Reiter 综合征）
   C. 银屑病关节炎
   D. 肠病性关节炎
   E. 少关节型 JRA

【解析】HLA-B27（+）综合征包括强直性脊柱炎、反应性关节炎（又称 Reiter 综合征）、银屑病关节炎、肠病性关节炎、少关节型 JRA。

75. 强直性脊柱炎最常累及的部位是
   A. 骶髂关节　　B. 腰椎
   C. 胸椎　　D. 颈椎
   E. 踝关节

【解析】强直性脊柱炎多先累及双侧骶髂关节，后逐渐侵及腰椎和胸椎，其次为颈椎，主要影响骶髂关节和脊柱等中轴骨，远端小关节不常受累。

76. 强直性脊柱炎发生骨折最常见的部位是
   A. 骶髂关节　　B. 腰椎
   C. 胸椎　　D. 下颈椎
   E. 髋关节

【解析】强直性脊柱炎骨折最常见的部位为腰椎或下颈椎。

77. 强直性脊柱炎与类风湿关节炎的共同特征是
   A. 男性多于女性
   B. RF（+）
   C. HLA-B27（+）
   D. 可用 NSAIDs 与 DMARDs
   E. 明显家族史

【解析】强直性脊柱炎 RF（－）/类风湿关节炎 RF（+）。强直性脊柱炎 HLA-B27（+）/类风湿关节炎 HLA-B27（－）。家族史：强直性脊柱炎明显，类风湿关节炎不明显。

78. 强直性脊柱炎的预后判断指标包括
   A. 髋关节炎、腰椎活动度受限
   B. 腊肠样指或趾
   C. NSAIDs 疗效差
   D. ESR 升高（>30mm/h）
   E. 寡关节炎和发病年龄 <16 岁

【解析】研究证明有多个指标对判断强直性脊柱炎（AS）的预后有参考价值，包括：髋关节炎、腊肠样指或趾、NSAIDs 疗效差、

答案：72. CD　73. ABCDE　74. ABCDE　75. ABCD　76. BD　77. AD　78. ABCDE

ESR 升高(>30mm/h)、腰椎活动度受限、寡关节炎和发病年龄 <16 岁。其他一些因素也可能与 AS 患者预后不良相关,如吸烟、进行性加重的放射学改变、活动性病变(由疾病活动指数评定)、功能障碍(自我报告评估)、受教育程度较低、存在其他与脊柱关节炎(SpA)相关的疾病(例如银屑病、炎症性肠病)、男性、有葡萄膜炎病史和各种涉及动柔度(能够快速、反复弯曲,扭转和伸展)或身体震动的职业活动(如驾驶卡车或操作重型设备)。另外诊断延迟、治疗不及时和不合理,以及不坚持长期功能锻炼者预后差。

三、共用题干单选题

(1~2 题共用题干)

患者男,20 岁。打篮球时扭伤左膝关节,伤后左膝疼痛明显,MRI 显示 3 度信号。

1. 关于半月板损伤,术后康复描述**不正确**的是
   A. 术后 1 天开始股四头肌等长训练
   B. 术后 24 小时后进行持续被动运动
   C. 患者训练时必须佩戴支具
   D. 术后 1 周进行行走负重练习
   E. 踝泵运动可以促进血液循环,防止深静脉血栓

【解析】患者术后 2 周内不负重行走。

2. 半月板损伤患者,关节镜下由内向外缝合修复术后 3 个月内,应限制的被动运动是
   A. 伸直位 B. 屈曲 10° C. 屈曲 30°
   D. 屈曲 60° E. 屈曲 90°

【解析】半月板损伤患者,关节镜下由内向外缝合修复术后 3 个月内应避免下蹲和屈膝超过 90°。

(3~5 题共用题干)

患者男,45 岁。腰痛多年,时轻时重,伴双下肢痛。10 天前搬重物后腰腿痛加剧,并出现麻木与排尿困难。查体:腰运动受限,椎旁压痛向下肢放射,鞍区痛觉减退。直腿抬高试验阳性,加强试验阳性。

3. 患者出现排尿困难、麻木的原因是
   A. 窦椎神经受刺激
   B. 神经后支卡压
   C. 马尾神经受压
   D. L_5 神经根受压
   E. S_1 神经根受压

【解析】腰椎间盘突出导致马尾神经受压可有左右交替出现的会阴部、双侧大小腿及足跟后方麻木、刺痛。甚者出现大小便排便及性功能异常、双下肢不全瘫等。

4. 下列疾病中,最需要进行鉴别的是
   A. 腰扭伤
   B. 腰椎管狭窄症
   C. 第三腰椎横突综合征
   D. 椎管内肿瘤
   E. 强直性脊柱炎

【解析】椎管内肿瘤可压迫脊髓圆锥、马尾神经导致下肢及鞍区感觉障碍、下肢运动障碍、大小便障碍。影像学检查可见椎体骨质破坏,肿瘤组织。

5. 治疗宜采取的措施是
   A. 卧硬板床休息
   B. 牵引
   C. 硬脊膜外腔注射泼尼松
   D. 手术
   E. 激素,非甾体抗炎药

【解析】腰椎间盘突出症手术适应证:①病史长、症状反复发作、非手术治疗无效者;②出现马尾神经综合征或单根神经麻痹;③腰椎间盘突出伴腰椎管狭窄或滑脱。

答案: 1. D 2. E 3. C 4. D 5. D

（6~7 题共用题干）

患者女，56 岁。颈肩痛伴右上肢疼痛麻木 3 年，加重半年，半年前开始逐渐出现右手无力，持物不稳，最近半年行保守治疗后效果不明显。查体发现右手鱼际肌、骨间肌轻度萎缩，右手内在肌肌力 4 级。颈椎 MRI 显示颈 5/6、颈 6/7 椎间盘向后方明显突出，相应节段神经根受压。

6. 对该患者的诊断考虑为
   A. 颈型颈椎病
   B. 神经根型颈椎病
   C. 脊髓型颈椎病
   D. 交感神经型颈椎病
   E. 椎动脉型颈椎病

【解析】该患者的临床表现主要累及一侧上肢，呈明显的根性分布特点，结合影像学提示神经根受压，考虑诊断为神经根型颈椎病。

7. 以下处理**错误**的是
   A. 可以用 JOA 和 NDI 量表评价该患者的颈椎功能
   B. 必要时可行肌电图检查，除外运动神经元病可能
   C. 继续使用药物、理疗、针灸等保守治疗观察半年以上
   D. 鼓励患者用患侧上肢尽可能多参与日常生活活动
   E. 可在耐受下行颈肩周围及肢体功能锻炼

【解析】此题主要考查神经根型颈椎病的手术指征，即经 3 个月以上正规、系统的非手术治疗无效，或非手术治疗虽然有效但症状反复发作，严重影响日常生活和工作；因受累神经根压迫导致所支配的肌群出现肌力减退、肌肉萎缩。因此该患者已达手术指征，应建议其行手术治疗。

（8~11 题共用题干）

患者男，43 岁。腰痛 3 天门诊就诊。

8. 作为医师，最需要追问的病史资料是
   A. 是否有腰痛史
   B. 是否由外伤引起
   C. 是否服用止痛药
   D. 是否有夜间痛
   E. 是否有二便障碍

【解析】中年男性，急性发作，首先确定是否有创伤诱因，以决定进一步体格检查策略和影像学检查的必要性。

9. 患者既往体健，本次腰痛无明显诱因，疼痛不影响睡眠，大小便正常，可初步**排除**
   A. 腰椎间盘突出症
   B. 腰肌筋膜炎
   C. 腰椎压缩性骨折
   D. 坐骨神经痛
   E. 非特异性腰痛

【解析】按照多国腰痛指南，对腰痛患者诊治应首先排除特异性腰痛，即根据是否存在红色预警信号排除肿瘤、感染、骨折等造成的严重病理情况。

10. 患者仅有腰痛，没有下肢症状。查体：腰活动受限且活动加重疼痛，腰部无明显压痛点。双下肢感觉、肌力、反射正常。双侧直腿抬高轻度受限。可初步诊断为
    A. 特异性腰痛　　B. 非特异性腰痛
    C. 坐骨神经痛　　D. 腰肌筋膜炎
    E. 腰肌劳损

【解析】根据多国腰痛指南，排除特异性腰痛后，没有下肢症状和阳性体征的患者，归类为非特异性腰痛。

11. 对该患者**不应**采取的治疗措施为
    A. 卧床休息制动

答案： 6. B　7. C　8. B　9. C　10. B　11. A

B. 腰部痛区热疗
C. 腰部痛区电疗
D. 腰部痛区外用消炎止痛药
E. 针灸按摩治疗

【解析】鼓励患者尽量避免卧床是所有指南的推荐,研究表明卧床制动将导致心肺功能下降、关节挛缩、韧带变细、骨密度降低、肌肉萎缩等一系列负面变化,使患者的功能水平下降。

(12~15 题共用题干)

患者女,30 岁。搬重物引起腰痛伴左下肢疼痛 1 天。就诊前 1 天患者试图调整家具位置时突发剧烈腰痛且不能活动,数小时后出现左腿疼痛直至踝部。未排大便,小便尚正常,但如厕和用力会加重疼痛。查体:腰椎微屈曲强迫体位,腰椎活动明显受限且加重疼痛。左侧直腿抬高试验 40°(+)。

12. 首先考虑的诊断是
A. 腰椎压缩性骨折
B. 腰肌劳损
C. 强直性脊柱炎
D. 梨状肌综合征
E. 腰椎间盘突出症

【解析】根据症状诱因、疼痛部位、直腿抬高试验阳性,符合腰椎间盘突出症的临床表现。

13. 如查体发现左踇背伸力弱,可考虑突出的节段为
A. $L_{1\sim2}$　B. $L_{2\sim3}$　C. $L_{3\sim4}$
D. $L_{4\sim5}$　E. $L_5\sim S_1$

【解析】踇长伸肌为 L_5 神经支配,$L_{4\sim5}$ 椎间盘突出易压迫 L_5 神经根。

14. 为明确诊断,最重要的检查是
A. 腰椎平片　B. 腰椎 MRI
C. 下肢肌电图　D. 骨扫描
E. 腰椎超声

【解析】腰椎 MRI 可明确椎间盘突出的部位与程度,判定神经根受压程度。

15. 对该患者目前的治疗原则是
A. 保护神经,缓解疼痛
B. 急诊手术
C. 积极运动训练
D. 绝对卧床休息 3 周
E. 住院观察

【解析】患者没有出现马尾综合征的临床表现,肌力减退不是急诊手术的指征,需要动态观察。应该以保护神经、缓解疼痛为目标进行药物治疗和物理治疗。根据情况决定是否卧床及卧床持续时间,避免不必要的持续卧床。尚无病情可能进行性发展的证据,不需要住院观察。

(16~18 题共用题干)

患者男,23 岁。右手背被刀砍伤 2.5 小时。查体:右手背尺侧有一约 2cm 长锐器伤口,深及皮下,右侧第 4 掌指关节不能伸直。

16. 应尽量进行清创修复的时间是
A. 伤后 6~8 小时内
B. 伤后 12~14 小时内
C. 伤后 12~24 小时内
D. 伤后 24~36 小时内
E. 伤后 36~48 小时内

【解析】手外伤后,一般 6~8 小时内清创缝合。

17. 本例患者考虑的肌腱损伤的类型是
A. 示指浅屈肌腱断裂
B. 环指浅屈肌腱断裂
C. 示指伸肌腱断裂

答案: 12. E　13. D　14. B　15. A　16. A　17. D

D. 环指伸肌腱断裂
E. 小指伸肌腱断裂

【解析】第 4 指，系环指，手背外伤，一般导致伸肌肌腱损伤或断裂，本例患者伸直不能，一般是断裂。

18. 患者经过清创、肌腱修复术后，下列**不属于**手术后早期并发症的是
A. 肿胀
B. 疼痛
C. 瘢痕，关节僵硬
D. 皮肤感觉障碍
E. 肌力不足

【解析】伸肌腱修复手术后早期并发症包括肿胀、疼痛、皮肤感觉障碍、肌力不足。术后恢复期才出现瘢痕和关节僵硬问题。

(19~22 题共用题干)

患者男，26 岁，建筑工人。操作机器导致右侧前臂被刀割伤 2 小时，简单清创缝合后回家休养。拟诊为手外伤术后。

19. 此患者损伤后 3 个月，出现“猿手畸形”，其原因为
A. 未进行正规康复训练
B. 大鱼际肌损伤
C. 桡神经损伤
D. 正中神经损伤
E. 尺神经损伤

【解析】从病历资料考虑前臂损伤导致正中神经损伤，出现神经支配的大鱼际肌肉萎缩。

20. 根据题干所提供的线索，为明确诊断，对该患者需要进一步采取的检查是
A. X 线　　B. CT
C. MRI　　D. 血生化检查
E. 肌电图

【解析】肌电图可以明确前臂神经损伤。

21. 假设患者明确诊断后，需要进一步处理，下列措施需考虑的是
A. 继续康复治疗
B. 营养药物治疗
C. 手术探查 + 手术修复
D. 无需处理
E. 石膏固定

【解析】患者为锐器损伤，目前出现明确猿手畸形，肌电图明确损伤，应该尽快手术探查，了解是神经卡压，还是离断，进行手术治疗。

22. 假设患者手术探查，发现神经损伤和卡压，进行手术减压修复，接下来康复处理**不正确**的是
A. 腕关节屈曲位固定 3 周
B. 术后 4~6 周逐渐恢复伸展腕关节至正常位
C. 需要进行主动康复训练
D. 使用对指夹板，预防第 1 指蹼挛缩
E. 不需要进行感觉再教育训练

【解析】神经损伤修复术后，需要按照选项 A、B、C、D 中所述内容进行康复，同时需要进行感觉再教育训练。

(23~25 题共用题干)

患者男，42 岁。因车祸后左大腿截肢 10 个月余，佩戴临时假肢时出现躯干侧弯的异常步态姿势。

23. 出现该异常步态的假肢原因**不包括**
A. 假肢短
B. 侧壁内收不充分
C. 内壁陡或过高
D. 外展对线不良
E. 假肢长

【解析】大腿假肢出现躯干侧弯异常步态的假肢原因主要包括假肢短、侧壁内收不充分、内壁陡或过高、外展对线不良。

答案： 18. C　19. D　20. E　21. C　22. E　23. E

24. 出现该异常步态的解剖原因**不包括**
   A. 外展肌无力 B. 强力屈髋过度
   C. 外展肌挛缩 D. 残肢很短
   E. 髋痛

【解析】大腿假肢出现躯干侧弯异常步态的解剖原因主要包括外展肌无力、外展肌挛缩、残肢很短、髋痛及不稳定。

25. 如需佩戴假肢,该患者的主要肌群力量至少应达到
   A. 1级 B. 2级
   C. 3级 D. 4级
   E. 5级

【解析】患者的主要肌群力量至少达3级才能佩戴假肢。对每块肌肉的肌力使用5级6分法进行分级。

(26~29题共用题干)

患者女,70岁。双膝痛20年,加重伴活动受限5年,加重1年。疼痛严重影响生活,连续步行不足500米,上下楼梯明显受限,疼痛严重时影响睡眠。不伴发热,无其他关节肿痛,无明显晨僵。曾于当地医院行口服药、外用药、理疗、运动训练等治疗3个月,症状无明显减轻。专科查体:双膝内翻畸形,双膝肿胀,皮温不高,浮髌试验(+),压髌试验(+),磨髌试验(+)。AROM右膝伸0°~屈100°,左膝伸0°~屈95°。MMT双下肢诸肌群4^+~5级。坐位平衡3级。立位平衡2级。可自主步行,步态跛行。实验室检查:类风湿因子、红细胞沉降率、C反应蛋白、血尿酸均在参考范围内。双膝X线片示:双膝关节退行性改变,可见髁间棘变尖,髌骨上下极、胫骨平台、股骨内外髁均可见骨赘增生,关节间隙变窄。

26. 该患者的临床诊断为
   A. 骨巨细胞瘤
   B. 膝骨性关节炎
   C. 类风湿关节炎
   D. 痛风性关节炎
   E. 感染性关节炎

【解析】70岁女性,双膝对称性改变,暂排除骨巨细胞瘤;无晨僵表现,实验室检查结果正常,暂排除类风湿关节炎;血尿酸正常,暂排除痛风性关节炎;无发热、关节皮温不高,暂排除感染性关节炎。

27. 对该患者的功能诊断**不包括**
   A. 疼痛
   B. 感觉功能障碍
   C. 平衡功能障碍
   D. 步态异常
   E. 日常生活活动能力受限

【解析】患者的症状、体征均无感觉功能障碍相关表述。

28. 对该患者首选的治疗方法为
   A. 人工膝关节置换术
   B. 关节镜下关节清理术
   C. 物理因子治疗
   D. 运动训练
   E. 作业治疗

【解析】患者已接受3个月的系统化保守治疗,症状仍无明显改善,结合症状、体征、影像学表现,可以考虑人工膝关节置换术。

29. 如果患者在术后第5天,发现左膝、左大腿、小腿肿胀,且疼痛加重,伴皮温增高,需首先考虑的术后并发症是
   A. 关节感染
   B. 关节僵硬
   C. 下肢深静脉血栓形成
   D. 肌萎缩
   E. 肺栓塞

答案: 24. B 25. C 26. B 27. B 28. A 29. C

【解析】关节感染的疼痛往往局限于关节局部，暂排除关节感染；关节僵硬、肌萎缩为术后后期并发症，暂排除选项B、D；患者无胸闷、憋气等肺部症状描述，E不作首先考虑的问题。

（30~32题共用题干）

患者男，36岁。左肩痛4个月，加重伴活动受限1周。左肩主被动前屈、外展均约90°，外旋45°，内旋60°，左Jobe试验及Hawkins征均（+）。MRI示左冈上肌腱水肿，肩峰下滑囊积液、肱二头肌长头腱鞘积液。

30. 对其最主要诊断可能为
   A. 左冻结肩
   B. 左冈上肌腱损伤
   C. 左肩峰下滑囊炎
   D. 左肱二头肌长头腱鞘炎
   E. 左肩峰下撞击综合征

【解析】肩峰下撞击综合征是肩袖组织、滑囊及肱二头肌腱等受挤压、碰撞后出现的以肩痛、活动受限为主要表现的综合征，包括肩袖水肿、肩峰下滑囊炎、肱二头肌长头腱鞘炎等多种病理。该患者同时存在上述病理，且Jobe试验、Hawkins征阳性，符合肩峰下撞击综合征诊断。

31. 对其最佳治疗应为
   A. 口服、外用非甾体抗炎药
   B. 磁疗、脉冲短波、半导体激光等物理因子治疗
   C. 超声引导下左肩峰下滑囊、肱二头肌长头腱鞘内注射小剂量糖皮质激素
   D. 左肩关节松动术
   E. 手术治疗

【解析】患者目前存在肩峰下滑囊及肱二头肌长头腱鞘炎、冈上肌腱水肿，首先应治疗肩峰下滑囊及肱二头肌长头腱鞘炎，故首选超声引导下左肩峰下滑囊、肱二头肌长头腱鞘内注射小剂量糖皮质激素。

32. 在超声引导下向该患者的左肩峰下滑囊及肱二头肌长头腱鞘内注射复方倍他米松后肩痛缓解，但肩关节活动未完全恢复，且活动时仍有疼痛，考虑可能与仍存在肩峰下撞击有关。下一步治疗措施为
   A. 理疗
   B. 药物治疗
   C. 手法治疗结合运动疗法
   D. 使用支具
   E. 手术治疗

【解析】超声引导下复方倍他米松注射控制了肩峰下滑囊炎和肱二头肌长头腱鞘炎，减轻冈上肌腱水肿，但肩峰下撞击仍存在，故需通过手法治疗增加肩峰下间隙，通过运动疗法恢复肩肱节律和肩运动控制，避免肩峰下撞击的发生。

（33~36题共用题干）

患者男，67岁，干部。右臀部疼痛伴右下肢麻痛1年。查体：躯干前倾左侧偏移，腰椎曲度变直，右臀中外侧压痛，右坐骨神经张力试验（+）。X线片示腰椎退变性骨关节病。超声示右梨状肌增厚、纹理紊乱，右梨状肌出口处坐骨神经直径变细。拟诊为右梨状肌综合征。

33. 此患者给予外用及口服非甾体抗炎药、理疗、针灸、手法治疗及梨状肌拉伸治疗1年效果不佳，其原因可能为
   A. 诊断不正确
   B. 病因未去除
   C. 未口服肌松药
   D. 未口服营养神经药
   E. 未使用冲击波

答案： 30. E　31. C　32. C　33. B

【解析】查阅病历其原因可能为病因未去除。

34. 根据题干所提供的线索，该患者可能的病因为
    A. 腰椎间盘突出症
    B. 腰椎管狭窄症
    C. 右梨状肌慢性炎症
    D. 右坐骨神经炎
    E. 右臀部肿瘤

【解析】老年男性，右臀部疼痛伴右下肢麻痛，超声提示右梨状肌增厚、纹理紊乱，考虑可能的诊断为右梨状肌慢性炎症。

35. 针对患者目前情况，需采取的治疗是
    A. 口服抗生素
    B. 超声引导下梨状肌内注射小剂量糖皮质激素
    C. 超声引导下变细坐骨神经周围神经水分离治疗
    D. B+C
    E. 关节镜下神经松解术

【解析】梨状肌慢性炎症可能是引起坐骨神经卡压、变细的原因，故治疗需利用小剂量糖皮质激素治疗梨状肌慢性炎症，同时需利用神经水分离治疗解决坐骨神经卡压问题，防止其继续受压、损害。

36. 该患者经局部注射治疗后症状缓解，但久坐、久站以及某些活动过程中仍偶有臀部疼痛，为进一步减轻症状、防止复发，最佳治疗措施是
    A. 右梨状肌拉伸练习
    B. 右坐骨神经滑移练习
    C. 右臀中肌肌力练习
    D. 核心稳定性练习
    E. 骨盆姿势纠正及运动控制练习

【解析】患者梨状肌慢性炎症可能与姿势异常导致梨状肌过度使用劳损积累有关，故运动疗法的关键是纠正异常姿势加强骨盆运动控制，其基础是梨状肌拉伸练习、坐骨神经松动或滑移练习、臀中肌肌力练习、核心稳定性练习。

（37~40 题共用题干）

患者男，78 岁。摔倒后左髋关节疼痛伴活动受限 1 天。查体：左髋关节肿胀、活动受限伴皮下出血。X 线提示左侧股骨颈骨折。拟诊为左侧股骨颈骨折、骨质疏松症。

37. 诊断患者为骨质疏松症的主要标准是
    A. CT　B. MRI　C. X 线
    D. DXA　E. B 超

【解析】骨质疏松症的诊断主要基于双能 X 线吸收法(dual-emission X-ray absorptiometry, DXA)骨密度的测量结果和/或脆性骨折。

38. 可以用于骨质疏松症患者风险评估的量表**不包括**
    A. 骨质疏松症风险一分钟问卷
    B. ECOS-16 问卷
    C. OSTA
    D. FRAX
    E. SF-MPQ-2

【解析】SF-MPQ-2（Short-form McGill Pain Questionnaire-2, SF-MPQ-2）主要用于神经病理性疼痛的评估。

39. 预防老年骨质疏松症所致的骨折最主要的是
    A. 纠正不正确的生活方式
    B. 充足日照
    C. 预防跌倒
    D. 药物治疗
    E. 物理因子治疗

答案：34. C　35. D　36. E　37. D　38. E　39. C

【解析】预防老年骨质疏松症所致的骨折最主要的是预防跌倒。

40. 为治疗骨质疏松,50 岁以上人群每日钙推荐摄入量为
A. 600~800mg
B. 800~1 000mg
C. 1 000~1 200mg
D. 1 200~1 400mg
E. 1 400~1 600mg

【解析】50 岁以上人群每日钙推荐摄入量为 1 000~1 200mg。

(41~43 题共用题干)

患者女,13 岁。发现脊柱姿势不佳半年。查体见双肩不等高,脊柱侧弯,有剃刀背,向前弯腰试验阳性,躯干旋转角度 10°,双下肢等长,四肢肌力、肌张力正常。全脊柱 X 线:胸腰段脊柱侧弯,Cobb 角 28°。

41. 对该患者最可能的诊断为
A. 早发性脊柱侧凸
B. 特发性脊柱侧凸
C. 继发性脊柱侧凸
D. 功能性脊柱侧凸
E. 神经肌肉性脊柱侧凸

【解析】结合该患者病史、查体及辅助检查结果,考虑该患者最可能为特发性脊柱侧凸。

42. 对该患者宜选用的治疗方法是
A. 随访　B. 健康宣教
C. 运动疗法　D. 支具治疗
E. 手术治疗

【解析】该患者为中度脊柱侧凸,故宜选用支具治疗。

43. 对该患者适合的复评时间是
A. 2~4 周　B. 1~3 个月
C. 4~6 个月　D. 7~9 个月
E. 10~12 个月

【解析】该患者为青少年、中度脊柱侧凸,需要每 4~6 个月复评一次。

(44~45 题共用题干)

患者女,45 岁。近 2 周来出现双手腕关节、掌指关节、指间关节对称性肿胀、疼痛伴活动障碍,多晨起后加重,伴僵硬感持续约 2 小时,活动后关节肿胀及活动度好转。

44. 根据病史,对该患者最可能的诊断是
A. 骨性关节炎
B. 痛风性关节炎
C. 系统性红斑狼疮
D. 强直性脊柱炎
E. 类风湿关节炎

【解析】患者中年女性,双手对称性肿胀伴活动受限,晨僵持续时间超过 1 小时,是类风湿性疾病典型表现。骨性关节炎常累及大关节,晨僵时间短,运动后加重,休息后缓解。系统性红斑狼疮常有特异性面部红斑。强直性脊柱炎多见于青年男性。

45. 以下理疗最能有效缓解该患者症状的是
A. 短波　B. 激光　C. 红外线
D. 紫外线　E. 中频

【解析】短波属于高频,通过非热效应减轻局部炎症,消除肿胀,减轻关节疼痛。

(46~47 题共用题干)

患者男,25 岁。因“反复腰痛伴交替性臀部疼痛活动受限 6 个月”来院就诊。查体:神清,T 36.5℃,双侧“4 字”试验阳性,腰椎活动受限。X 线提示双骶髂关节炎。

46. 对该患者最可能的诊断为
A. DISH 病

答案: 40. C　41. B　42. D　43. C　44. E　45. A　46. C

B. 类风湿关节炎
C. 强直性脊柱炎
D. 脊柱结核
E. 反应性关节炎

【解析】强直性脊柱炎多发于青年男性，隐匿起病，双侧骶髂关节多先受累，后逐渐侵及腰椎和胸椎。DISH病多发于老年人，胸椎是其典型受累部位。类风湿关节炎多累及小关节、多关节对称。脊柱结核多伴午后热，主要累及椎体。反应性关节炎为非对称、少关节型炎症，下肢受累多于上肢，多见于膝关节、踝关节和足的小关节，髋关节受累罕见。

47. 如确诊，以下为**非**阳性结果的是
A. ESR B. HLA-B27
C. RF D. CRP
E. Schober 试验

【解析】强直性脊柱炎RF(－)。

四、案例分析题

【案例1】患者男，25岁。投掷标枪时突发右肩疼痛。查体：肱骨大结节压痛，肩关节外展受限，肩外展范围小于45°，疼痛弧征阳性。

第1问：根据患者的临床表现和查体结果，诊断可能为
A. 肩袖损伤 B. 肩关节脱位
C. 肩关节周围炎 D. 肱骨干骨折
E. 肌筋膜炎 F. 颈椎病

【解析】根据患者的症状和体征，突发疼痛且肱骨大结节压痛，肩关节外展受限，疼痛弧征阳性，最可能的诊断是肩袖损伤。

第2问：检查发现患者冈上肌损伤，下列试验为阳性的是
A. Jobe 试验
B. Napoleon 试验
C. 回落试验
D. 号手征
E. 抬离试验
F. 垂臂外展抗阻试验

【解析】空杯试验(Jobe试验)和垂臂外展抗阻试验，主要用于检查冈上肌的情况。抬离试验和拿破仑试验(Napoleon试验)用于鉴别肩胛下肌的损伤。号手征用于检查小圆肌的肌力情况。回落试验用于检查冈下肌情况。

第3问：为明确肩袖是否完全断裂，可采取的检查是
A. 布鲁卡因局部痛点封闭后，嘱患者做患侧肩关节主动前屈动作
B. 布鲁卡因局部痛点封闭后，嘱患者做患侧肩关节主动后伸动作
C. 布鲁卡因局部痛点封闭后，嘱患者做患侧肩关节主动内收动作
D. 布鲁卡因局部痛点封闭后，嘱患者做患侧肩关节主动外展动作
E. 布鲁卡因局部痛点封闭后，嘱患者做患侧肩关节主动内旋动作
F. 布鲁卡因局部痛点封闭后，嘱患者做患侧肩关节主动外旋动作

【解析】判断肩袖是否完全断裂的方法：用1%布鲁卡因10ml封闭压痛点，麻醉后若患者可以主动外展肩关节，表明肩袖未撕裂或仅为部分撕裂；若封闭后，肩关节仍不能主动外展，则表明肩袖严重撕裂或完全断裂。

第4问：根据患者的损伤情况行肩袖修补术，术后1天可进行的练习是

答案： 47. C
【案例1】 1. A 2. AF 3. D 4. F

A. 扩胸练习　　B. 含胸练习
C. 摆动练习　　D. 耸肩练习
E. 负重耸肩练习　　F. “张手握拳”练习

【解析】肩袖修补术后1天，患者可以进行“握拳”练习，以促进血液循环，消退肿胀，防止上肢静脉血栓。选项A、B、C、D在术后3天，根据患者情况才开始训练。术后2~3周可进行负重耸肩练习。

【案例2】患者女，73岁。因“反复腰背痛半年，加重3天”入院。否认腰部外伤史，主要表现为腰背痛，酸胀不适，活动加重，平卧可缓解，3天前无明显诱因感腰痛加重。病情加重以来患者紧张、焦虑，不敢行走，卧床不起，日常生活不能自理。查体：腰部活动受限，腰背部广泛肌肉紧张，T_{12}~L_5棘突旁、棘间压痛、叩痛，直腿抬高试验（–）。

第1问：对患者应首先考虑采取的检查是

A. 胸腰椎平片　　B. 腹部CT
C. 胸部CT　　D. 腰椎MRI
E. 腰椎CT　　F. 骨密度检查
G. 泌尿系彩超

【解析】患者老年女性，主要表现为腰背痛，否认外伤史，查体示腰部活动受限，T_{12}~L_5棘突旁、棘间压痛、叩痛，直腿抬高试验阴性，说明腰椎间盘突出可能不大，结合发病年龄，应警惕骨质疏松、椎体压缩性骨折可能，应首先考虑行胸腰椎平片检查，初步判断椎体情况。CT或MRI、骨密度为进一步的影像学检查。

［提示］患者行胸腰椎平片，结果：胸椎及腰椎骨质疏松，多个椎体不同程度压缩变扁，各椎体边缘见骨质增生。

第2问：首先考虑的诊断是

A. 腰椎间盘突出症　　B. 老年骨质疏松症
C. 腰肌劳损　　D. 急性腰扭伤
E. 腰部肌筋膜炎　　F. 肾结石

【解析】根据患者发病年龄、主要表现、体征及影像学表现，考虑为老年骨质疏松症。

第3问：对患者下一步应采取的关键检查为

A. 腹部CT　　B. 胸部CT
C. 胸腰椎MRI　　D. 胸腰椎CT
E. PET/CT　　F. 全身骨现象
G. 泌尿系彩超

【解析】对患者考虑诊断为老年骨质疏松症，胸椎及腰椎多个椎体不同程度压缩变扁，病程较长，否认外伤史，下一步应完善胸腰椎MRI明确压缩性骨折为新鲜或陈旧性，以指导康复方案制定。

第4问：关于该患者应进行的康复评定是

A. Oswestry功能障碍指数问卷表
B. 改良Barthel指数
C. FIM量表
D. 疼痛评定
E. 活动范围评定
F. 肌力评定
G. ASIA评定
H. Zung抑郁自评量表

【解析】①身体功能评定：疼痛评定、活动范围评定、肌力评定、运动控制与稳定性评定、肌张力评定等。②个体活动能力评定：改良Barthel指数、FIM量表、Oswestry功能障碍指数问卷表、Roland-Morris功能不良问卷、Quebec腰痛障碍评分量表、日本骨科协会腰痛评估问卷（Japanese Orthopaedic Association Back Pain Questionnaire，JOABPQ）等。③心理评定：Zung抑郁自评量表、恐惧回避信念量表等。④社会参与能力评定：如职业评定、生存质量评定（SF-36、WHOQOL-100等）。

答案：【案例2】 1. A　2. B　3. C　4. ABCDEFH

［提示］患者胸腰椎压缩性骨折压缩程度约1/4，考虑陈旧性骨折。

第5问：对患者的康复治疗包括

A. 健康宣教　　B. 绝对卧床休息
C. 适度运动　　D. 运动治疗
E. 有氧训练　　F. 物理因子治疗
G. 手法治疗　　H. 手术治疗

【解析】骨质疏松康复治疗方案包括以下几点。①健康教育：祛疑安慰、避免卧床、适度活动；②运动治疗：方向特异性运动训练、增强肌力训练、核心稳定性训练、有氧运动训练等；③物理因子治疗：高频、中频、低频电疗，超声波，磁疗，激光疗法，热疗法；④牵引治疗；⑤手法治疗；⑥中国传统疗法；⑦药物治疗。该患者不考虑新鲜骨折，应避免绝对卧床休息，佩戴腰围适度运动，疼痛缓解后及时取下腰围，长期运动治疗。

【案例3】患者男，46岁。2个月前举重物后出现颈部痛伴右上肢放射性麻木疼痛，以上臂外侧为主，偶放射至拇指。无头痛头晕，无肢体乏力和步行不稳。从事会计工作，诉平时劳累后常有颈项部不适，休息后可缓解。查体：C_4~T_1棘突压痛(+)，右侧椎旁肌压痛(+)，压顶试验(+)，屈颈试验(+)，右臂丛神经牵拉试验(+)，左臂丛牵拉试验(－)。四肢肌力、肌张力正常，双上肢针刺觉对称。右侧肱二头肌腱反射减弱，双侧Hoffmann征(－)。

第1问：对患者应首先考虑的诊断是

A. 颈型颈椎病
B. 神经根型颈椎病
C. 椎动脉型颈椎病
D. 交感型颈椎病
E. 食管型颈椎病
F. 混合型颈椎病
G. 臂丛神经损伤

【解析】患者中年男性，从事会计工作，主要表现为颈部痛伴右上肢放射性麻木疼痛，否认外伤史，查体：C_4~T_1棘突压痛(+)，右侧椎旁肌压痛(+)，压顶试验(+)，屈颈试验(+)，右臂丛神经牵拉试验(+)，四肢肌力、肌张力正常，右侧肱二头肌腱反射减弱，应首先考虑为神经根型颈椎病可能。

第2问：下列需要与该疾病相鉴别的是

A. 肩关节疾病　　B. 臂丛损伤
C. 肘管综合征　　D. 腕管综合征
E. 脑血管疾病　　F. 脊柱肿瘤

【解析】神经根型颈椎病应注意与肩关节疾病、臂丛损伤、肘管综合征、腕管综合征、脊柱肿瘤相鉴别。

［提示］该患者的康复评定结果：颈椎前屈0°~30°，后伸0°~20°，左侧屈0°~25°，右侧屈0°~25°，左侧旋转0°~30°，右侧旋转0°~35°。颈项部疼痛视觉模拟评分(VAS)：7分；日本骨科协会(JOA)颈椎病判定标准(100分法)评分：91分。

第3问：患者的康复诊断包括

A. 神经根型颈椎病
B. 颈椎运动障碍
C. 中度疼痛
D. 重度疼痛
E. 日常生活活动能力受限
F. 社会参与能力下降
G. 心理障碍
H. 抑郁

【解析】根据患者的评定结果，康复诊断为：神经根型颈椎病、颈椎运动障碍、中度疼痛、重度疼痛。

第4问：该患者的康复治疗包括

A. 直流电离子导入疗法
B. 高频电疗法

答案：5. ACDEFG　【案例3】1. B　2. ABCDF　3. ABD　4. ABCDEFGH

C. 冲击波疗法
D. 颈椎牵引治疗
E. 针灸治疗
F. McKenzie 疗法
G. Maitland 手法
H. 行为疗法
I. 手术治疗

【解析】颈椎病的康复治疗方法通常是以非手术治疗方法为主，包括物理因子治疗、颈椎牵引治疗、针灸治疗、手法治疗、运动治疗、佩戴矫形支具等。应用各种康复治疗方法可使颈椎病症状减轻、明显好转，甚至治愈，对早期颈椎病患者尤其有益。

【案例 4】患者女，44 岁。长期伏案工作，平时较少体育锻炼。颈肩部疼痛 1 年，加重伴左上肢放射性疼痛 2 个月，无躯干及下肢症状。查体发现颈肩部肌肉紧张、压痛，左前臂外侧及虎口区浅感觉减退，肌力正常，腱反射正常对称，病理征阴性。左侧臂丛牵拉试验阳性。

第 1 问：对患者下一步应进行的辅助检查是

A. 头颅 CT　　B. 肩关节 MRI
C. 颈椎 X 线　　D. 颈椎 MRI
E. 左手 X 线　　F. 腰椎 X 线
G. 腰椎 MRI

【解析】患者颈肩痛伴上肢放射痛，同侧上肢浅感觉减退，且臂丛牵拉试验阳性，考虑神经根型颈椎病可能性比较大，因此需行颈椎相关检查。其中 X 线可了解颈椎骨性结构的状态，如生理曲度、序列、增生退变、关节间隙变化等；MRI 可进一步反映颈部周围软组织病变情况，如间盘突出、韧带肥厚、神经受压等。

［提示］颈椎 MRI 提示患者的颈椎曲度变直，序列可，颈椎椎体边缘及小关节周围骨质增生，颈 5/6 节段椎间盘突出，相应神经根受压。

第 2 问：考虑的诊断是

A. 颈型颈椎病
B. 神经根型颈椎病
C. 脊髓型颈椎病
D. 交感神经型颈椎病
E. 椎动脉型颈椎病
F. 肩周炎
G. 肩袖损伤
H. 臂丛神经损伤

【解析】根据患者长期久坐伏案的状态，以及典型的颈肩痛伴上肢放射痛症状，查体也有典型根性损害表现：同侧上肢浅感觉减退，且臂丛牵拉试验阳性。结合影像学的典型椎间盘突出表现，考虑神经根型颈椎病明确。

第 3 问：针对该患者当前的临床表现，需要进行的康复评定内容包括

A. 疼痛　　B. 肌力
C. 颈椎 ROM　　D. ADL
E. 生活质量　　F. 心理

【解析】颈椎病通常要进行的康复评定内容包括疼痛、颈部肌力、ROM、颈椎功能、平衡、步态、ADL、生活质量、心理等方面。

第 4 问：针对该患者的情况，下一步应采取的治疗有

A. 健康指导：避免长时间低头、伏案等
B. 神经营养、止痛等药物治疗
C. 颈椎牵引
D. 高频电疗、磁疗等物理因子治疗
E. 长时间佩戴颈托
F. 症状改善后进行颈肩周围功能锻炼
G. 手术治疗

【解析】神经根型颈椎病的治疗原则首先选择保守治疗，包括颈部的保护（注意减少

答案：【案例 4】 1. CD　2. B　3. ABCDEF　4. ABCDF

过度负荷和刺激,但不能长时间佩戴颈托,否则会导致颈肩周围肌力下降),通过药物、物理治疗(牵引和其他理疗等)等方式进行对症处理,症状改善后一定要注意进行相关的功能锻炼,尤其是强化颈椎周围的肌力,来提高颈椎的控制力和稳定性,从而可以有效控制疾病的进展和相关症状的反复发作。长时间保守治疗无效或出现运动障碍时才选择手术治疗。

【案例5】患者男,58岁。颈痛5年,右上肢麻木2年。6个月前出现右手无力、持物不稳,且自觉右手笨拙,用筷子、写字障碍,3个月前出现走路不稳、踩棉花感。查体发现右手内在肌肌力4级,右侧Hoffmann征阳性,Babinski征阳性。颈椎MRI提示颈椎曲度反弓,颈3~7节段椎间盘突出,椎管继发性狭窄,硬膜囊明显受压。

第1问:对该患者的诊断是

A. 颈型颈椎病
B. 神经根型颈椎病
C. 脊髓型颈椎病
D. 交感神经型颈椎病
E. 椎动脉型颈椎病
F. 混合型颈椎病
G. 肩袖损伤
H. 臂丛神经损伤

【解析】患者首先出现颈痛症状,继而出现根性表现,即右上肢麻木及右手肌力下降,同时有精细运动功能障碍,且下肢症状也比较明显,即走路不稳和踩棉花感,结合影像学表现的颈椎退变导致神经受压,所以考虑患者同时存在颈型、神经根型和脊髓型颈椎病,可诊断为混合型颈椎病。

第2问:针对该患者的情况,下一步应采取的治疗有

A. 健康指导:避免长时间低头、伏案,预防跌倒等
B. 用推拿、正骨等方法进行颈椎曲度的快速矫正
C. 颈椎牵引
D. 颈椎封闭注射治疗
E. 长时间佩戴颈托
F. 积极补充钙剂
G. 手术治疗

【解析】患者颈椎病诊断明确,且已经出现运动障碍,包括右手无力、精细活动障碍,以及下肢走路不稳和踩棉花感,影像学提示神经受压明显,因此已经达到手术指征,应建议患者接受手术治疗。当然不管是否进行手术,都应对其进行健康宣教,尤其应注意避免跌倒,否则可能会造成脊髓损伤的严重后果。此种情况下暴力的手法、牵引都是禁忌证。长时间佩戴颈托也不合理,封闭治疗和钙剂补充并不相关。

第3问:如果选择手术治疗,那么应该选择的术式是

A. 射频消融术
B. 星状神经节阻滞术
C. 针刀松解术
D. 颈前路固定融合术
E. 颈后路椎管扩大融合术
F. 颈椎间盘置换术

【解析】颈椎后入路手术的主要特点:在尽可能减少颈椎后部结构损伤的前提下,直接扩大椎管,直接解除脊髓后方的压迫,并通过脊髓向后漂移实现脊髓前方的间接减压。后入路手术主要用于多节段脊髓型颈椎病(包括伴有多节段后纵韧带骨化)患者或合并发育性、继发性椎管狭窄症的颈椎病患者。该患者为颈椎多节段退变,且继发明显的椎管狭窄,因此是比较好的适应证。

答案:【案例5】 1. F 2. AG 3. E

第4问：颈椎病术前康复涉及的内容有
A. 康复评定
B. 康复宣教
C. 药物或理疗缓解疼痛等症状
D. 耐受下进行颈椎功能锻炼
E. 肢体肌力训练
F. 手功能训练
G. 感觉功能训练
H. 平衡功能训练
I. 步态训练

【解析】颈椎术前康复包括康复评定(疼痛、颈椎功能、平衡功能、ADL、生活质量、心理评估等)、康复宣教(术后康复计划、颈托佩戴方法、疼痛自评方法、呼吸及咳嗽排痰指导、轴向翻身和起床指导等)和康复治疗(肢体肌力训练、手功能训练、感觉功能训练、平衡功能训练和步态训练等)。

第5问：颈椎病后路手术常见的并发症有
A. 颈5神经根麻痹　B. 轴性症状
C. 声音嘶哑　D. 饮水呛咳
E. 脑脊液漏　F. 足下垂
G. 认知障碍　H. 肩手综合征
I. 异位骨化

【解析】颈椎病后路手术常见的并发症包括颈5神经根麻痹、轴性症状、脑脊液漏等；而声音嘶哑、饮水呛咳、术区血肿等是颈椎前路手术常见的并发症；其他几个选项为干扰或无关内容。

【案例6】患者女，41岁，办公室职员。腰痛伴右臀部疼痛半年，疼痛为间歇性，久坐出现，站立行走消失。疼痛初起时无明显外伤，自认为与骑车相关。

第1问：根据病史，体格检查应包括
A. 腰椎活动范围与疼痛
B. 双侧直腿抬高试验
C. 双下肢感觉、肌力、反射
D. 坐位耐受检查直至疼痛出现
E. 腰椎反复运动试验
F. SLUMP试验
G. 双髋关节活动范围与疼痛

【解析】根据病史初步诊断为非特异性腰痛，生物力学特点为持续性腰椎负荷体位加重(坐位)。腰椎活动范围与疼痛的相关性，双侧直腿抬高试验为腰痛患者必查体征。患者无下肢症状，下肢感觉、肌力和反射为可选项目，SLUMP试验没有必要检查。腰椎反复运动试验可以验证生物力学诊断，确定力学处方。双髋关节检查对比也有必要。临床检查不会尝试持续坐位而确定坐位耐受时间。

第2问：体格检查发现患者站立位腰椎各方向活动正常，未诱发疼痛。双侧直腿抬高试验阴性，右侧诱发腰部不适。腰部无明显压痛点。根据以上临床表现，可以给予的初步临床诊断为
A. 特异性腰痛
B. 坐骨神经痛
C. 非特异性腰痛
D. 力学性腰痛
E. 腰椎间盘突出症
F. 腰肌劳损

【解析】根据多国腰痛指南，排除特异性腰痛与坐骨神经痛后的腰痛，可归类为非特异性腰痛。根据临床表现，该患者没有严重病理变化，没有下肢症状与体征，可诊断为非特异性腰痛。该患者的腰痛为间歇性一过性发生，与特定体位持续时间相关，故可考虑为力学性腰痛。没有腰椎间盘突出症的诊断依据。腰肌劳损的诊断现已不用。

第3问：若患者要求，可进行的检查是
A. 腰椎平片　B. 腰椎MRI

答案： 4. ABCDEFGHI　5. ABE　【案例6】1. ABCEG　2. CD　3. ABC

C. 腰椎 CT D. 右髋平片
E. 右髋 MRI F. 右髋 CT
G. 双下肢肌电图 H. 尿动力检查

【解析】非特异性腰痛患者无影像检查的必要性。若患者积极要求影像检查,首选腰椎 MRI,可能观察到腰椎间盘的退变。只是为了安慰患者,选择腰椎平片或 CT 也可以。虽然患者有右臀部症状,但考虑为腰源性的,故不应给予髋关节的影像检查。没有下肢症状,没有排尿异常,选项 G、H 为干扰项。

第 4 问:该患者可采取的合适的治疗为
A. 正确坐姿与恰当的持续时间指导
B. 腰部中频理疗
C. 腰部热磁振理疗
D. 口服非甾体消炎止痛药
E. 外用非甾体消炎止痛药
F. 坐位腰椎反复屈曲自我练习
G. 坐位腰椎反复伸展自我练习
H. 卧位腰椎反复屈曲自我练习
I. 卧位腰椎反复伸展自我练习

【案例 7】患者男,37 岁。腰部酸痛 1 个月。患者就诊 3 个月前曾因背孩子动作不当引起腰部剧烈疼痛伴活动受限,1 周后缓解。近 1 个月无明显诱因出现间歇性腰部酸痛,弯腰、久坐、坐矮凳时出现症状,行走活动后改善。无下肢症状。既往体健。查体:骨盆前倾,站立位腰椎各方向活动正常,未诱发症状,未见明显肌肉紧张。足跟坠落试验(-)。双侧直腿抬高试验(-),双下肢各关节活动范围正常,腰部无明显压痛点。徒手肌力检查下肢主要肌群正常,但仰卧直腿单侧抬离床面体位,左右两侧均不能抗阻。指导患者调整腰椎为中立位,并通过上肢弹力带抗阻激活核心后,双侧直腿抗阻均正常。

第 1 问:根据以上临床表现,对该患者的初步诊断为
A. 特异性腰痛
B. 非特异性腰痛
C. 坐骨神经痛
D. 腰肌筋膜炎
E. 力学性腰痛
F. 腰椎管狭窄
G. 腰椎间盘突出症
H. 腰肌损伤

【解析】根据多国腰痛指南,该病例没有特异性腰痛的预警信号,进一步检查没有必需性,没有坐骨神经痛临床表现,诊断为非特异性腰痛。该患者腰痛症状为间歇性,发作有一定体位规律,活动可缓解,可归类为力学性腰痛。虽然病史中有创伤史,但损伤不是目前症状的直接病因。腰椎管狭窄和腰椎间盘突出症没有诊断依据。腰肌筋膜炎可作为一个笼统的涉及软组织源性病因的临床诊断。

第 2 问:针对体格检查的阳性发现及干预后的变化,该患者的适宜康复方案为
A. 健康教育,祛疑安慰
B. 腰痛时加强运动训练
C. 腰痛时及时变换体位缓解症状
D. 腰椎中立位姿势的维持
E. "小燕飞"训练加强腰背肌
F. 核心稳定训练
G. 腰部中频电疗
H. 腰部热磁振治疗

【解析】在体格检查中未诱发疼痛症状,阳性体征为骨盆前倾,在调整其为中立位并激活核心后,下肢肌肉更易发力。因此,指导患者调整体位,疼痛出现时及时通过体位变化缓解疼痛,并主动进行核心稳定训练是最适合患者当前情况的。健康教育,祛疑安

答案: 4. ABCI 【案例 7】1. BE 2. ACDF

慰是普适的方法。腰痛患者应该适度保持运动，过少或过多都不利于康复，尤其不能忍痛训练。"小燕飞"动作腰椎负荷偏大，不适合作为常规训练方法。物理因子治疗可以改善血液循环，对于该患者可选可不选。

第3问：根据患者对疼痛发生的体位描述，归纳其生物力学特点为
A. 负荷体位易发生
B. 非负荷体位易发生
C. 腰椎屈曲位易发生
D. 腰椎伸展位易发生
E. 腰椎旋转位易发生
F. 腰椎侧屈位易发生
G. 有时间关联性
H. 无时间关联性

【解析】患者容易出现疼痛的体位为弯腰、久坐和坐矮凳，缓解体位是行走。四个体位都不是腰椎非负荷体位，四个体位负荷程度不同，行走时负荷最轻，腰椎负荷对疼痛的影响不能十分确定。弯腰、久坐和坐矮凳都是腰椎屈曲体位，行走是腰椎伸展体位，故腰椎屈曲倾向与疼痛有关。久坐与时间相关，弯腰和坐矮凳诱发腰痛没有询问细节，倾向腰痛有时间关联性。

第4问：根据患者疼痛特点的生物力学分析，患者用于缓解腰痛的自我腰椎运动方法可为
A. 俯卧位维持2分钟
B. 仰卧位维持2分钟
C. 肘撑位维持2分钟
D. 俯卧动态反复推起（卧位腰椎反复伸展）
E. 坐位腰椎反复伸展
F. 站位腰椎反复伸展
G. 仰卧动态反复抱膝（卧位腰椎反复屈曲）
H. 坐位腰椎反复屈曲
I. 站位腰椎反复屈曲
J. 卧位腰椎反复旋转

【解析】根据生物力学特点分析，该患者疼痛诱发与持续腰椎屈曲相关，缓解症状动作为反复腰椎伸展（行走），缓解疼痛的方法最好选择站位反复腰椎伸展，其他与伸展相关的体位与动作也可备选，但常规动作没有坐位腰椎反复伸展，除非当时无条件站起。腰椎反复屈曲动作在疼痛时不应进行。仰卧位休息为非负荷中立位。

【案例8】患者男，24岁，程序员。4个月前足球练习中扭伤左膝，致关节肿胀、疼痛，急诊X线片未见骨折，予休息、冰敷，直腿支具于伸膝位固定6周，之后进行不规律运动训练，现仍有左膝肿胀、活动受限。

第1问：应补充询问的病史包括
A. 是否曾在骨科或运动医学科就诊，手术医师是否曾建议手术
B. 是否有暴力推拿史
C. 目前的运动处方是什么
D. 是否有疼痛，程度如何
E. 希望功能恢复到什么程度
F. 是否有家人陪伴
G. 是否已恢复工作
H. 目前的功能情况影响生活、工作的哪些方面
I. 是否有医保，经济情况如何

【解析】对于在康复医学科就诊的前交叉韧带损伤患者，以上都是我们要了解的信息。与损伤相关的外科就诊信息，有助于我们了解外科处理意见，以便为患者设计整体治疗方案时参考；如果有暴力推拿史，要警惕骨化性肌炎的问题；目前的运动处方、疼痛情况，是给予康复方案必备的信息；功能恢复预期，对康复目标的设定有指导意义；

答案：3. CG 4. ACDF 【案例8】1. ABCDEFG

目前功能对生活、工作的影响，是否已恢复工作，有无家人陪伴，经济情况等，是必须了解的环境因素。

［提示］患者拆除支具后曾前往当地康复科进行康复治疗，其间曾有暴力推拿史，治疗过程中剧烈疼痛，治疗后大腿下段、膝关节均有明显的肿胀加重，皮温增高。

第2问：首先考虑出现的并发症是

A. 骨化性肌炎
B. 肌肉断裂
C. 骨折
D. 韧带假体断裂
E. 下肢深静脉血栓
F. 脂肪液化

【解析】暴力推拿史是骨化性肌炎的常见原因之一。前交叉韧带重建术后患者，手法治疗是在生理活动范围内施治，即使经历暴力推拿，也极少导致骨折、肌肉断裂、韧带假体断裂等严重损伤，故不做首选考虑。前交叉韧带重建术后下肢深静脉血栓的发生率较低，且手法治疗不是导致下肢深静脉血栓的原因。

第3问：住院医师在查体中发现，患者患侧膝关节主动伸膝差10°伸直，屈膝可达80°，以下结果记录正确的是

A. −10°~80°
B. 左膝 AROM 0-伸 10°-屈 80°
C. 左膝 PROM 0-伸 10°-屈 80°
D. 左膝 AROM 伸 10°-0-屈 80°
E. 左膝 PROM 伸 10°-0-屈 80°
F. 左膝 AROM 伸-10°-屈 80°

【解析】关节活动范围建议以中立位0°法记录，要明确标记左或右、哪个关节、主动或被动活动范围，标记结果中0代表中立位。

第4问：目前高度怀疑患者罹患骨化性肌炎，需要做的检验和检查是

A. X线检查　　B. B超
C. MRI　　D. ESR
E. CRP　　F. 血常规

【解析】X线检查可以直观看出骨化的范围，根据边界是否清晰判断患者目前在急性进展期抑或稳定期；B超对于骨化早期的判断优于X线检查，且可同时观察软组织的情况；MRI可以明确观察骨化及周围组织的炎性表现等；ESR、CRP都是常规炎性指标，有利于判断骨化是否在进展期。

第5问：可直观看到陈旧骨化性肌炎的检查是

A. X线片　　B. B超
C. MRI　　D. ESR
E. CRP　　F. ALP

【解析】X线片可以直观看。

【案例9】患者男，24岁。被刀砍伤1小时。查体：右侧拇指近端完全离断，离断残指，相对完整，无损毁。

第1问：对患者下一步应进行的处理是

A. 清创直接缝合术
B. 断指再植手术
C. 残端直接缝合术
D. 吻合动静脉→修复肌腱→闭合创口
E. 固定骨骼→修复肌腱和神经→闭合创口
F. 修复肌腱神经→吻合动静脉→固定骨骼→闭合创口
G. 固定骨骼→修复肌腱→吻合动静脉→修复神经→闭合创口

【解析】该患者拇指离断1小时，断指完整，要进行断指再植，再植顺序固定骨骼→修复肌腱→吻合动静脉→修复神经→闭合创口。

答案： 2. A　3. B　4. ABCDE　5. A　【案例9】 1. BG

［提示］患者接受断指再植手术，手术顺利，返回病房。

第 2 问：患者术后，最大程度影响肢体存活的因素是

A. 血管吻合的质量
B. 骨支架建立是否稳固
C. 皮肤对合缝合的质量
D. 肌腱缝合的质量
E. 神经缝接的质量
F. 康复护理的质量

【解析】断指再植术后，血管吻合的好坏，直接决定肢体是否能够存活。

第 3 问：患者断指再植术后 30 小时，发现再植拇指指甲发绀，指腹肿胀，毛细血管反应存在，皮温正常。可能的原因和正确的处理措施是

A. 静脉痉挛或是栓塞
B. 动脉痉挛或是栓塞
C. 创口感染
D. 再灌注损伤所致
E. 创口有活动性出血
F. 松开敷料，抬高患指，解痉抗凝
G. 积极进行患指运动训练
H. 积极对症止血

【解析】断指再植术后，静脉痉挛或是栓塞，符合上述症状，若是出现这种情况，需要松开敷料，抬高患指，解痉抗凝。

第 4 问：关于断指术后康复原则，描述正确的是

A. 术后固定是治疗的重要措施
B. 尽可能延长固定时间
C. 尽快消肿，松解组织粘连
D. 尽早开展运动手法训练
E. 术后可以立即开展作业治疗
F. 可以使用红外线减少水肿
G. 抬高患指，保持患肢各关节处于休息位
H. 术后关节活动度和肌力恢复到一定程度，可以进行作业治疗

【解析】断指再植术后，术后固定是治疗的重要措施，尽可能缩短固定时间；尽快消肿，松解组织粘连；尽早开展运动手法训练；术后关节活动度和肌力恢复到一定程度，可以尽早进行作业治疗；可以使用红外线减少水肿；抬高患指，保持患肢各关节处于功能位。

【案例 10】患者男，24 岁。意外摔伤导致右侧上臂中段骨折，予以内固定术，术后出现右侧腕部和手指伸直功能障碍。

第 1 问：该例患者功能障碍的可能原因是

A. 正中神经损伤
B. 尺神经损伤
C. 桡神经损伤
D. 肌皮神经损伤
E. 尺侧腕伸肌肌腱损伤
F. 桡侧腕伸肌肌腱损伤
G. 指伸肌腱损伤

【解析】该例患者可能出现桡神经损伤，导致出现垂手、垂腕现象。

［提示］患者手术过程顺利，术中探查神经血管，未见明显离断。

第 2 问：患者术后需进一步采取康复处理，下列正确的是

A. 立即安排手术探查
B. 观察治疗 3 个月
C. 予以改善水肿，营养神经药物对症处理
D. 积极的康复训练，被动或是助动训练
E. 低频电刺激治疗，促进神经功能恢复
F. 中医针灸治疗

【解析】由于手术探查时未见明显的神经离断，一般手术观察治疗 3 个月，其间可以

答案：　2. A　3. AF　4. ACDFH　【案例 10】1. C　2. BCDEF

接受上述治疗，如改善水肿，营养神经药物对症处理；积极的康复训练，被动或是助动训练；低频电刺激治疗，促进神经功能恢复；中医针灸治疗等。

第3问：患者恢复过程中，监测神经功能恢复情况的方法是

A. 肌电图　　B. 肌骨B超
C. 肌力评定　　D. 肌张力评定
E. 痉挛评定　　F. 感觉评定
G. X线评估　　H. MRI评估

【解析】该例患者恢复期间，可以通过肌电图了解神经生长情况；通过肌骨B超了解神经延续性和形态变化；通过肌力评定了解神经支配肌肉功能变化情况；通过感觉评定了解神经支配皮区感觉变化情况。

第4问：患者经过规范的康复治疗3个月后，腕部和手指功能恢复不佳，接下来的进一步处理是

A. 立即安排肌电图检查
B. 立即安排肌骨B超检查
C. 立即安排CT检查
D. 继续康复治疗
E. 继续电刺激治疗
F. 继续红外线治疗
G. 评估后安排手术探查
H. 继续针灸治疗

【解析】该例患者骨折术后，存在垂手、垂腕，考虑桡神经损伤，经过3个月康复治疗，功能恢复不佳，考虑综合评估后手术探查，术前需要评估肌电图和肌骨B超。

【案例11】患者男，21岁。1年前外伤致右上臂毁损，行右上臂截肢术。现右上臂中上1/3远端缺如，残肢无皮肤破溃，残肢痛明显，右肩关节活动受限，右上臂残肢肌肉萎缩。

第1问：对患者进行评估与治疗，以康复协作组的形式进行工作，康复协作组成员包括

A. 医师　　B. 护士
C. 物理治疗师　　D. 作业治疗师
E. 假肢技师　　F. 心理医师
G. 社会工作者

【解析】截肢康复是以截肢康复协作组的形式进行工作的。它需要一组具有截肢康复各方面知识和技能的工作者共同为截肢者服务。如物理治疗师从生物力学角度分析患者穿戴假肢后的力线问题；作业治疗师对患者进行日常生活活动训练及重返岗位的职业训练；伴随患者的心理问题需要心理医师全面指导。康复协作组的主要组成如下。①医师：经过专科训练，掌握截肢理论和技能的外科医师或康复医师；②护士：经过专科训练；③物理治疗师、作业治疗师；④假肢技师；⑤心理医师；⑥社会工作者。

第2问：患者残肢痛明显，可采取的治疗方法包括

A. 蜡疗
B. 超短波疗法
C. 紫外线疗法
D. 按摩
E. 关节活动度训练
F. 肌力训练

【解析】疼痛一般有两类，一类是幻肢痛，即患者感到已被切除的肢体有痉挛、挤压、烧灼样的疼痛感，发生率为5%~10%，幻肢痛原因不明；另一类是残端痛，应查明这类疼痛的原因，常见的为神经瘤。可用蜡疗、超短波疗法、紫外线疗法、按摩等方法治疗。

第3问：测量上臂残端长度的方法是

A. 测量点从腋窝前缘到残肢末端，应在肩峰下30cm

答案： 3. ABCF　4. ABG　【案例11】1. ABCDEFG　2. ABCD　3. B

B. 测量点从腋窝前缘到残肢末端，应在肩峰下 16~24cm
C. 测量点从腋窝前缘到残肢末端，应在肩峰下 12cm
D. 测量点从肩峰到残肢末端，应在腋窝前缘下 30cm
E. 测量点从肩峰到残肢末端，应在腋窝前缘下 16~24cm
F. 测量点从肩峰到残肢末端，应在腋窝前缘下 15cm

【解析】残肢长度对假肢种类的选择，对假肢的控制能力、悬吊能力、稳定性、代偿功能等均有影响。上臂残端长度测量方法为测量点从腋窝前缘到残肢末端，应在肩峰下 16~24cm。

第 4 问：如果要佩戴假肢，该患者的主要肌群力量至少达到

A. 0 级　　B. 1 级
C. 2 级　　D. 3 级
E. 4 级　　F. 5 级

【解析】患者的主要肌群力量至少达 3 级才能佩戴假肢。对每块肌肉的肌力使用 5 级 6 分法进行分级。

【案例 12】患者女，25 岁。1 年前外伤致右小腿毁损，行右小腿截肢术。现残肢无皮肤破溃，残肢痛明显，佩戴临时假肢时，站立相的早期膝过度屈曲。

第 1 问：该患者产生异常步态的假肢原因包括

A. 跖屈不足
B. 足跟垫或跖缓冲器过硬
C. 接受腔屈曲过度
D. 接受腔对线太靠前
E. 袖皮带螺丝的位置太靠后
F. 接受腔内收不足
G. 跖屈过度

【解析】小腿假肢站立相的早期膝过度屈曲产生的假肢原因主要包括跖屈不足、足跟垫或跖缓冲器过硬、接受腔屈曲过度、接受腔对线太靠前和袖皮带螺丝的位置太靠后。

第 2 问：患者残肢痛明显，可采取的治疗方法包括

A. 蜡疗
B. 超短波疗法
C. 紫外线疗法
D. 按摩
E. 关节活动度训练
F. 肌力训练

【解析】疼痛一般有两类，一类是幻肢痛，即患者感到已被切除的肢体有痉挛、挤压、烧灼样的疼痛感，发生率为 5%~10%，幻肢痛原因不明；另一类是残端痛，应查明这类疼痛的原因，常见的为神经瘤。可用蜡疗、超短波疗法、紫外线疗法、按摩等方法治疗。

第 3 问：该患者产生异常步态的解剖原因包括

A. 膝屈曲挛缩
B. 股四头肌无力
C. 残肢前面远端痛
D. 伸肌痉挛
E. 膝骨关节炎
F. 跖屈不足

【解析】小腿假肢站立相的早期膝过度屈曲产生的解剖原因主要包括膝屈曲挛缩和股四头肌无力。

第 4 问：如果要佩戴假肢，该患者的主要肌群力量至少达到

A. 0 级　　B. 1 级
C. 2 级　　D. 3 级
E. 4 级　　F. 5 级

答案： 4. D　【案例 12】1. ABCDE　2. ABCD　3. AB　4. D

【解析】患者的主要肌群力量至少达3级才能佩戴假肢。对每块肌肉的肌力使用5级6分法进行分级。

【案例13】患者男,20岁。1年前外伤致右腿毁损,行右大腿截肢术。现残肢无皮肤破溃,佩戴临时假肢时,呈划圈步态。

第1问:该患者产生异常步态的假肢原因包括

A. 假肢长
B. 膝关节结构过僵
C. 悬吊不合适
D. 接受腔小
E. 假肢短
F. 外展对线不良
G. 跖屈过度

【解析】大腿假肢划圈步态产生的假肢原因主要包括假肢长、膝关节结构过僵、悬吊不合适、接受腔小和跖屈过度。

第2问:大腿残端长度的测量方法为

A. 测量点从髂前上棘沿大腿前面到残肢末端,合理长度为25cm
B. 测量点从髂前上棘沿大腿前面到残肢末端,合理长度为15cm
C. 测量点从髂前上棘沿大腿前面到残肢末端,合理长度为35cm
D. 测量点从坐骨结节沿大腿后面到残肢末端,合理长度为25cm
E. 测量点从坐骨结节沿大腿后面到残肢末端,合理长度为15cm
F. 测量点从坐骨结节沿大腿后面到残肢末端,合理长度为35cm

【解析】残肢长度对假肢种类的选择,对假肢的控制能力、悬吊能力、稳定性、代偿功能等均有影响。上臂残端长度的测量方法为测量点从腋窝前缘到残肢末端,应在肩峰下16~24cm。前臂残端长度的测量方法为测量点从尺骨鹰嘴沿尺骨到残肢末端,应在肘下2~18cm。大腿残端长度的测量方法为测量点从坐骨结节沿大腿后面到残肢末端,合理长度为25cm。小腿残端长度的测量方法为测量点从膝关节外侧间隙到残肢末端,合理长度为15cm。

第3问:该患者产生异常步态的解剖原因包括

A. 膝屈曲挛缩
B. 股四头肌无力
C. 外展肌挛缩
D. 膝控制不良
E. 髋痛
F. 跖屈不足

【解析】大腿假肢划圈步态产生的解剖原因主要包括外展肌挛缩和膝控制不良。

第4问:如果要佩戴假肢,该患者的主要肌群力量至少达到

A. 0级
B. 1级
C. 2级
D. 3级
E. 4级
F. 5级

【解析】患者的主要肌群力量至少达3级才能佩戴假肢。对每块肌肉的肌力使用5级6分法进行分级。

【案例14】患者女,56岁。右侧臀部、髋部疼痛8个月余,加重伴右侧腹股沟及大腿前方疼痛、活动时弹响3个月,躯干右旋时诱导症状发作,俯卧位起床困难。查体:右腹股沟中点下方压痛并可触及弹响,右髋屈曲内收到外展外旋伸直时可闻及右髋前方弹响,右股神经张力试验(+)。

第1问:对患者进一步查体,重点进行的是

A. 髋关节撞击试验
B. Slump试验
C. Ober试验、Noble试验
D. 滚筒试验、Thomas试验
E. Trendelenburg征
F. 大步走试验

【解析】依据患者症状及初步查体,考虑

答案:【案例13】1. ABCDG 2. D 3. CD 4. D 【案例14】1. D

髂腰肌撞击综合征或髂腰肌肌腱炎可能性大,Thomas 试验可测试髂腰肌长度及紧张度,滚筒试验可测试髂腰肌是否存在与髂耻隆起或股骨头的撞击,均有助于诊断髂腰肌撞击综合征或髂腰肌肌腱炎。

第 2 问:为了确诊,对患者进行的进一步检查是

A. 腹部平片 B. 骨盆平片
C. 腹部 CT D. 腰椎 MRI
E. 腹部 MRI F. 盆腔肌骨超声

【解析】肌骨超声可显示髂腰肌、股神经、股外侧皮神经等的形态、结构,并能通过动态扫查明确病变部位、性质、原因。

[提示] 超声显示右侧髂腰肌增厚、回声减轻、纹理紊乱,动态扫查时可见髂腰肌与其下方髂耻隆起摩擦。

第 3 问:对患者首先考虑的诊断是

A. 右髂腰肌撞击综合征
B. 右髂腰肌肌腱炎
C. 右髂前下棘撞击综合征
D. 右股神经综合征
E. 右盆腔肿瘤
F. 右髂耻滑囊炎

【解析】结合患者临床症状、查体及超声检查,可明确右髂腰肌撞击综合征诊断;患者股神经张力试验(+),考虑与增厚的髂腰肌对其挤压有关。

第 4 问:明确诊断后,对该患者下一步的治疗可采取

A. 手法放松髂腰肌
B. 冲击波
C. 超声引导下局部注射治疗
D. 股神经滑移治疗
E. 髂腰肌拉伸练习
F. 核心稳定性练习及运动控制练习
G. A+B+D+E+F

【解析】髂腰肌撞击综合征的治疗首先需采取手法治疗放松髂腰肌,避免其进一步撞击及挤压股神经;患者病程长,髂腰肌反复撞击会导致髂腰肌慢性炎症,故可选择冲击波治疗;患者股神经张力试验(+),需采取股神经滑移术;髂腰肌拉伸练习有助于放松髂腰肌,而核心稳定性练习及运动控制练习是防止复发的关键。超声引导下的局部注射治疗一般在上述治疗效果不佳时采用。

【案例 15】患者男,36 岁。登山活动后左膝疼痛 1 个月,加重伴活动受限 1 周。查体:左膝内侧压痛,髌骨碾磨试验(+),屈膝抗阻内旋试验(+)。

第 1 问:对患者初步诊断为左鹅足炎,但需与下列疾病进行鉴别的是

A. 左膝滑膜炎
B. 左膝半月板损伤
C. 左髌股关节综合征
D. 左髌前滑囊炎
E. 左髌下脂肪垫炎
F. 左膝前交叉韧带损伤

【解析】鹅足炎一般在鹅足处压痛,屈膝抗阻内旋试验(+);而该患者髌骨碾磨试验也阳性,该试验为髌股关节综合征的特征,故需与之相鉴别。

第 2 问:为明确诊断与鉴别诊断,需进行的检查是

A. 左膝 MRI B. 左膝 X 线片
C. 左膝超声 D. 左膝 CT
E. 电生理检查 F. 左膝关节镜检查

【解析】MRI 是明确膝关节软组织损伤的首选检查,不仅可明确鹅足炎诊断,也可明确是否存在髌股关节综合征,以及半月板

答案: 2. F 3. A 4. G 【案例 15】1. C 2. A

损伤、韧带损伤(前交叉韧带、后交叉韧带、侧副韧带)等。

第3问:患者明确诊断为左鹅足炎,同时存在髌股关节面破坏、半月板退变,下一步治疗首先重点针对的是

A. 左鹅足炎
B. 左髌股关节综合征
C. 左半月板退变
D. 左膝疼痛
E. 左膝活动受限
F. 左膝周肌力下降

【解析】此患者疼痛、活动受限主要由鹅足炎引起,髌股关节综合征也可引起膝痛和活动受限,但其及半月板退变呈慢性过程,故治疗首先需针对鹅足炎。

第4问:治疗措施可采取

A. 左膝暂时制动
B. 理疗
C. 关节松动
D. 软组织手法治疗
E. 运动疗法
F. 超声引导下局部注射治疗

【解析】疼痛严重时需患膝暂时制动,通过理疗消炎止痛改善血液循环促进组织愈合,通过软组织手法治疗放松缝匠肌、股薄肌、半腱肌,通过关节松动改善髌股关节、胫股关节活动,通过运动疗法改善膝周围肌肉肌力与耐力及肌肉间的协调;超声引导下局部注射小剂量糖皮质激素适宜于鹅足滑囊炎的急性期治疗,也适宜于上述治疗效果不佳的鹅足肌腱炎。

【案例16】患者女,80岁。以"咳嗽后突发腰部疼痛伴活动受限1天"为主诉就诊。查体:胸12、腰1棘突压痛阳性,腰肌紧张,腰椎活动受限,双下肢肌力正常,大小便正常。

第1问:对患者下一步应进行的检查是

A. 胸腰椎CT检查
B. 骨密度检查
C. 胸腰椎X线检查
D. 腰椎MRI检查
E. B超检查
F. 骨密度检查

【解析】患者为老年女性,突发腰部疼痛及腰部活动受限,首先考虑腰椎压缩性骨折,骨质疏松症。首先应完善的检查是胸腰椎X线检查。

[提示]患者行胸腰椎X线检查发现,腰1椎体楔形变。

第2问:此时该患者可能的诊断是

A. 腰椎间盘突出症
B. 骨质疏松症
C. 腰椎压缩性骨折
D. 脊髓损伤
E. 腰椎滑脱症
F. 腰肌劳损

【解析】根据患者发病年龄及影像学表现,考虑为骨质疏松症、腰椎压缩性骨折。

第3问:针对骨质疏松症,可给予患者的药物是

A. 硫酸氨基葡萄糖
B. 碳酸钙D_3
C. 维生素D
D. 阿仑膦酸钠
E. 骨化三醇
F. 降钙素
G. 塞来昔布
H. 依托考昔

【解析】骨质疏松症药物治疗包括补充钙剂和维生素D,使用抗骨质疏松症药物等。

答案: 3. A 4. ABCDEF **【案例16】** 1. C 2. BC 3. BCDEF

抗骨质疏松症药物包括骨吸收抑制剂(阿仑膦酸钠,降钙素)和骨形成的促进剂等。塞来昔布和依托考昔为非甾体抗炎药,与骨质疏松症无关。

第 4 问:最终患者确诊为腰椎压缩性骨折、骨质疏松症,在结束制动后应采取的康复治疗有

A. 有氧运动
B. 经皮电刺激治疗
C. fNIRS
D. 重复经颅磁刺激
E. 低频脉冲电磁场
F. 电刺激
G. 偏振光
H. 负重训练

【解析】骨质疏松症的运动疗法包括有氧运动、抗阻训练(如负重练习)、全身振动训练等。低频脉冲电磁场可增加骨量、减少骨吸收,促进骨形成,提高骨沉积。对骨质疏松症或骨折引起的疼痛可选择经皮电刺激治疗。

【案例 17】患者女,77 岁。患者主因“摔倒后右髋关节疼痛伴活动受限 10 天”就诊。

第 1 问:对该患者最有可能的诊断是

A. 腰椎骨折　　B. 股骨颈骨折
C. 尾骨骨折　　D. 耻骨骨折
E. 骶椎骨折　　F. 股骨头坏死

【解析】老年女性骨质疏松症患病率高达 51.6%,跌倒后易出现骨质疏松相关性骨折,股骨颈骨折是中老年人群中最常见的骨折类型。

[提示]患者行 X 线检查,结果提示:右侧股骨颈骨折。经评估,股骨头移位程度较小,患者就诊于骨科后,医师与患者及家属沟通,患者希望进行保守治疗。

第 2 问:患者后期可能出现的并发症包括

A. 肺部感染　　B. 压疮
C. 深静脉血栓　　D. 泌尿系感染
E. 肌肉萎缩　　F. 肺栓塞

【解析】股骨颈骨折后若采取保守治疗,其后需长期卧床,可能出现各系统并发症,包括但不限于肺部感染、压疮、深静脉血栓、泌尿系感染、肌肉萎缩、肺栓塞。

第 3 问:若患者及家属决定行髋关节置换手术治疗,根据手术类型和患者的一般情况,早期可给予的康复治疗措施包括

A. 改造家居环境
B. 下肢康复机器人
C. 下肢肌肉等长收缩
D. 气压治疗
E. 继续卧床
F. 心肺功能训练
G. 下肢制动
H. 使用拐杖、助行架等辅助器具

【解析】髋关节置换术后,在条件允许的前提下应尽量缩短卧床时间,增强心肺功能,气压治疗可预防深静脉血栓等并发症、下肢肌肉等长收缩可预防肌肉萎缩及关节挛缩。早期行动不方便可使用拐杖、助行架等辅助器具。改造家居环境对老年患者预防跌倒尤为重要。

第 4 问:为预防骨质疏松症及相关性骨折,应采取的措施有

A. 纠正不良生活方式
B. 增加户外活动
C. 减少户外活动
D. 补充钙剂
E. 服用类固醇激素
F. 摄入牛奶
G. 预防跌倒

答案: 4. ABEH　**【案例 17】** 1. B　2. ABCDEF　3. ABCDFH　4. ABDFGH

H. 改造家居环境

【解析】骨质疏松症的危险因素包括过少的户外活动、既往大剂量长期服用类固醇激素。骨质疏松症的治疗包括纠正不良生活方式、加强营养、营养均衡、摄入牛奶或奶制品、戒烟、限酒、充足日照、增加户外活动，预防跌倒，药物治疗，以及康复工程，即改造家居环境。

【案例 18】患者女，11 岁。发现双肩不平 1 个月。无外伤史。无家族史。查体见右肩高，向前弯腰试验阳性，躯干旋转角度 5°，双下肢等长，四肢肌力、肌张力正常。

第 1 问：对患者下一步应进行的检查是

A. X 线　　B. CT
C. 增强 CT　　D. MRI
E. 增强 MRI　　F. 超声

【解析】根据患者主诉、查体情况，需考虑脊柱侧凸可能，应行全脊柱 X 线检查。

［提示］患者行全脊柱 X 线检查发现：胸段脊柱侧弯，Cobb 角 15°。

第 2 问：此时首先考虑的疾病是

A. 早发性脊柱侧凸
B. 特发性脊柱侧凸
C. 继发性脊柱侧凸
D. 功能性脊柱侧凸
E. 神经肌肉性脊柱侧凸
F. 非结构性脊柱侧凸

【解析】根据患者病史、查体及辅助检查结果，考虑该患者最可能为特发性脊柱侧凸。

第 3 问：该患者需进行的康复评定是

A. 临床评定　　B. 影像学评定
C. 肺功能评定　　D. 平衡功能评定
E. 心肺功能评定　　F. 心理功能评定
G. 生活质量评定

【解析】脊柱侧凸的康复评定包括临床评定、影像学评定、肺功能评定、平衡功能评定、心肺功能评定、心理功能评定、生活质量评定。

第 4 问：患者评定结果显示轻度脊柱侧凸，肺功能正常，平衡功能较差，心肺运动耐力可。应采取的康复治疗方法为

A. 定期随访
B. 平衡功能训练
C. 呼吸功能训练
D. 脊柱侧凸特定运动疗法
E. 支具治疗
F. 手法治疗
G. 手术治疗
H. 家庭康复治疗

【解析】根据患者的康复评定结果，需进行平衡功能训练、脊柱侧凸特定运动疗法、手法治疗、家庭康复治疗和定期随访。

【案例 19】患者男，7 岁。发现背部姿势不对称 3 个月。生长发育史与正常同龄儿相似。无外伤史，无家族史。查体见左肩高，向前弯腰试验阳性，躯干旋转角度 7°，双下肢等长，四肢肌力、肌张力正常。全脊柱 X 线检查发现：胸左弯，Cobb 角 22°。

第 1 问：对患者下一步应进行的检查是

A. X 线　　B. CT
C. 增强 CT　　D. MRI
E. 增强 MRI　　F. 超声

【解析】根据患者存在非典型性脊柱侧弯（胸左弯），应行 MRI 排除椎管内病变。

［提示］患者行 MRI 检查发现：脊髓未见明显异常。

第 2 问：该患者需进一步完善的康复评定是

A. 疼痛评定　　B. 运动发育评定

答案：【案例 18】1. A　2. B　3. ABCDEFG　4. ABDFH　【案例 19】1. D　2. CDEFG

C. 肺功能评定　　D. 平衡功能评定
E. 心肺功能评定　　F. 心理功能评定
G. 生活质量评定

【解析】该患者有中度脊柱侧凸，需完善的康复评定有肺功能评定、平衡功能评定、心肺功能评定、心理功能评定、生活质量评定。

［提示］患者肺功能评定示阻塞性通气障碍，平衡功能评定示跌倒风险高，心肺运动试验示运动耐力欠佳，心理功能评定示正常，生活质量评定示生活质量下降。

第3问：该患者的康复诊断是
A. 早发性脊柱侧凸
B. 特发性脊柱侧凸
C. 肺功能障碍
D. 平衡功能障碍
E. 运动功能障碍
F. ADL受限

【解析】根据患者病史、查体、辅助检查和康复评定结果，考虑该患者的病因诊断为早发性脊柱侧凸，功能诊断为肺功能障碍、平衡功能障碍、运动功能障碍。

第4问：对该患者应采取的康复治疗方法为
A. 定期随访
B. 平衡功能训练
C. 呼吸功能训练
D. 脊柱侧凸特定运动疗法
E. 支具治疗
F. 手法治疗
G. 手术治疗
H. 家庭康复治疗

【解析】根据患者的康复评定结果，需进行平衡功能训练、呼吸功能训练、脊柱侧凸特定运动疗法、支具治疗、手法治疗、家庭康复治疗和定期随访。

【案例20】患者女，23岁。半年来逐渐出现晨起腰痛，伴僵硬感，晨僵持续时间约1小时，活动后减轻，有时夜间疼痛影响睡眠，近2个月来出现下肢膝、踝关节肿胀。否认下肢麻木、放射痛，否认健身习惯。

第1问：该患者下一步应进行的检查是
A. 腰椎正侧位X线
B. 腰椎CT
C. 腰椎MRI
D. 血常规
E. 红细胞沉降率
F. 肿瘤标志物
G. 类风湿因子
H. 抗核抗体
I. CRP

【解析】患者青年女性，有典型晨僵病史，否认下肢麻木、放射痛，最先考虑类风湿关节炎，排除腰椎间盘突出，所以影像学检查首先考虑腰椎正侧位X线。同时完善实验室相关检查。

第2问：对该患者最可能的诊断是
A. 腰椎间盘突出症
B. 腰肌劳损
C. 腰椎管狭窄
D. 类风湿关节炎
E. 强直性脊柱炎
F. 脊柱侧弯
G. 系统性红斑狼疮

【解析】患者青年女性，有典型晨僵病史，否认下肢麻木、放射痛，最先考虑类风湿关节炎。

第3问：对该患者需要完善的康复评定是
A. VAS　　B. 关节活动度
C. MMSE　　D. Barthel
E. SF-36　　F. 洼田饮水试验
G. MMT

答案： 3. ACDE　4. ABCDEFH　**【案例20】** 1. ADEGH　2. D　3. ABDE

【解析】VAS视觉模拟评分用来评估疼痛,MMSE评估认知,Barthel评估日常生活活动能力,生存质量评估SF-36用来评估社会参与能力评定,MMT评估肌力,洼田饮水试验用于评估吞咽功能。

第4问:以下治疗可能对该患者有帮助的是

A. 使用非甾体抗炎药
B. 使用泼尼松
C. 使用艾拉莫德
D. 使用甲氨蝶呤
E. 使用抗生素
F. 超短波治疗
G. 使用柳氮磺吡啶

【解析】类风湿关节炎的药物治疗分两大类,第一类为非特异性对症药物包括激素和非甾体抗炎药;第二类为缓解病程药物,有金制剂和中草药。国内外指南共同认可的一线药物有甲氨蝶呤、柳氮磺吡啶,艾拉莫德是2011年我国国家食品药品监督管理局批准的新型抗风湿药,超短波等高频物理因子对抑制炎症效果好。

【案例21】患者男,26岁。进行性加重的双髋关节疼痛伴呼吸困难6个月,无发热、咳嗽,无咳痰,建议进一步检查。

第1问:对患者下一步应进行的检查是

A. 肺部CT
B. 骶髂关节CT
C. 血常规、CRP
D. 脊柱正侧位X线
E. Schober试验
F. ESR
G. RF

【解析】强直性脊柱炎多发于青年男性,起病隐匿,双侧骶髂关节多先受累,后逐渐侵及腰椎和胸椎,RF(-),HLA-B27(+),虽非感染性,但血常规、CRP、红细胞沉降率多高于正常,且血常规可检验贫血情况;进一步完善脊柱影像学检查,检测脊柱受累情况;Schober试验可检测腰椎活动度。患者主要累及双髋关节,而类风湿关节炎主要累及小关节,且为对称性,暂不考虑。该患者存在呼吸困难,需完善肺部CT检查。

第2问:首先考虑的疾病是

A. DISH病 B. 类风湿关节炎
C. 强直性脊柱炎 D. 脊柱结核
E. 反应性关节炎 F. 银屑病性关节炎

【解析】强直性脊柱炎多发于青年男性,起病隐匿,双侧骶髂关节多先受累,后逐渐侵及腰椎和胸椎。DISH病多发于老年人,胸椎是其典型受累部位。类风湿关节炎多累及小关节、多关节对称。脊柱结核多伴午后热,主要累及椎体。反应性关节炎为非对称、少关节型炎症,下肢受累多于上肢,多见于膝关节、踝关节和足的小关节,髋关节受累罕见。银屑病性关节炎主要为非对称性,以单关节受累为主,或少关节型受累,大关节主要为膝关节。

第3问:强直性脊柱炎的特征包括

A. 男性多于女性
B. RF(+)
C. HLA-B27(+)
D. 可用NSAIDs与DMARDs
E. 有明显家族史
F. 附着点炎

【解析】强直性脊柱炎RF(-)。

第4问:最终患者确诊为强直性脊柱炎,下一步应采取的治疗有

A. 定期随诊

答案: 4. ABCDFG 【案例21】1. ABCDEF 2. C 3. ACDEF 4. ABCDEFGH

B. 健康教育
C. 物理治疗
D. 肺功能及胸廓活动度训练
E. NSAIDs
F. DMARDs
G. 糖皮质激素
H. 手术治疗

【解析】强直性脊柱炎的治疗以健康教育、保持脊柱及胸廓活动度为原则，改善受累关节活动度，对症 NSAIDs 止痛可使 PT 可以进行；DMARDs 治疗；逐渐减量的糖皮质激素，可口服和注射，对于葡萄膜炎，可局部应用糖皮质激素滴眼。对于严重关节僵硬疼痛保守治疗无效者，可考虑手术治疗。

第八章 神经系统疾病

一、单选题

1. 顶叶皮质损害可引起
   A. 病灶对侧偏身复合感觉障碍
   B. 皮质盲
   C. 交叉性感觉障碍
   D. 对侧偏瘫
   E. 运动性失语

【解析】顶叶皮质系感觉中枢,接受身体对侧的痛、温、触和本体感觉冲动,并形成相应的感觉。其中顶上小叶为精细触觉和实体觉的皮质区。顶叶损害引起病灶对侧偏身复合感觉(精细感觉)障碍。还可引起失认症、失用症、Gerstmann 综合征等。

2. 下面**不属于**废用综合征的是
   A. 压疮
   B. 肌萎缩
   C. 异位骨化
   D. 关节挛缩
   E. 深静脉血栓

【解析】长期卧床不活动或活动量不足、失重及各种刺激减少等而引起的以生理功能衰退为主要特征的症候群,称为废用综合征。常见的有压疮、肺感染、关节挛缩、肌肉萎缩、肌力及肌耐力下降、骨质疏松、深静脉血栓、心肺功能下降、易疲劳、食欲减退,以及便秘、直立性低血压、自主神经不稳定、平衡及协调功能下降等。而异位骨化系不正确的治疗或护理造成局部软组织损伤引起的,属于误用综合征范畴。

3. 脑卒中患者病情不稳定的急性期主要评估内容**不包括**
   A. 生命体征及神经系统症状与体征情况
   B. 脑卒中和冠心病复发的危险因素情况
   C. 伴发病情况
   D. 生活环境是否需要改造
   E. 并发症的风险

【解析】脑卒中患者病情不稳定的急性期主要目标是尽快使脑卒中和伴发病病情稳定、尽量减少并发症、并开始二级预防,而生活环境改造要视功能恢复情况而定,不是病情不稳定的急性期的主要评估内容。

4. 患者男,50 岁。有 20 余年高血压病史。2 小时前晨起感觉头晕,站立不稳。查体:左侧指鼻试验、跟-膝-胫试验均欠稳准,Romberg 征睁闭眼均阳性,向左侧倾斜,余无阳性发现。头颅 CT:未见出血。对该患者的诊断可能为
   A. 脑出血
   B. 脑干梗死
   C. 基底节区脑梗死
   D. 左侧小脑梗死
   E. 右侧小脑梗死

【解析】头颅 CT 显示未见出血可除外脑出血,考虑为脑梗死;患者主要表现为小脑

答案: 1. A 2. C 3. D 4. D

性共济失调，提示病灶在小脑和/或脑干；因为无脑干病变的阳性体征，可除外脑干病变；左侧指鼻试验、跟-膝-胫试验均欠稳准，提示病灶在左侧小脑。

5. 患者男，80岁。有多次脑卒中病史，痴呆3年余。主因右侧肢体不能活动20天入院。查体：体温37.8℃，双肺底可闻及中小水泡音。痴呆，查体不配合，左侧肢体有少量自主活动，不能自主翻身，骶部有压疮，大小便失禁，双侧Babinski征阳性。当前临床工作的首要目标为
   A. 治疗痴呆
   B. 防治并发症
   C. 治疗脑卒中
   D. 恢复肢体运动功能
   E. 恢复自理能力

【解析】患者高龄，有多次脑卒中及数年痴呆史、ADL完全不能自理，已出现多种并发症，入院后临床工作的首要目标为防治并发症。

6. 患者男，47岁。左侧肢体活动不利2个月。被动活动左侧肢体时，肌张力较明显地增加，在大部分ROM中，阻力均较明显地增加，但受累部分仍能较易地被移动，其改良Ashworth评定分级为
   A. 1级　　B. 1^+级
   C. 2级　　D. 3级
   E. 4级

【解析】改良Ashworth分级将痉挛分为六级：无肌张力的增加为0级；肌张力轻度增加，受累部分被动屈伸时，在ROM之末时呈现最小的阻力或出现突然卡住和释放为1级；肌张力轻度增加，在ROM前50%范围内出现突然卡住，然后在ROM的后50%均呈现最小的阻力为1^+级；肌张力较明显地增加，在大部分ROM中，阻力均较明显地增加，但受累部分仍能较易地被移动为2级；肌张力严重增高，被动运动困难为3级；僵直，受累部分被动屈伸时呈现僵直状态而不能动为4级。

7. 轻中度颅脑外伤患者锥体外系损伤最常表现为
   A. 静止性震颤
   B. 姿势性和意向性震颤
   C. 手足徐动
   D. 舞蹈样动作
   E. 共济失调

【解析】震颤是轻中度脑外伤患者锥体外系损伤的最常见症状，常表现为大幅度的姿势性和意向性震颤。

8. 患者女，32岁。头部外伤后昏迷2天，此时采用高压氧治疗的作用机制**不包括**
   A. 增加血氧含量
   B. 提高血氧分压
   C. 增加血氧弥散距离
   D. 清除体内的有害气体
   E. 有效消除组织水肿和血管充血

【解析】高压氧治疗具有增加血氧含量、提高血氧分压、增加血氧弥散距离、有效消除组织水肿和血管充血的作用。高压氧也可以清除体内的有害气体，例如一氧化碳中毒的患者。但该患者为头部外伤，故此时高压氧治疗不包括此项。

9. 患者男，30岁。车祸致颅脑外伤，深昏迷，刺激有去脑强直发作。头颅CT未见颅内血肿及脑挫裂伤，环池未受压。对该患者的诊断应考虑为
   A. 脑震荡　　B. 脑挫伤
   C. 轴索损伤　　D. 脑干损伤
   E. 颅底骨折

答案： 5. B　6. C　7. B　8. D　9. D

【解析】患者深昏迷，刺激有去脑强直发作，头颅CT未见颅内血肿及脑挫裂伤，环池未受压，考虑原发脑干损伤可能性大。

10. 颅脑外伤后记忆障碍患者，最可能保留的记忆功能是
   A. 地点定向　　B. 工作记忆
   C. 内隐记忆　　D. 短时记忆
   E. 前瞻性记忆

【解析】颅脑外伤后记忆障碍患者最常保留内隐记忆。

11. 患者男，18岁。因车祸致轻度颅脑外伤2个月，患者在和他人交流过程中常表现为语量多，但信息量很少，或是重复无用的信息，表达不切题，在叙述中难以抓住主题，且连贯性降低。针对该症状，以下最合适的评价量表是
   A. Boston失语症量表
   B. 简易智能状态评估量表
   C. Hamilton焦虑量表
   D. 残疾等级量表
   E. 功能性交际测验

【解析】功能性交际测验作为交流能力的评估已被认可，能更全面准确地评估颅脑外伤患者的语言交流能力。

12. 患者男，20岁。颅脑外伤后出现物品失认症。以下训练方法正确的是
   A. 对常用的、必需的、功能特定的物品通过反复实践进行辨认
   B. 在学习过程中要强调患者将注意力集中在体会物品的特征上，如物品的质地、软硬、冷热等
   C. 让患者将几种物品放置在房间的不同位置，离开房间，然后返回，再指出它们的准确位置并逐一取回
   D. 交叉促进训练健侧上肢越过中线在患侧进行作业
   E. 在患者做动作前闭上眼睛想象动作，然后睁眼尝试完成

【解析】物品失认的训练方法包括：①对常用的、必需的、功能特定的物品通过反复实践进行辨认；②提供非语言的感觉-运动指导，如通过梳头来辨认梳子，教患者注意抓住物品的明显特征；③鼓励患者在活动中多运用感觉如触觉、听觉等；④为使患者最大限度独立，必要时可在物品上贴标签，提示患者。

13. 关于创伤性脊髓损伤的特点，下列描述**不正确**的是
   A. 发病年龄较年轻
   B. 男性多于女性
   C. 损伤时年龄越小的患者合并症越少
   D. 损伤后可存在多种并发症，累及所有器官系统
   E. 自主神经反射异常的发生率低于非创伤性脊髓损伤群体

【解析】创伤性脊髓损伤发病年龄较年轻，发病率最高的群体为18~25岁的年轻人，男女发病比例约为4∶1，损伤时年龄越小的患者合并症越少，损伤后可存在多种并发症，累及所有器官系统。自主神经反射异常、直立性低血压等自主神经系统症状比非创伤性脊髓损伤患者更常见。

14. 患者男，70岁。四肢抖动、运动迟缓5年，诊断为帕金森病，口服美多芭治疗过程中突然出现四肢不能运动，该现象可能是
   A. 剂峰运动障碍
   B. TIA
   C. 剂末现象
   D. 开关现象
   E. 精神症状

答案： 10. C　11. E　12. A　13. E　14. D

【解析】开关现象：症状在突然缓解与加重之间波动。

15.《脊髓损伤神经学分类国际标准》中对关键肌肌力检查的要求描述正确的是
   A. 应采取不同的体位以进行不同肢体部位的抗重力或去重力运动
   B. 使用5级6分法对肌力进行评价和记录
   C. 可以使用+和-对肌力进行更精确的评价
   D. 对于不能进行关键肌肌力检查的部位（如肢体制动），可跳过该关键肌
   E. 当查体发现存在肌力减弱，但考虑为非神经源性因素所致（如疼痛、费用）时，仍记录为5级肌力

【解析】《脊髓损伤神经学分类国际标准》中的肌力检查使用5级6分法进行分级（0级至5级），但与传统的徒手肌力检查存在一定不同。用于脊髓损伤分类的所有徒手肌力检查均在仰卧位进行；在对肌力分级为0级至5级时，不推荐使用+和-；在不能进行检查时（例如：由于肢体制动），使用NT（无法检查）；尽管徒手肌力检查时存在肌肉无力，但检查者认为肌肉为正常神经支配，无力是由于非神经源性因素所致时，如废用或疼痛，使用0*、1*、2*、3*或4*。

16.《脊髓损伤后残存自主神经功能国际标准》中记录的内容**不涉及**
   A. 呼吸和循环系统
   B. 排汗和体温调节
   C. 下尿路和肠道
   D. 内分泌和免疫系统
   E. 男性和女性生殖系统

【解析】《脊髓损伤后残存自主神经功能国际标准》记录的内容包括一般自主神经功能以及下尿路、肠道和性功能，用于记录脊髓损伤患者的心率、血压、排汗、体温调节、呼吸、膀胱、肠道及性功能情况。

17. 患者男，25岁。因车祸而出现脊髓损伤，其神经损伤平面为T_5，AIS B级，代表意义是
   A. 胸5为最低正常脊髓平面，胸6及以下存在感觉功能，无运动功能
   B. 胸4为最低正常脊髓平面，胸5及以下存在感觉功能，无运动功能
   C. 胸5为最低正常脊髓平面，胸6及以下存在运动功能，无感觉功能
   D. 胸4为最低正常脊髓平面，胸5及以下存在运动功能，无感觉功能
   E. 胸5为最低正常脊髓平面，胸6及以下感觉运动功能均消失

【解析】根据《脊髓损伤神经学分类国际标准》的定义，神经损伤平面为身体两侧感觉和运动功能均正常的最低节段，AIS B级为感觉不完全性损伤，即神经损伤平面以下有感觉功能保留，无运动功能保留。

18. 患者男，40岁。脊髓损伤，主要临床表现为损伤平面以下左侧身体痛觉、温度觉障碍，触觉正常。该患者损伤类型属于
   A. 横贯性损伤　　B. 半切综合征
   C. 侧索综合征　　D. 前索综合征
   E. 后索综合征

【解析】脊髓半切损害时出现分离性感觉障碍，即损伤平面以下同侧的运动障碍、深感觉和精细触觉障碍及对侧的痛觉、温度觉障碍。

19. 患者女，29岁。完全性脊髓损伤病史1年余，目前损伤平面位于T_4，双下肢

答案： 15. B　16. D　17. A　18. B　19. C

肌力 0 级。对于其远期功能预后表述**不正确**的是

A. 可独立进行进食、穿衣等，熟悉自我照护活动

B. 可独立进行大小便管理

C. 可扶助行器站立及行走

D. 可独立使用轮椅转移和移动

E. 可以恢复社区活动和文职工作

【解析】患者损伤时间 1 年以上，仍为完全性损伤，下肢运动功能无恢复，达到扶助行器站立及行走的可能性小。

20. 患者男，65 岁。跌倒致不完全性颈脊髓损伤，目前双下肢关键肌肌力均为 3~4 级。最适宜的训练方式为

A. 大肌群中低频电刺激

B. 被动运动及肢体牵伸

C. 卧位主动运动

D. 抗阻肌力训练及减重步行训练

E. 有氧运动

【解析】患者下肢肌力均为 3~4 级，抗阻肌力训练和减重步行训练有助于下肢力量和步行功能的恢复。

21. 正中神经的感觉分布区在

A. 手的内侧两指

B. 手的外侧 3 个半手指

C. 拇指、示指与中指

D. 手掌面掌骨区上

E. 手的内侧 3 个半手指

22. 桡神经损伤时屈肘力弱，此时神经支配减弱的肌肉是

A. 肱三头肌　B. 桡侧腕短伸肌

C. 肱桡肌　D. 旋后肌

E. 尺侧腕伸肌

23. 患者主诉右手桡侧 3 个半手指发麻，检查后诊断为腕骨骨折，受损神经为

A. 桡神经深支　B. 尺神经手背支

C. 尺神经深支　D. 正中神经

E. 尺神经浅支

24. 腓神经瘫痪所用踝足矫形器应是

A. 帮助跖屈　B. 帮助背屈

C. 锁定于中立位　D. 金属直立支架

E. 内侧 T 形带

25. 腓神经瘫痪的最常见原因是

A. 坐骨神经单神经病

B. 作业性蹲坐

C. L_5 神经根病

D. 腓神经创伤

E. 运动神经元病

26. 关于植物状态，下列说法**错误**的是

A. 认知功能丧失，无意识活动，不能执行指令

B. 保持自主呼吸和血压

C. 有睡眠-觉醒周期

D. 存在有目的性的眼球跟踪活动

E. 下丘脑和脑干功能基本保存

【解析】植物状态患者无意识活动，不存在有目的性的眼球跟踪活动。

27.《2018 美国慢性意识障碍实践指南》中对“慢性意识障碍”提出明确时间界限，慢性意识障碍时指病程大于

A. 14 天　B. 28 天　C. 1 个月

D. 3 个月　E. 12 个月

【解析】《2018 美国慢性意识障碍实践指南》指出因各种脑损伤后病程大于 28 天的为“慢性”意识障碍。

答案： 20. D　21. B　22. C　23. D　24. B　25. D　26. D　27. B

28.《2018 美国慢性意识障碍实践指南》中在治疗方面唯一推荐的药物是
A. 金刚烷胺　B. 左旋多巴
C. 唑吡坦　D. 巴氯芬
E. 溴隐亭

【解析】《2018 美国慢性意识障碍实践指南》指出在治疗方面唯一推荐的药物是金刚烷胺。

29. 重症肌无力常合并的疾病是
A. 小细胞肺癌
B. 甲状腺功能亢进
C. 多发性肌炎
D. 胸腺增生或胸腺瘤
E. 系统性红斑狼疮

【解析】重症肌无力任何年龄均可发病，但有两个发病年龄高峰：20~40 岁和 40~60 岁。其中 40~60 岁患者男性多见，年龄大者易合并胸腺瘤。

30. 关于重症肌无力的表述，**错误**的是
A. 是一种获得性自身免疫性疾病
B. 以部分或全身性骨骼肌疲劳为临床特征
C. 症状晨轻暮重
D. 抗胆碱酯酶药物治疗无效
E. 活动后加重、休息后减轻

【解析】胆碱酯酶抑制剂治疗有效是重症肌无力患者重要的临床指征。

31. 患者女，39 岁。进行性四肢无力，上、下楼费力。体格检查：神志清楚，四肢肌张力低，肌肉压痛(+)，四肢近端肌力下降，远端肌力正常，下蹲后站起困难。辅助检查：血清 CK 升高，肌电图呈肌源性损害。首先考虑的诊断是
A. 进行性肌营养不良
B. 重症肌无力
C. 皮肌炎
D. 多发性肌炎
E. 周期性麻痹

【解析】多发性肌炎的临床表现特点为四肢对称性肌无力近端重于远端，伴有肌痛，血清肌酸激酶(CK)升高，肌电图呈肌源性损害。

32. 关于多发性肌炎的表述，**不正确**的是
A. 四肢对称性近端肌无力
B. 首发症状多为站立、上下楼和梳头困难
C. 常伴肌肉酸痛和压痛
D. 血清 CK 正常
E. 可伴颈肌无力，表现抬头困难

【解析】多发性肌炎患者的临床表现为急性或亚急性起病，出现对称性四肢以近端为主的肌肉无力伴压痛，血清肌酸激酶增高，红细胞沉降率增快，肌电图呈肌源性损害，用糖皮质激素治疗效果好等。

33. 关于进行性肌营养不良的表述，**错误**的是
A. 是一组遗传性肌肉变性病
B. 病程进展缓慢，症状进行性加重
C. 累及肢体和头面部肌肉
D. 对称性肌无力、肌萎缩，可有假肥大
E. 肌电图为神经源性损害

【解析】进行性肌营养不良肌电图为肌源性损害。

34. 重症肌无力最常受累的肌肉是
A. 四肢肌　B. 眼外肌　C. 咽喉肌
D. 咀嚼肌　E. 呼吸肌

【解析】重症肌无力首发症状为一侧或双侧眼外肌无力，如上睑下垂、斜视和复视等，故最常累及的肌肉是眼外肌。

答案： 28. A　29. D　30. D　31. D　32. D　33. E　34. B

35. 帕金森病运动症状**不包括**
   A. 静止性震颤　B. 运动迟缓
   C. 痉挛　D. 肌强直
   E. 慌张步态

【解析】帕金森综合征的确诊是帕金森病治疗的先决条件。帕金森综合征的诊断基于3个核心运动症状,即必备运动迟缓和至少存在静止性震颤或肌强直项中的1项。

36. **不适用于**晚期帕金森病患者康复治疗的是
   A. rTMS 治疗
   B. 肺功能训练
   C. 步态训练
   D. 吞咽功能训练
   E. 耐力训练

【解析】帕金森病晚期患者已步行困难,多数时间在轮椅或床上;晚期的治疗目标是维持重要功能,预防肌肉萎缩、关节挛缩、压疮、肺炎等并发症,提高坐位下的耐力,减轻照料者负担。

37. 患者男,72岁。近期出现双侧肢体运动缓慢,有姿势平衡障碍,后拉试验阳性,诊断为帕金森病。该患者 Hoehn-Yahr 分级可能为
   A. 1.0 级　B. 1.5 级　C. 2.0 级
   D. 2.5 级　E. 3.0 级

【解析】帕金森病的 Hoehn-Yahr 分级为3.0级可出现双侧肢体运动缓慢,有姿势平衡障碍,后拉试验阳性。

38. 关于帕金森病的康复治疗的康复目标,描述**不正确**的有
   A. 改善患者关节活动度、躯干肌肉运动、姿势控制、平衡、粗大运动及协调能力
   B. 改善患者心理状态,使其达到完成功能性活动所需要的体能和耐力水平
   C. 教育和指导患者掌握独立、安全的生活技巧
   D. 使患者完成每一个活动都必须一步不少地完成,无需简化
   E. 设法提高患者日常生活活动能力,延长寿命,提高生命质量

【解析】帕金森病的康复治疗的康复目标中,选项D应该是让患者熟知能量节省和工作简化技术,其余都正确。

39. 患者男,65岁。3年前出现右上肢活动不灵,解纽扣动作迟缓,走路时右上肢无摆臂,未重视;近3年渐加重,并出现解纽扣困难,步伐变小,走路转弯困难,无肢体无力、麻木。既往无高血压、糖尿病等病史,无农药等接触史。查体:面具脸,四肢肌力正常,感觉正常,右侧肢体肌强直,余神经系统查体未见阳性定位体征。头颅 MRI 提示双侧基底节区可见点状缺血灶。对其最可能的诊断是
   A. 腔隙性脑梗死
   B. 帕金森综合征
   C. 帕金森病
   D. 运动神经元病
   E. 小脑性共济失调

【解析】帕金森综合征的诊断基于3个核心运动症状,即必备运动迟缓和至少存在静止性震颤或肌强直项中的1项。临床很可能诊断为帕金森病:①不符合绝对排除标准;②如果出现警示征象则需要通过支持标准来抵消,如果出现2条以上警示征象,则诊断不能成立。目前该患者具有运动迟缓和肌强直症状,无警示征象和绝对排除标准。

答案: 35. C　36. C　37. E　38. D　39. C

40. 患者男，70岁。10年前出现行动迟缓伴右手静止性震颤，并渐加重，后诊断为“帕金森病”，近1年患者出现进食缓慢，吞咽困难伴流涎。患者查体**不可能**出现的体征是

A. 面具脸 B. 四肢肌张力减低
C. 认知障碍 D. 声音低
E. 语速慢

【解析】帕金森病主要有四大症状：静止性震颤、肌强直、运动迟缓及姿势平衡障碍，不可能出现肌张力减低。

二、多选题

1. 关于Gerstmann综合征，描述正确的是
A. 病变部位主要累及优势半球缘上回、角回及至枕叶的移行部位
B. 手指失认
C. 左右分辨不能
D. 失写
E. 失算

【解析】Gerstmann综合征病变部位主要累及优势半球缘上回、角回及至枕叶的移行部位。主要症状包括手指失认、左右分辨不能、失写、失算等。

2. 关于废用综合征病因，描述正确的是
A. 长期卧床不活动或活动量不足
B. 不正确的手法
C. 失重
D. 各种刺激减少
E. 精神压力过大

【解析】长期卧床不活动或活动量不足、失重及各种刺激减少等而引起的以生理功能衰退为主要特征的症候群，称为废用综合征。常见的有压疮、肺感染、关节挛缩、肌肉萎缩、肌力及肌耐力下降、骨质疏松、深静脉血栓、心肺功能下降、易疲劳、食欲减退，以及便秘、直立性低血压、自主神经不稳定、平衡及协调功能下降等。

3. 关于痉挛的影响因素，描述正确的是
A. 伤害性刺激，如疼痛、压疮、泌尿系感染、膀胱充盈、便秘、深静脉血栓等可使其加重
B. 疲劳
C. 运动尤其是费力的活动
D. 精神紧张
E. 抗癫痫药物

【解析】痉挛受许多因素的影响。许多伤害性刺激，如疼痛、压疮、泌尿系感染、膀胱充盈、便秘、深静脉血栓等可使其加重。疲劳、运动尤其是费力的活动、精神紧张（如焦虑、恐惧）、气温、年龄、生活状况、药物（如抗抑郁药物）、紧张性反射等均对痉挛有影响。

4. 脑卒中的临床管理措施包括
A. 脑卒中的治疗
B. 伴发病的临床管理
C. 预防性康复措施
D. 恢复性康复措施
E. 二级预防

【解析】脑卒中临床管理措施主要包括原发病（脑卒中）的治疗、伴发病医学管理、康复治疗（预防性康复、恢复性和补偿性康复、维持性康复）和二级预防。

5. 补偿性康复手段，包括
A. 学会充分使用健侧、其他可利用的残存功能
B. 代偿
C. 技巧

答案： 40. B
1. ABCDE 2. ACD 3. ABCD 4. ABCDE 5. ABCDE

D. 辅助工具

E. 环境改造及适应环境

【解析】补偿性康复手段，主要是学会充分使用健侧、其他可利用的残存功能以及手段(包括残存功能强化、代偿、技巧、辅助工具、环境改造、适应环境等)，可用于提高生活自理能力和参与能力。

6. 关于脑卒中病情不稳定的急性期，描述正确的是

A. 尽快使脑卒中病情稳定、患者清醒

B. 主要采取预防性康复手段，防治并发症

C. 开始二级预防

D. 无论病情如何，发病 24 小时内下床活动

E. 绝对安静卧床

【解析】脑卒中病情不稳定的急性期主要是处理原发病、管理伴发病、预防并发症并开始二级预防。发病 24 小时内下床活动对某些患者可能存在病情加重的风险，而绝对安静卧床则增加发生并发症的风险。

7. 关于脑卒中恢复期的康复措施，描述正确的是

A. 主要采取主动性康复措施

B. 主动活动遵循先躯干、后四肢、先近端后远端的原则

C. 已不需要预防并发症的康复措施

D. 预测上肢功能恢复良好时，重点采取恢复性康复手段

E. 预测上肢功能恢复差时，对患侧上肢主要采取预防性康复手段，尽早开始补偿性康复

【解析】脑卒中恢复期主要采取主动性康复措施，主动活动遵循先躯干、后四肢、先近端后远端的原则。预测上肢功能恢复良好时，重点采取恢复性康复手段，以便更好地恢复上肢功能；预测上肢功能恢复差时，对患侧上肢主要采取预防性康复手段，尽早开始补偿性康复，以便尽快恢复生活自理能力。相当一部分患者仍有发生并发症的风险，仍需防治并发症。

8. 关于脑卒中后遗症期康复，描述正确的是

A. 通过补偿性康复手段，部分患者日常生活能力和参与能力仍可进一步改善

B. 运动耐力仍可进一步改善

C. 步行速度仍可进一步改善

D. 需要进行维持性康复

E. 部分患者易出现功能退化

【解析】脑卒中后遗症期是患者功能恢复已达平台期，但通过技巧学习、使用辅助器具及与环境相互适应等补偿性康复手段仍可有一定的日常生活活动能力和社会参与能力提高的时期。此期需要进行维持性训练，预防出现功能和能力的退化。通过不断增加运动量，运动耐力、步行速度等也可进一步改善。

9. 关于颅脑外伤的叙述正确的是

A. 男性发病多于女性

B. 青年人属于发病的高峰人群

C. 脑震荡属于原发性损伤

D. 脑挫裂伤属于原发性损伤

E. 弥漫性轴索损伤属于继发性损伤

【解析】我国颅脑外伤的年发病率为 55.4/10 万，最常发生于 15~24 岁及 75 岁以上人群，男性多于女性。原发性损伤是指暴力作用于头部时直接造成的脑损害，局部脑损伤如脑震荡、脑挫裂伤，弥漫性脑损伤如原发性脑干损伤、弥漫性轴索损伤等。继发性脑损伤指在受伤一定时间后在原发性损伤基础上出现的脑病变。

答案： 6. ABC 7. ABDE 8. ABCDE 9. ABCD

10. 患者男，25 岁。外伤后有血性脑脊液自鼻腔溢出。以下处理**不正确**的是
   A. 鼻腔填塞压迫
   B. 鼻腔冲洗
   C. 抗生素预防感染
   D. 腰椎穿刺放血性脑脊液
   E. 仰头防止液体流出

【解析】针对脑脊液鼻漏要保持引流通畅，防止逆流，并应用抗生素预防感染。

11. 某女性患者因颅脑外伤卧床 1 个月，突然坐起后出现直立性低血压，会出现的症状是
   A. 脉压增大
   B. 面色苍白、出汗
   C. 头晕
   D. 心率增快
   E. 晕厥

【解析】直立性低血压的表现有面色苍白、出汗、头晕、收缩压下降、心率增快、脉压缩小，重者可以产生晕厥。

12. 某男性患者，车祸伤后因“记忆力减退伴精神行为异常 22 天”入院。入院 3 天时突发意识丧失，双眼上视，四肢抽搐，口吐白沫，小便失禁，持续约 2 分钟自行缓解，考虑为癫痫发作。该患者的癫痫可诊断为
   A. 原发性癫痫
   B. 继发性癫痫
   C. 早期癫痫
   D. 晚期癫痫
   E. 广泛性发作

【解析】该患者癫痫发作为颅脑外伤所致，考虑为继发性癫痫。首次发作距离外伤时间超过 1 周，考虑为晚期癫痫。从发作的表现看，发作类型应为广泛性发作。

13. 正压性脑积水典型的临床表现为
   A. 认知障碍
   B. 吞咽障碍
   C. 大小便失禁
   D. 步行失用
   E. 肌张力障碍

【解析】正压性脑积水的三联征：认知障碍、大小便失禁及步行失用。

14. 与弥漫性轴索损伤相关的最主要临床表现是
   A. 癫痫发作
   B. 意识障碍
   C. 言语障碍
   D. 右侧肢体运动障碍
   E. 认知障碍

【解析】弥漫性轴索损伤后常发生意识障碍，但没有脑挫裂伤时常见的局灶性损害症状和体征。程度轻者意识障碍恢复后，可有逆行性遗忘、头晕、头痛等症状，程度重者可能遗留有痴呆，甚至为植物状态。

15.《脊髓独立性评定》的子量表包括
   A. 自我照护
   B. 呼吸和括约肌管理
   C. 移动
   D. 认知
   E. 社会活动

【解析】《脊髓独立性评定》包含自我照护、呼吸和括约肌管理及移动 3 个领域内的 19 个日常生活相关项目。

16. 神经源性膀胱管理目标的重点是实现
   A. 膀胱的充分排空
   B. 低压储尿
   C. 低压排尿
   D. 预防感染

答案： 10. ABDE　11. BCDE　12. BDE　13. ACD　14. BE　15. ABC　16. ABC

E. 减少失禁

【解析】神经源性膀胱康复治疗目标重点在于实现膀胱的充分排空、低压储尿及低压排尿。

17. 自主神经反射异常的临床表现包括

A. 大量出汗　B. 面部潮红

C. 鼻塞　D. 头痛、恶心

E. 无症状

【解析】自主神经反射异常的症状可能表现各异，包括大量出汗、面部潮红、鼻塞、竖毛(起鸡皮疙瘩)、焦虑、不适、恶心等。值得注意的是，在血压显著升高时，这些症状表现可能十分轻微或缺如。

18. 脊髓损伤后骨质疏松症的最常见骨折部位是

A. 椎体　B. 肱骨近端

C. 桡骨远端　D. 股骨远端

E. 胫骨近端

【解析】25%~46%的脊髓损伤慢性期患者会发生脆性骨折，最常见的骨折部位是股骨远端和胫骨近端。

19. 间歇性导尿的禁忌证包括

A. 尿道解剖异常(狭窄、假通道)

B. 膀胱容量低(<200ml)

C. 反复插拔导尿管出现不良反应

D. 存在逼尿肌不稳定收缩

E. 需要摄入大量液体

【解析】间歇性导尿的禁忌证包括：①患者/家属不能配合间歇导尿；②尿道解剖异常(狭窄、假通道)；③膀胱容量低(<200ml)；④不愿意/不能遵守导尿计划(认识不够、缺乏动力)；⑤摄入大量液体；⑥反复插拔导尿管出现不良反应；⑦膀胱充盈过程中容易出现自主神经反射异常的患者。

20. 对于脊髓损伤后直立性低血压的描述，正确的是

A. 定义为由仰卧位变为直立位的3分钟内收缩压至少降低20mmHg

B. 交感活性减弱和下肢静脉淤积均参与直立性低血压的发生

C. 患者可出现头晕、恶心、黑矇、晕厥等症状

D. 一旦发生需要尽快恢复平卧位或头低脚高位

E. 可使用长效升压药物治疗

【解析】直立性低血压定义为由仰卧位变为直立位的3分钟内收缩压至少降低20mmHg或舒张压至少降低10mmHg。主要潜在病理生理机制是缺乏交感神经介导的反射性血管收缩，特别是在供应内脏区域和骨骼肌血供的大血管床中。下肢静脉淤积的重力作用伴随着其他血管床代偿性改变的缺乏，导致血压下降。患者可出现头晕、恶心、黑矇、晕厥等症状。一旦发生需要尽快恢复平卧位或头低脚高位并监测血压。升压药物的疗效尚未得到统一的证实，不宜使用长效升压药物。

21. 关于脊髓损伤后痉挛的处理，描述正确的是

A. 注意预防诱发因素，如尿潴留、寒冷等

B. 适当的肢体牵伸和良肢位摆放

C. 口服药物能够有效缓解痉挛，但可能引起嗜睡、共济失调、肌力下降等副作用

D. 局部注射药物可以选择肉毒毒素、苯酚和乙醇等

E. 保守治疗无效时可考虑植入鞘内巴氯芬泵

【解析】痉挛的基础处理措施包括避免诱发因素、肢体牵伸和良肢位摆放等。口服药

答案：17. ABCDE　18. DE　19. ABCE　20. BCD　21. ABCDE

物能够有效缓解痉挛，但可能引起嗜睡、共济失调、肌力下降等副作用。局部注射药物可以选择肉毒毒素、苯酚和乙醇等。当口服药物和局部肌内注射联合治疗无效，或不能耐受与药物相关的副作用，目前治疗的金标准是通过植入鞘内给药装置将巴氯芬直接输入脑脊液。

22. 关于神经损伤平面与转移能力的对应关系，说法正确的是
   A. 在没有其他并发症情况下，大多数神经损伤平面位于 C_7 及 C_7 以下的患者应该能够进行独立的转移
   B. 一部分神经损伤平面位于 C_6 的患者可能可以使用滑动板进行独立转移
   C. 神经损伤平面位于 C_5 的患者和另一部分位于 C_6 的患者则可能需要辅助下进行转移
   D. 神经损伤平面位于 C_4 或以上的运动完全性损伤的患者通常需要依靠护理人员操作的机械升降机进行转移
   E. 神经平面越高的患者独立转移能力一定越差

【解析】转移能力除与神经损伤平面有关以外，还受到神经损伤程度的影响，C_4 平面运动不完全性损伤患者也有可能借助或不借助辅具完成独立转移。

23. 网球肘的主要临床表现包括
   A. 肘关节内侧疼痛
   B. 初起时表现为握物无力，尤其在屈肘时手不能拿重物
   C. 检查时发现在肱骨外上髁、桡骨头及二者之间有局限性、极敏锐的压痛，在肱骨外上髁压痛最明显
   D. Mills 征阳性
   E. 肘关节自主屈伸活动受限

24. 手部有感觉障碍的患者应避免从事的有潜在危险的活动包括
   A. 避免接触热、冷和锐器物品
   B. 避免使用细把柄的工具
   C. 避免长时间地使用一种工具的工作
   D. 避免进行皮肤护理
   E. 避免使用粗把柄的工具

25. 周围神经损伤的病因为
   A. 感染　　B. 外伤
   C. 中毒　　D. 缺血
   E. 代谢障碍

26. 促进感觉功能的恢复可采用
   A. 直流电槽浴
   B. 直流电离子导入疗法
   C. 低频电疗法
   D. 触摸各种图案
   E. 按摩

27. 下列**不属于**神经根型颈椎病症状的是
   A. 颈部僵硬、活动受限
   B. 头、枕、颈痛
   C. 手麻
   D. 下肢无力、步态不稳、手足颤动
   E. 肘部痛、胀

28. 关于神经肌肉电刺激疗法的描述，正确的是
   A. 失神经支配后数月行电刺激时疗效已不肯定，故没有必要行电刺激
   B. 电刺激使肌肉产生被动的节律性收缩，改善肌肉的血液循环
   C. 电刺激使肌块增重和肌力增强
   D. 电刺激可以防止肌肉结缔组织的变厚、变短和硬化
   E. 电刺激可延迟病变肌肉的萎缩

答案： 22. ABCD　23. BCD　24. ABC　25. ABCDE　26. ABCDE　27. ABCE　28. BCDE

29. 微意识状态患者可能出现的特征是
    A. 存在睡眠-觉醒周期
    B. 视觉追踪
    C. 听觉追踪
    D. 痛觉定位
    E. 高级情感反应

【解析】微意识状态患者逐渐出现对自身及周围环境的意识征象,如视觉追踪、听觉追踪、痛觉定位、高级情感反应等。

30. 当患者出现下列某一特征时,则进入脱离微意识状态,该特征为
    A. 存在睡眠-觉醒周期
    B. 视觉追踪
    C. 功能性使用物体
    D. 痛觉定位
    E. 功能性交流

【解析】当患者出现功能性交流或功能性使用物体时则进入脱离微意识状态。

31. 属于有创神经调控促醒技术的是
    A. 脊髓电刺激技术
    B. 脑深部电刺激技术
    C. 经颅磁刺激技术
    D. 经颅直流电刺激技术
    E. 正中神经刺激技术

【解析】脊髓电刺激技术、脑深部电刺激技术属于有创神经调控促醒技术,经颅磁刺激技术、经颅直流电刺激技术和正中神经刺激技术均属于无创神经调控促醒技术。

32. 属于持续性植物状态诊断标准的有
    A. 无睡眠-觉醒周期,刺激下不能睁眼
    B. 病程超过 28 天
    C. 保持自主呼吸和血压
    D. 无目的性的眼球运动
    E. 不能执行指令

【解析】持续性植物状态的诊断标准包括:病程超过 28 天;存在睡眠-觉醒周期,能自动睁眼或在刺激下睁眼;认知能力丧失,无意识活动,不能执行命令;可以有无目的性的眼球跟踪运动;不能理解和表达语言;保持自主呼吸和血压;丘脑下部及脑干功能基本保存。

33. 患者女,25 岁。双睑下垂 2 年,有时出现复视和眼球活动受限,晨轻暮重,近几个月四肢无力,2 天前感冒发热,今日出现呼吸困难。最可能的诊断是
    A. 动眼神经麻痹
    B. 重症肌无力
    C. 急性炎症性脱髓鞘性多发性神经病
    D. 多发性硬化
    E. 重症肌无力危象

【解析】重症肌无力是一种神经肌肉接头传递障碍的获得性自身免疫性疾病,临床表现为骨骼肌易疲劳,活动后症状加重,休息和应用胆碱酯酶抑制剂治疗后症状明显减轻。当出现呼吸肌受累,甚至不能完成正常的换气功能,称为重症肌无力危象。

34. 临床疑诊重症肌无力,下列可用于协助确诊的检查是
    A. 疲劳试验
    B. 神经重复频率刺激检查
    C. 腾喜龙试验
    D. 新斯的明试验
    E. AChR 抗体测定

【解析】疲劳试验(Jolly 试验):嘱患者持续上视出现上睑下垂或两臂持续平举后出现上臂下垂,休息后恢复则为阳性。腾喜龙试验与新斯的明试验均为抗胆碱酯酶药物试验,神经重复频率刺激检查为常用的具有确诊价值的检查方法,AChR 抗体测定对重症肌无力的诊断具有特征性意义。

答案: 29. ABCDE 30. CE 31. AB 32. BCDE 33. BE 34. ABCDE

35. 关于多发性肌炎的表述，正确的是
A. 表现对称性近端肌无力
B. 患者可出现吞咽困难
C. 患者可出现构音障碍
D. 患者可出现呼吸困难
E. CK 增高与病情严重程度相关

【解析】多发性肌炎临床表现为对称性四肢近端为主的肌肉无力伴压痛，血清肌酸激酶增高，病变累及咽喉肌和呼吸肌时可出现吞咽困难、构音障碍、呼吸困难。

36. 有关重症肌无力的临床特征，表述正确的是
A. 全身骨骼肌均可受累
B. 劳累后加重，休息后减轻
C. 晨轻暮重
D. 可致睑下垂、斜视、瞳孔散大
E. 可致构音障碍、吞咽困难

【解析】重症肌无力患者瞳孔括约肌不受累，故不会出现瞳孔散大。

37. 有关多发性肌炎，表述正确的是
A. 对称性四肢近端为主的肌无力
B. 血清肌酸激酶增高
C. 糖皮质激素治疗效果不好
D. 弥漫性骨骼肌炎症性疾病
E. 发病与细胞免疫反应有关

【解析】多发性肌炎是由多种病因引起的弥漫性骨骼肌炎症性疾病，发病与细胞免疫和体液免疫异常有关，临床表现为对称性四肢近端为主的肌无力、血清肌酸激酶增高、红细胞沉降率增快、肌电图呈肌源性损害，糖皮质激素治疗效果好。

38. 多发性肌炎患者的康复评定包括
A. 认知评定　　B. 肌力评定
C. 疼痛评定　　D. ADL 评定
E. 吞咽评定

【解析】患者存在肌力下降、疼痛、吞咽障碍和 ADL 功能障碍，没有认知问题。

39. 重症肌无力患者的主要康复评定量表是
A. QMG　　B. MG-MMT
C. OBFR　　D. Barthel 指数
E. SF-36

【解析】重症肌无力的临床评定可给予 QMG、MG-MMT、OBFR 评定，Barthel 指数评定患者日常生活能力，SF-36 对患者进行生存质量评定。

40. 重症肌无力的康复治疗主要包括
A. 肌力训练
B. ADL 训练
C. 有氧训练
D. 认知训练
E. 身体协调性训练

【解析】重症肌无力患者可进行肌力训练、ADL 训练、有氧训练以及给予其他干预(如身体协调性训练)，重症肌无力患者无认知功能障碍。

41. 关于帕金森病康复，表述正确的是
A. 康复流程基于 ICF 分类
B. 应用洼田饮水试验进行吞咽功能评定
C. 对 H-Y 分期 2.5 的患者进行平衡功能训练
D. 患者存在“开-关”现象时，“开”期时，运动障碍功能训练更佳
E. 重度流涎可采用唾液腺肉毒毒素注射治疗

【解析】洼田饮水试验是吞咽障碍的筛查方法；应采用电视 X 线透视吞咽功能检查或纤维光学内窥镜吞咽功能检查进行吞咽功能评定。H-Y 分期 2.5 的患者已存在轻度平衡障碍，进行平衡功能训练是必要的康复训

答案： 35. ABCDE　36. ABCE　37. ABDE　38. BCDE　39. ABCDE　40. ABCE　41. ACDE

练之一。帕金森病患者运动训练时需考虑症状波动问题,波动可以通过调整药物来部分纠正,在"开"期时帕金森病患者处于最佳状态,可以对体能进行最佳训练。帕金森病患者随着病情的加重,会出现吞咽功能障碍、流涎,重度流涎可采用唾液腺肉毒毒素注射方法,也有采用对唾液腺进行放射治疗的方法。

42. 帕金森病患者的康复评定包括并**不限于**
   A. ICF 评分
   B. Hoehn-Yahr(H-Y)分期量表
   C. MDS-UPDRS 评分
   D. 疲劳量表评定
   E. 吞咽功能评定

【解析】帕金森病患者的康复评定基于ICF分类,包括疾病严重程度的评定、运动功能障碍和非运动功能障碍评定,运动功能障碍评定从躯体运动功能、言语功能、吞咽功能方面进行评定;MDS-UPDRS 可对帕金森病严重程度进行全面和详细的评定,内容包括日常生活非运动症状、日常生活运动症状、运动功能检查和运动并发症四大部分。疲劳评定首选 FSS 量表,也可以选用 PFS 量表和 MFI 量表进行评定。

43. 可用于帕金森病患者平衡功能评定的方法是
   A. Berg 平衡量表
   B. 功能性前伸试验(FRT)
   C. 三维步态分析
   D. M-PAS
   E. VFSS

【解析】三维步态分析可定量评定步态障碍;VFSS 是电视 X 线透视吞咽功能检查。

44. 关于帕金森病患者的治疗,表述正确的是
   A. 抗抑郁药物首选 SSRIs
   B. rTMS 可改善帕金森病患者运动症状
   C. 底丘脑核是 DBS 最常用的刺激靶点
   D. 应用励-协夫曼言语治疗进行言语训练
   E. 吞咽障碍以发声训练为主

【解析】帕金森病抑郁患者,最常推荐的抗抑郁药物是选择性 5-HT 再摄取抑制剂(SSRIs);rTMS 可改善帕金森病患者运动迟缓和冻结步态等运动症状及认知障碍、情绪障碍等非运动症状;DBS 最常用的刺激靶点是底丘脑核,还有苍白球内侧核、丘脑腹内侧核、脑桥核和丘系前辐射区。励-协夫曼言语治疗(LSVT)被认为是针对帕金森病特异且有效的语音治疗技术。吞咽功能康复需进行全面吞咽评定,依据各期障碍特点进行针对性训练,口腔期障碍给予唇、舌和下颌的运动功能训练。咽期障碍以发声训练为主,改善咳嗽能力,减少误吸风险。

45. 关于帕金森病的病因、病理及发病机制描述正确的是
   A. 黑质致密部 DA 神经元减少
   B. 残留黑质神经元细胞质内出现 Lewy 小体
   C. 伴有大脑皮质萎缩
   D. 与 α-synuclein 蛋白有关
   E. 衰老是促发因素

【解析】帕金森病患者的头颅 MRI 无特征性改变,不伴皮质萎缩。

46. 关于帕金森病的躯体运动功能训练,表述正确的是
   A. 遵循个体化和针对性原则
   B. 姿势训练重点是为矫正躯干屈曲姿势
   C. 平衡训练重点是控制重心和稳定极限的训练,强调动态稳定作业的训练
   D. 肌力训练重点是训练核心肌群及四肢近端肌群

答案: 42. ABCDE 43. ABD 44. ABCD 45. ABDE 46. ABCDE

E. 步态训练重点是矫正躯干前倾姿势，改善慌张步态

47. 关于帕金森病患者的特异性康复训练方法，表述正确的是
   A. 双重任务训练和外部提示策略训练
   B. 应用口令或节拍器提示可帮助患者启动运动或促使运动继续进行
   C. 拐杖或助步车可为患者运动提供稳定支持
   D. 帕金森病中晚期患者，尽量避免或减少双重任务训练
   E. 有节律的外部刺激不能改善帕金森病患者的跨步长及摆动相时间

【解析】有节律的外部刺激能明显改善帕金森病患者的步速、步频、跨步长及摆动相时间等步行参数。

48.《脊髓损伤神经学分类国际标准》中的感觉检查项目包括
   A. C_2 至 $S_{4\sim5}$ 感觉关键点的轻触觉和针刺觉
   B. 直肠深压觉
   C. 关节运动觉和位置觉
   D. 深压觉 / 深部疼痛觉
   E. 四肢振动觉

【解析】《脊髓损伤神经学分类国际标准》中的感觉检查包括必查项目和选查项目。其中，必查项目包括身体两侧 C_2 至 $S_{4\sim5}$ 感觉关键点的轻触觉和针刺觉、直肠深压觉，选查项目包括关节运动觉和位置觉、深压觉 / 深部疼痛觉。

三、共用题干单选题

（1~3 题共用题干）

患者男，52 岁。脑卒中左侧偏瘫 1 年，主因左足内翻影响走路就诊。查体：左下肢改良 Ashworth 评定分级 1^+ 级，踝阵挛阳性，步行时左足呈尖足内翻，但站立时足跟能完全着地。

1. 下列治疗最为合理的是
   A. 徒手牵伸跟腱
   B. 口服巴氯芬
   C. 行肌腱移行手术
   D. 腓肠肌注射肉毒毒素
   E. 胫前肌电刺激

【解析】该患者尖足内翻系腓肠肌痉挛引起的。徒手牵伸跟腱只可短时缓解痉挛，缺乏长期效果；口服巴氯芬适于较大范围的肌张力增高，且副作用大；肌腱移行术用于跟腱挛缩且保守治疗效果不佳者；胫前肌电刺激也没有持续改善足内翻的效果。腓肠肌注射肉毒毒素是最适合的方法。

2. 尖足内翻患者适宜行手术治疗的情况是
   A. 合并明显挛缩，且难以配用短下肢支具而影响步行能力者
   B. 高龄，体力差者
   C. 过度用力时出现尖足内翻者
   D. 伴有明显上肢痉挛者
   E. 严重平衡功能障碍者

【解析】单纯的痉挛引起尖足内翻多采用局部药物阻滞或佩戴短下肢支具。对合并明显挛缩，且难以配用短下肢支具而影响步行能力者，可采用跟腱延长术和肌腱移行术等，可明显改善患者的步行能力。

3. 在痉挛引起的尖足内翻的治疗手段中，效果持续时间长的是
   A. 徒手牵伸
   B. 冷敷
   C. 局部注射肉毒毒素/手术
   D. 冲击波
   E. 生物反馈

答案： 47. ABCD 48. ABCD
1. D 2. A 3. C

【解析】局部注射肉毒毒素、苯酚/手术等改善尖足内翻效果可持续数月或更长时间；而其他治疗只是短时有效。

(4~7 题共用题干)

患者男，55 岁。脑卒中左侧偏瘫 1 年，左侧肘关节固定在屈伸角度约 90°。拟诊为肘关节挛缩。

4. 对该患者给予徒手牵伸 5 分钟，每日 2 次，治疗 1 个月效果不佳，其原因为
   A. 诊断不正确
   B. 牵伸时间不足
   C. 未合并使用冷敷
   D. 未合并应用抗痉挛药物
   E. 未使用电刺激

【解析】病历资料反映患者治疗无效，其原因为牵伸时间不足，未达到塑性形变的效果。

5. 对该患者宜采用的治疗方式为
   A. 持续动态牵伸或静态进展性牵伸
   B. 保持抗痉挛体位
   C. 针灸
   D. 刮痧
   E. 超短波

【解析】持续动态牵伸或静态进展性牵伸可产生塑性形变，促进关节活动度逐渐恢复。

6. 假设患者数月前治疗时出现过肘关节局部出血，随后局部软组织内可触及质地较硬的团块，关节活动度受限加重，则患者有可能伴有
   A. 血液病　B. 局部血管瘤
   C. 骨折　D. 局部异位骨化
   E. 关节脱位

【解析】异位骨化是指在通常无骨组织的部位形成了骨组织，多见于软组织中。发病机制尚不十分清楚，可能是局部小损伤、小量出血和血液循环不良等，造成局部肌腱、韧带和肌肉的变性坏死和炎性增生，最后化生为骨组织。好发部位依次为髋关节、膝关节、肩关节和肘关节。一般在发病数月后产生。局部多有炎症反应、疼痛和关节活动受限，可伴全身低热。局部软组织内可触及质地较硬的团块。影响日常生活活动、功能训练及护理。

7. 假设该患者查出异位骨化，反复进行血清碱性磷酸酶、CRP、LDH、红细胞沉降率及 X 线检查，血清学检查结果正常，X 线检查发现骨化部位不再增大，宜采用的治疗方法是
   A. 口服非甾体抗炎药
   B. 口服乙羟基双亚磷酸氢钠
   C. 口服糖皮质激素
   D. 理疗
   E. 骨化部位切除术

【解析】该患者异位骨化已经稳定，宜进行骨化部位切除术，其他方法无效。

(8~10 题共用题干)

患者男，40 岁。1 个月前颅脑外伤，经保守治疗后未遗留肢体偏瘫等后遗症状，但出现急躁易怒，冲动，思维混乱、妄想。

8. 考虑该患者最可能的损伤部位为
   A. 脑干　B. 小脑
   C. 基底节　D. 额颞叶
   E. 丘脑

【解析】颅脑外伤所致的精神行为异常常见的损伤部位为双侧额叶和颞叶。

9. 对该患者首选的治疗是
   A. 康复训练
   B. 心理治疗
   C. 抗精神病药物治疗

答案： 4. B　5. A　6. D　7. E　8. D　9. C

D. 苯二氮䓬类药物
E. 神经兴奋性药物

【解析】颅脑外伤所致的阳性精神症状首选非典型抗精神病药物治疗，待精神症状控制后再进行相应的康复治疗。

10. 关于该类患者的描述正确的是
A. 精神症状的发生主要与受伤前心理状态有关
B. 以心理治疗为主，药物治疗为辅
C. 精神症状控制后可尽快停药
D. 精神症状控制后需维持用药一段时间，缓慢减药
E. 一般预后较差

【解析】颅脑外伤后精神行为异常的发生主要与脑损伤及部位有关，以药物治疗为主，心理治疗为辅，精神症状控制后需维持用药一段时间，并逐渐减药。

（11~13 题共用题干）

患者男，50 岁。颅脑外伤后半个月，意识清楚，言语正常。家属反映患者饮水呛咳，进食少，右侧肢体偏瘫。

11. 为明确患者是否存在吞咽障碍，最常用的检查方法是
A. 洼田饮水试验 B. X 线造影录像
C. 肌电图检查 D. 咽下内压检查
E. 声门电图检查

【解析】洼田饮水试验是临床最常用、最快速方便的吞咽障碍评定法。

12. 该患者进行洼田饮水试验时分两次以上饮完，有呛咳，该检查结果为
A. 1 级 B. 2 级 C. 3 级
D. 4 级 E. 5 级

【解析】洼田饮水试验检查方法为患者端坐，喝下 30ml 温开水，观察所需时间和呛咳情况。①1 级（优）：能顺利地 1 次将水咽下。②2 级（良）：分 2 次以上，能不呛咳地咽下。③3 级（中）：能 1 次咽下，但有呛咳。④4 级（可）：分 2 次以上咽下，但有呛咳。⑤5 级（差）：频繁呛咳，不能全部咽下。

13. 进一步应进行的检查首选
A. 洼田饮水试验
B. 电视 X 线透视吞咽功能检查
C. 肌电图检查
D. 咽下内压检查
E. 声门电图检查

【解析】电视 X 线透视吞咽功能检查（VFSS）可观察吞咽反射、软腭、舌骨、舌根的活动、喉头的抬举和闭锁、咽壁的蠕动、梨状隐窝及会厌谷的残留物、环咽肌的开放程度等，是诊断吞咽功能障碍的金标准。

（14~15 题共用题干）

患者男，50 岁。因车祸造成 L_1 完全性脊髓损伤，目前留置尿管。

14. 患者的主要功能障碍/并发症**不包括**
A. 压疮
B. 呼吸功能障碍
C. 下肢静脉血栓形成
D. 转移能力障碍
E. 排尿功能障碍

【解析】患者神经损伤平面位于 L_1，为完全性脊髓损伤，双下肢无运动功能保留，因此转移能力障碍，存在压疮和下肢静脉血栓形成风险，同时存在神经源性膀胱。患者损伤位于脊髓腰段，呼吸肌不受累，因此发生呼吸功能障碍的可能性小。

15. 患者目前病情平稳，既往无特殊病史，尝试夹闭尿管后无尿意，此时应采取的下一步措施是

答案： 10. D 11. A 12. D 13. B 14. B 15. C

A. 继续留置尿管,定期夹闭
B. 开始间歇导尿并教会家属
C. 开始间歇导尿并教会患者进行自我导尿
D. 继续留置尿管,保持开放充分引流
E. 拔尿管训练自主排尿

【解析】患者存在神经源性膀胱,无特殊禁忌,可尽快开始间歇导尿。患者损伤平面位于L_1,双上肢功能正常,应教会患者进行自我导尿。

(16~17 题共用题干)

患者男,25 岁。高处坠落伤 15 天入院。诊断为完全性脊髓损伤,神经损伤平面位于C_5,AIS A 级。

16. 患者无明显原因出现胸痛、呼吸困难、咯血,应首先考虑为
A. 肺栓塞 B. 肺炎
C. 心力衰竭 D. 呼吸肌无力
E. 胸腔积液

【解析】患者青年男性为完全性脊髓损伤,发生下肢静脉血栓形成和肺栓塞的可能性较大。

17. 为明确诊断,下一步首先需要完善的检查是
A. 胸片 B. 超声心动图
C. 动脉血气分析 D. CTPA
E. 下肢静脉超声

【解析】CTPA 为诊断肺栓塞的金标准。

(18~20 题共用题干)

某患者因外伤造成左肱骨中段骨折,入院检查发现伸腕能力减退,不能伸指,第 1、2 掌骨间隙背面的“虎口区”感觉丧失,抬前臂时,呈“垂腕”状手。

18. 分析原因是肱骨骨折后损伤了
A. 尺神经 B. 正中神经
C. 桡神经 D. 肌皮神经
E. 腋神经

19. 该神经损伤后,可促进神经再生的物理因子疗法是
A. 红外线疗法 B. 微波透热疗法
C. 蜡疗 D. 水疗
E. 紫外线疗法

20. 垂腕的患者穿戴功能位矫形器是为了
A. 促进肌力
B. 改善关节活动度
C. 保持抓握功能
D. 便于手腕活动
E. 促进感觉与运动

(21~23 题共用题干)

患者男,20 岁。左手腕部被刀伤,损伤正中神经,经手术治疗创口愈合。

21. **不宜**进行的治疗是
A. 神经肌肉电刺激
B. 音频电疗法
C. 冷冻疗法
D. 针灸疗法
E. 戴手指矫形器

22. 如果进行周围神经变性反应的测定,一般进行测定的时间是在发病后
A. 7 天 B. 7~10 天
C. 10~14 天 D. 14~21 天
E. 28 天左右

23. 周围神经损伤后,神经再生或功能恢复的顺序应为
A. 运动功能→感觉功能→弹叩现象阳性
B. 感觉功能→运动功能→弹叩现象阳性
C. 弹叩现象阳性→运动功能→感觉功能
D. 弹叩现象阳性→感觉功能→运动功能
E. 运动功能→弹叩现象阳性→感觉功能

答案: 16. A 17. D 18. C 19. B 20. C 21. C 22. C 23. D

（24~25 题共用题干）

患者女，40 岁。进行性四肢无力，上、下楼费力。体格检查：神志清楚，语速慢，发音欠清晰，吞咽困难，四肢肌张力低，肌肉压痛（+），上下肢近端肌力较远端肌力弱，下蹲后站起困难。辅助检查：血清 CK 升高，肌电图呈肌源性损害。

24. 首先考虑的诊断是
   A. 进行性肌营养不良
   B. 重症肌无力
   C. 皮肌炎
   D. 多发性肌炎
   E. 周期性麻痹

【解析】多发性肌炎的临床表现特点为四肢对称性肌无力，近端重于远端，伴有肌痛，血清肌酸激酶（CK）升高，肌电图呈肌源性损害。

25. 对患者进行的康复评定**不包括**
   A. 认知评定　B. 肌力评定
   C. 疼痛评定　D. ADL 评定
   E. 吞咽评定

【解析】患者存在肌力下降、疼痛、吞咽障碍和 ADL 功能障碍，没有认知问题。

（26~28 题共用题干）

患者男，45 岁。1 年前无明显诱因出现双眼睑下垂，晨轻暮重，无复视，活动后加重，休息可略缓解，未予特殊治疗。近 1 个月来，症状较前明显加重，伴有吞咽障碍，胸闷憋气感，四肢乏力。曾于神经内科就诊，诊断为“重症肌无力”。

26. 该病的病变部位在
   A. 周围神经
   B. 中枢神经
   C. 神经肌肉接头的突触前膜
   D. 神经肌肉接头的突触后膜
   E. 骨骼肌细胞

【解析】重症肌无力病变部位在神经肌肉接头的突触后膜。

27. 该患者如出现呼吸困难，属于
   A. 肌无力危象　B. 胆碱能危象
   C. 垂体危象　D. 甲状腺危象
   E. 反拗性危象

【解析】重症肌无力患者出现呼吸肌的受累，以致不能维持正常的换气功能，称为重症肌无力危象。

28. 该患者应进行呼吸训练，训练方法**不包括**
   A. 有效咳嗽
   B. 缩唇呼吸
   C. 胸式呼吸
   D. 腹式呼吸
   E. 主动呼吸循环技术

【解析】呼吸控制和呼吸肌训练是肺康复计划中主要的手段。训练方法主要有有效咳嗽、缩唇呼吸、腹式呼吸和主动呼吸循环技术等。

（29~31 题共用题干）

患者男，68 岁。近 3 年逐渐出现四肢震颤，双手呈“搓药丸样”动作，面部缺乏表情，动作缓慢，走路步伐小。查体：认知减退，四肢齿轮样肌张力增高，以左侧为著。

29. 首选的治疗药物是
   A. 新斯的明　B. 复方左旋多巴
   C. 苯妥英钠　D. 卡马西平
   E. 巴氯芬

【解析】患者表现为面具脸、运动迟缓、肌强直、静止性震颤、姿势步态障碍，诊断为帕金森病。帕金森病患者伴有智能减退，首选复方左旋多巴。

30. 帕金森病治疗中用药原则**错误**的是
   A. 增加多巴胺的作用
   B. 增加乙酰胆碱的作用

答案： 24. D　25. A　26. D　27. A　28. C　29. B　30. B

C. 减少乙酰胆碱的作用
D. 从小剂量用起
E. 必要时增加溴隐亭

【解析】帕金森病(Parkinson disease,PD)患者的黑质多巴胺(dopamine,DA)能神经元及黑质-纹状体通路的神经纤维变性,导致纹状体中DA递质显著减少,而ACh含量却无变化,ACh的兴奋作用相对增加,两者的动态平衡遭到破坏,ACh系统功能相对亢进,所以增加乙酰胆碱的作用是错误的。

31. 有关帕金森病患者功能障碍的表述,**错误**的是
A. 存在情绪障碍
B. 存在运动功能障碍
C. 不存在睡眠障碍
D. 存在认知障碍
E. 可能有直立性低血压

【解析】帕金森病患者同时常有认知功能下降、情绪障碍、嗅觉减退、便秘、睡眠行为异常和抑郁等非运动症状。

(32~36题共用题干)

患者男,56岁。双手抖动伴运动迟缓渐加重2年。查体:记忆力稍差,拇指与示指呈搓丸样静止性震颤,铅管样肌强直,右侧为著,手指扣纽扣、系鞋带困难,写字越写越小。既往体健。头颅MRI未见明显异常。

32. 对该患者最可能的诊断是
A. 特发性震颤 B. 帕金森综合征
C. 帕金森病 D. 抑郁症
E. 肝豆状核变性

【解析】患者表现为运动迟缓、肌强直、静止性震颤、写字过小征,无警示及绝对排除标准,诊断为帕金森病。

33. 治疗最有效的药物是
A. 青霉胺
B. 复方左旋多巴
C. 普萘洛尔(心得安)
D. 抗胆碱酯酶药物
E. 抗胆碱能药物

【解析】帕金森病患者伴有智能减退,首选复方左旋多巴。

34. 对患者行运动功能训练重点是
A. 放松训练
B. 姿势平衡训练
C. 双手肌力的训练
D. 双手抓握和操控物体训练
E. 手的精巧度训练

【解析】帕金森病患者肌力训练重点是训练核心肌群及四肢近端肌群。

35. 若患者在治疗过程中出现躁狂、精神错乱,并经调整抗帕金森药物无效时,可选用的治疗药物是
A. 氯氮平 B. 多奈哌齐
C. 氟哌啶醇 D. 奋乃静
E. 卡马西平

【解析】经调整抗帕金森药物无效的严重精神障碍,可加用抗精神病药物如氯氮平、奥氮平、喹硫平等。

36. 如在治疗过程中出现随着病程的延长,病情发展至晚期,下列康复治疗表述**错误**的是
A. 行辅助下的主动运动训练
B. 行抗阻训练
C. 预防关节挛缩
D. 维持心肺功能
E. 预防深静脉血栓形成

【解析】晚期帕金森病患者以维持心肺重要脏器功能、避免压疮、关节挛缩、静脉血栓形成等并发症为主;可行辅助下的主动运动训练。

答案: 31. C 32. C 33. B 34. C 35. A 36. B

(37~39 题共用题干)

患者男,75 岁。记忆力逐渐减退 1 年。近 1 年患者无诱因出现记忆力渐下降,并进行性加重,伴有情绪低落,上午不能记起早餐品种但对家人名字及以前事情记忆清晰,不能计算 100－7=? 。MRI 提示脑萎缩,脑室扩大。

37. 该患者功能障碍主要表现为
   A. 日常生活活动能力大部分依赖
   B. 吞咽功能障碍
   C. 言语交流功能障碍
   D. 认知知觉功能障碍
   E. 大小便功能障碍

【解析】患者表现为近期记忆力差、计算力差,均为认知知觉功能障碍。

38. **不符合**阿尔茨海默病的记忆力障碍训练方法的是
   A. 图片归类　　B. 数字分段
   C. 应用备忘录　　D. 自问法
   E. 图像法

【解析】图片归类为推理及解决问题能力的训练方法。

39. 关于阿尔茨海默病运动治疗的表述,**错误**的是
   A. 功能性任务治疗
   B. 步行功能训练
   C. 根据运动功能评估结果针对性运动训练
   D. 应从发病早期开始
   E. 心肺功能训练

【解析】功能性任务治疗为作业治疗。

(40~43 题共用题干)

患者女,74 岁。患者家属反映其记忆力下降已有 2 年,做事经常重复,变得很唠叨,一句话反复说,有明确的物品置放障碍,做饭不是忘记放盐就是放得过多。近来购物时经常付钱后忘记拿菜。既往无高血压、糖尿病、高脂血症。无特殊用药史和家族史。查体:时间定向力明显减退,计算 100－7=93,93－7=?,记忆力明显下降。

40. 患者**不适用**的检查量表有
   A. MMSE
   B. ADL
   C. HAMA 和 HAMD
   D. WMS
   E. 汉语失语成套测验(ABC)

【解析】汉语失语成套测验(ABC)是按照失语检查的基本原则编制的。主要用于失语症检查。

41. 如果患者的 MMSE 评分为 18 分,ADL 评分为 32 分,HAMA 评分为 10 分、HAMD 评分为 8 分,与患者目前存在的问题**不符**的有
   A. 精神心理障碍
   B. 记忆力障碍
   C. 执行功能和推理判断功能障碍
   D. 计算力障碍
   E. 注意力障碍

【解析】患者以记忆力下降为主要症状,同时患者 93－7=?,存在计算力下降;HAMD 总分 <8 分正常,HAMA 评分 <7 分正常。该例患者提示存在精神心理障碍;做饭不是忘记放盐就是放得过多。近来购物时经常付钱后忘记拿菜,存在执行功能障碍。

42. 如病情进一步加重,关于患者以后可能出现的功能障碍,表述**错误**的是
   A. 精神行为异常　B. 营养正常
   C. 运动障碍　　D. 言语障碍
   E. 平衡功能障碍

答案: 37. D　38. A　39. A　40. E　41. E　42. B

【解析】随着病程的进展，阿尔茨海默病患者有可能会出现全面的功能障碍，因存在吞咽障碍可能，也会出现营养不良。

43. 如患者以后出现夜间烦躁、吵闹症状，幻听，易激怒，针对此症状可应用的药物有
   A. 多奈哌齐　B. 美金刚
   C. 西酞普兰　D. 奥氮平
   E. 吡拉西坦

【解析】奥氮平为不典型的抗精神病药物，患者出现夜间烦躁、吵闹，为精神症状，可选用奥氮平对症治疗。

四、案例分析题

【案例1】患者女，34岁。突发左侧肢体活动不利伴反复饮水呛咳1周、发热2天。查体：体温38℃，痰多，气促，双肺中小水泡音。神清，构音障碍，饮水呛咳，左侧肢体偏瘫。头颅CT提示延髓出血。

第1问：患者肺感染最可能的原因是
   A. 构音障碍
   B. 吞咽功能障碍
   C. 偏瘫
   D. 卧床
   E. ADL下降
   F. 参与能力下降

【解析】患者肺感染最可能的原因是吞咽功能障碍引起的误吸。

［提示］患者存在反复的饮水呛咳，考虑有吞咽功能障碍。

第2问：吞咽功能障碍临床筛查可进行
   A. 洼田饮水试验
   B. 吞咽造影录像检查
   C. 吞咽纤维内镜检查
   D. 食管测压检查
   E. 血氧饱和度检查
   F. 反复唾液吞咽试验

【解析】吞咽功能障碍临床筛查方法包括洼田饮水试验、耶鲁吞咽筛查方案、反复唾液吞咽试验和染料试验。

第3问：进一步仪器检查可采用
   A. 耶鲁吞咽筛查方案
   B. 反复唾液吞咽试验
   C. 食管测压检查
   D. 血氧饱和度检查
   E. 吞咽造影录像检查
   F. 吞咽纤维内镜检查

【解析】仪器检查包括吞咽造影录像检查、吞咽纤维内镜检查、食管测压检查和血氧饱和度检查。

第4问：吞咽功能障碍的治疗方式有
   A. 传统吞咽障碍治疗方法
   B. 口腔训练
   C. 神经肌肉电刺激
   D. 生物反馈疗法
   E. 环咽肌失迟缓治疗技术
   F. 护理机器人

【解析】吞咽功能障碍的治疗有传统吞咽障碍治疗方法、口腔训练、神经肌肉电刺激和生物反馈疗法，以及环咽肌失迟缓治疗技术等。

【案例2】患者女，64岁。突发头疼2天入院。查体：神志恍惚、项强，四肢肌力、肌张力正常，病理征阴性。

第1问：为明确诊断，对患者应进一步进行的检查是
   A. 头颅CT或MRI　B. 颈动脉超声

答案： 43. D

【案例1】 1. B　2. AF　3. CDEF　4. ABCDE　【案例2】 1. AE

C. 心脏超声　　D. 血糖

E. 头颅 MRA　　F. 血脂

【解析】根据病例资料，考虑蛛网膜下腔出血可能性大，进行头颅 CT 或 MRI，以及头颅 MRA 检查有助于明确诊断。

［提示］根据头颅影像学检查结果，考虑前交通动脉破裂引起的蛛网膜下腔出血。

第 2 问：下一步治疗包括

A. 一般护理

B. 使用止血药物

C. 动脉瘤栓堵或夹闭手术

D. 预防脑血管痉挛

E. 降血压

F. 降颅内压

【解析】蛛网膜下腔出血的治疗包括一般护理、监测、降血压、降颅内压、止血、抗脑动脉痉挛、动脉瘤栓堵或夹闭手术等。

第 3 问：蛛网膜下腔出血患者可发生

A. 急性脑积水　　B. 慢性脑积水

C. 脑血管痉挛　　D. 意识障碍

E. 认知功能障碍　　F. 心律失常

【解析】蛛网膜下腔出血患者可发生脑膜刺激征、颅内压增高、意识障碍、认知功能障碍、神经系统损害、癫痫、脑血管痉挛、心律失常、急性和慢性脑积水等。

第 4 问：慢性脑积水患者的主要症状包括

A. 痴呆

B. 下肢运动功能障碍

C. 大小便障碍

D. 失语

E. 偏盲

F. 偏瘫

【解析】慢性脑积水三联征包括痴呆、双下肢运动功能障碍和大小便障碍。

【案例 3】患者男，55 岁。骑自行车撞到路边栏杆后跌倒，右枕部着地，当时仅有轻微头痛。2 小时后患者因头痛加重、烦躁就诊。有高血压病史 2 年。入院测血压 140/90mmHg，神经系统查体无明显阳性体征。行头颅 CT 平扫提示左额部颅骨下方新月形高密度影，左侧颞叶可见点状高密度影。

第 1 问：根据该患者影像结果，考虑的诊断是

A. 急性硬膜下出血

B. 急性硬膜外出血

C. 脑震荡

D. 慢性硬膜下出血

E. 脑挫裂伤

F. 弥漫性轴索损伤

【解析】外伤史 2 小时，头颅 CT 提示左额部颅骨下方新月形高密度影，考虑为急性硬膜下出血，左侧颞叶可见点状出血病灶，考虑为脑挫裂伤。

第 2 问：头颅 CT 提示左额部颅骨下方新月形高密度影，最常见的血管损伤是

A. 脑皮质小动脉　　B. 桥静脉

C. 大脑中静脉　　D. Labbé 静脉

E. 大脑大静脉　　F. 大脑中动脉

【解析】急性硬膜下血肿最多见的出血来源为脑皮质破裂的小动脉，一部分来源于桥静脉的损伤，见于注入上矢状窦的桥静脉，注入蝶顶窦的大脑中静脉及颞静脉，以及注入横窦的下吻合静脉（Labbé 静脉）。

第 3 问：患者入院后很快出现意识不清，GCS 评分 3 分。查体：BP 180/100mmHg，左侧瞳孔 6mm，对光反射消失，右侧瞳孔 3mm。此时首先考虑的诊断是

A. 颞叶钩回疝　　B. 小脑扁桃体疝

答案： 2. ABCDEF　3. ABCDEF　4. ABC　**【案例 3】** 1. AE　2. A　3. AF

C. 大脑镰下疝　　D. 枕骨大孔疝
E. 癫痫发作　　F. 小脑幕切迹疝

【解析】小脑幕切迹疝即颞叶钩回疝，为幕上一侧的病变，使颞叶内侧的海马钩回向下移位，挤入小脑幕裂孔，压迫小脑幕切迹内的中脑、动眼神经、大脑后动脉和中脑导水管，出现剧烈头痛、频繁呕吐、意识障碍、瞳孔两侧不等大、生命体征改变。枕骨大孔疝（小脑扁桃体疝）患者常只有剧烈头痛，反复呕吐，生命体征紊乱和颈项强直、疼痛，意识改变出现较晚，没有瞳孔的改变而呼吸骤停发生较早。大脑镰下疝引起病侧大脑半球内侧面受压部的脑组织软化坏死，出现对侧下肢轻瘫、排尿障碍等症状。

第4问：此时首选的治疗措施有

A. 复查头颅CT
B. 开颅清除血肿
C. 脑室外引流
D. 去骨瓣减压
E. 联合应用甘露醇及甘油果糖
F. 腰大池引流

【解析】患者突发意识不清，患侧瞳孔散大及对光反射消失，应考虑出现颞叶沟回疝压迫中脑，此时应积极行开颅清除血肿及去骨瓣减压术。

第5问：患者经手术治疗，病情逐渐平稳，记忆力减退，但可认家人。2周后行康复治疗过程中突然出现双眼上视、意识不清伴四肢抽搐及大小便失禁，针对该发作性症状，首选的药物是

A. 卡马西平　　B. 托吡酯
C. 丙戊酸钠　　D. 苯妥英钠
E. 左乙拉西坦　　F. 拉莫三嗪

【解析】该症状考虑为癫痫，全身强直阵挛性发作。首选丙戊酸钠治疗，不宜选用影响认知功能恢复的苯妥英钠，卡马西平为部分性癫痫的首选药物，其他药物均为二线用药。

第6问：3个月后家属发现患者反应减慢，时常认错家人，且步态不稳，小便次数较前增多。复查头颅CT，提示双侧侧脑室前后角变钝，脑室系统稍变宽，脑沟脑池稍加深。首先考虑的诊断是

A. Alzheimer病
B. 血管性痴呆
C. 额颞痴呆
D. 皮层下动脉硬化性脑病
E. 正常颅压性脑积水
F. 高颅压性脑积水

【解析】患者术后3个月逐渐出现的认知功能减退、步态不稳、排尿障碍需首先考虑为正常颅压性脑积水。

【案例4】患者男，35岁。车祸致意识不清伴双侧肢体活动不利4个月余。查体：意识障碍，压眶可睁眼，疼痛刺激肢体无明显回缩反应，双侧上肢屈肌张力增高，双下肢伸肌张力增高，双侧病理征（+）。左下肢较右下肢明显增粗，足背动脉搏动存在。

第1问：家属诉患者目前存在睡眠-觉醒周期，目前该患者的意识状态可能属于

A. 浅昏迷
B. 中昏迷
C. 深昏迷
D. 植物状态
E. 最小意识状态
F. 闭锁综合征

【解析】患者外伤后意识障碍4个月余，有睡眠-觉醒周期，生命体征平稳，对外界无明显反应，考虑为植物状态或最小意识状态。

答案： 4. BD　5. C　6. E　【案例4】1. DE

第2问:如果需要进一步明确意识状态的诊断,最有价值的评估是

A. 格拉斯哥昏迷量表(GCS)

B. 昏迷恢复量表修订版(CRS-R)

C. 简易智能状态量表(MMSE)

D. 格拉斯哥结局量表(GOS)

E. 蒙特利尔认知评估量表(MoCA)

F. 残疾等级量表(DRS)

【解析】患者目前意识障碍考虑为植物状态或最小意识状态,以上量表中,仅有昏迷恢复量表修订版(CRS-R)可较好区分植物状态或最小意识状态。

第3问:患者左下肢大腿较右侧粗,皮温正常,足背动脉搏动存在,为明确诊断可选择的检查包括

A. 双下肢静脉彩超

B. 双下肢动脉彩超

C. 凝血功能检查

D. 下肢动脉造影

E. 左下肢X线

F. 双下肢肌电图检查

【解析】考虑患者可能为左下肢静脉血栓,首选的检查为下肢静脉彩超和凝血功能检查。

第4问:经检查提示左侧股静脉血栓形成,血栓为低回声信号,临床需要采取的处理措施包括

A. 左下肢制动

B. 气压助动循环治疗仪治疗

C. 监测凝血功能

D. 抗凝治疗

E. 加大康复运动强度

F. 左下肢按摩

【解析】患者为新发下肢股静脉血栓,无明显抗凝禁忌,可给予下肢制动、抗凝、监测凝血功能,禁止患肢按摩及气压助动治疗或加大康复运动强度。

第5问:查体发现患者右髋关节活动受限,大腿根部可触及包块,质地较硬,无波动感,无皮温升高。可进行的检查包括

A. 双下肢静脉超声

B. 右下肢包块超声

C. 碱性磷酸酶

D. C反应蛋白

E. 右髋关节X线

F. 双下肢动脉超声

【解析】考虑患者可能存在右髋关节异位骨化,可行髋关节X线、包块超声检查,血液学可查碱性磷酸酶和C反应蛋白以明确异位骨化成熟程度。

第6问:患者确诊右髋关节异位骨化形成,髋关节屈伸及内外旋部分受限,碱性磷酸酶及C反应蛋白无明显增高。目前的处理包括

A. 适当关节被动运动

B. 物理因子治疗

C. 右下肢制动

D. 手术治疗

E. 关节松动术

F. 肢体按摩

【解析】异位骨化形成,碱性磷酸酶及C反应蛋白无明显增高,可以适当地进行关节被动活动,尽可能扩大关节活动度,可以采用超声波、微波等物理因子治疗。手术治疗需符合适应证:病情稳定18个月以上;X线显示骨化已成熟,边缘已形成完整骨皮质,或骨扫描证明骨化成熟,碱性磷酸酶、红细胞沉降率正常;严重功能丧失者。

【案例5】患者女,40岁。车祸后四肢活动不利伴大小便失禁,无意识丧失等。

答案: 2. B 3. AC 4. ACD 5. BCDE 6. AB

第1问：患者下一步应进行的检查包括

A. 血常规　　B. 腰椎CT
C. 头颅CT　　D. 下肢静脉超声
E. 腹部增强MRI　　F. 颈椎MRI
G. 颈椎CT

【解析】患者外伤后出现四肢无力伴大小便失禁，考虑颈脊髓损伤可能性大，应行颈椎CT及MRI检查，明确颈椎有无骨折脱位，以及是否存在颈脊髓损伤。

［提示］患者经影像学检查发现$C_{5/6}$骨折脱位伴相应水平椎管狭窄、脊髓内异常信号。

第2问：患者下一步需要尽快进行的治疗和处理措施包括

A. 保持平卧位制动、搬运
B. 尽快手术复位减压
C. 颈托固定后适当坐起活动
D. 泌尿系超声检查
E. 给予激素冲击、营养神经药物治疗
F. 瘫痪肢体肌肉电刺激促进力量恢复

【解析】脊柱外伤发生后应立即制动，保持脊柱稳定，在平卧位下进行搬运，避免搬运时对脊髓造成二次损伤。早期给予激素冲击、营养神经药物等具有一定的神经保护作用。在条件允许的情况下，应尽快进行手术治疗，恢复脊柱序列和稳定性，解除脊髓压迫。

［提示］患者经手术治疗后病情平稳。进一步详细查体发现左侧拇指近节背侧及以下针刺觉、轻触觉减弱，右侧肘横纹外侧及以下针刺觉、轻触觉减弱，双侧屈肘肌肌力4级，双侧腕伸肌肌力2级，余关键肌肌力0级，直肠深压觉存在，肛门自主收缩消失。

第3问：该患者的神经损伤平面和AIS分级分别为

A. C_3　　B. C_4
C. C_5　　D. C_6
E. A级　　F. B级
G. C级　　H. D级

【解析】根据查体结果，右侧感觉平面位于C_5，左侧感觉平面位于C_4，双侧运动平面均为C_5，则神经损伤平面定位于C_4。骶部有感觉保留无运动保留，AIS分级为B级。

第4问：关于脊髓损伤的表述正确的是

A. 只进行骶部查体就可以判断AIS分级
B. 骶反射存在提示为不完全性脊髓损伤
C. AIS分级一旦确定后不会再变化
D. 脊髓休克期一般持续数周至数月，但也有可能更长
E. 发生脊髓损伤后1小时内是抢救的黄金时期
F. 脊髓损伤是指外伤导致的脊髓结构和功能损害

【解析】AIS分级应在确定神经损伤平面后，根据平面以下包括骶部的感觉和运动查体结果进行判断，随着治疗的进行和神经功能的恢复，AIS分级也会随之变化。骶反射用于判断脊髓休克期是否结束，不用于脊髓损伤完全性的判断。脊髓损伤发生6小时后，灰质内出血开始增加，神经组织破坏加剧，因此伤后6小时内是治疗的最佳时间窗。脊髓损伤既包括外伤引起的损伤，也包括非创伤性因素如感染、肿瘤等引起的损伤。

【案例6】患者青年男性，腰椎骨折术后3个月。目前双下肢无法抬离床面，不能独立坐、站，留置尿管状态。

第1问：为进一步了解患者情况，应完善的辅助检查包括

A. 血常规
B. 尿常规

答案：【案例5】1. FG　2. ABE　3. BF　4. D　【案例6】1. ABCDEG

C. 腰椎 CT
D. 下肢静脉超声
E. 尿动力学检查
F. 神经电生理检查
G. 泌尿系超声检查

【解析】患者腰椎术后 3 个月，下肢活动少，持续留置尿管。需要复查腰椎 CT 明确骨折愈合情况及内固定物稳定性。血、尿常规明确有无泌尿系感染，泌尿系超声、尿动力学检查观察泌尿系统结构和功能情况，行下肢静脉超声除外深静脉血栓形成。

［提示］患者血常规检查未见明显异常，尿常规提示尿细菌数升高。

第 2 问：关于患者的排尿管理，说法恰当的是

A. 继续留置尿管，每日膀胱冲洗
B. 拔除导尿管，观察排尿情况
C. 无法自主排尿时开始间歇导尿
D. 给予抗生素静脉输液
E. 大量饮水
F. 保持会阴清洁

【解析】患者病情稳定，不存在泌尿系感染症状，应拔尿管后根据自主排尿情况决定是否间歇导尿。如果开始间歇导尿，应按照计划适量饮水，保持会阴部清洁。

［提示］下肢静脉超声提示右小腿肌间静脉血栓。

第 3 问：下一步处理措施包括

A. 完善血浆 D-二聚体水平检查
B. 排除禁忌后开始低分子量肝素皮下注射抗凝治疗
C. 给予口服抗凝药物
D. 尽早放置下腔静脉滤器
E. 右下肢绝对制动
F. CT 肺动脉成像检查

【解析】发现右小腿肌间静脉血栓后早期可给予抗凝治疗，下腔静脉滤器植入一般不作为首选措施，多用于存在抗凝禁忌或存在大静脉多发血栓、肺栓塞风险较高的患者。

第 4 问：除前述情况以外，该患者还有可能出现的常见并发症**不包括**

A. 压疮
B. 自主神经反射异常
C. 心律失常
D. 泌尿系感染
E. 肺栓塞
F. 异位骨化

【解析】自主神经反射异常和脊髓损伤相关的心律失常一般见于 T_6 平面以上损伤的患者。

【案例 7】患者男，65 岁。颈肩痛、双手麻木伴下肢无力、踩棉花感进行性加重 2 年，3 天前不慎绊倒后出现四肢无力伴大小便困难。

第 1 问：对患者最后可能的诊断是

A. 脊髓型颈椎病
B. 无骨折脱位型颈脊髓损伤
C. 脊髓炎
D. 帕金森病
E. 脑梗死
F. 胸椎管狭窄症

【解析】患者有符合脊髓型颈椎病特点的慢性病史，跌倒外伤后出现肢体无力伴大小便障碍，首先考虑无骨折脱位型颈脊髓损伤。

［提示］检查结果：颈椎未见明显骨折脱位，颈椎退变明显，继发椎管狭窄，$C_{4\sim5}$ 水平脊髓受压明显，髓内可见异常信号。

第 2 问：对患者的下一步治疗，表述恰当的是

答案： 2. BCF　3. ABC　4. BC　**【案例 7】** 1. B　2. BD

A. 颈椎无骨折脱位,不需要手术治疗
B. 尽快行颈椎管扩大成形术,解除脊髓压迫
C. 可由 1 人将患者抱起进行转移
D. 给予激素冲击、营养神经药物治疗
E. 行头颅 MRI 检查
F. 行胸椎 MRI 检查

【解析】无骨折脱位型颈脊髓损伤多伴有颈椎周围韧带软组织损伤,仍有潜在的不稳定风险,在搬运患者时仍应注意保护脊柱稳定性。同时影像学上可见脊髓明显受压和异常信号,需要进行手术减压,配合药物治疗,促进神经功能恢复。

[提示]患者经手术治疗后四肢活动有所恢复,可抬离床面,双手灵活性差。

第 3 问:下一步康复治疗包括
A. 四肢肌力训练
B. 排尿训练
C. ADL 训练
D. 坐、立位平衡训练
E. 手功能训练
F. 核心肌力训练

【解析】患者四肢可抗重力活动,可适当加强肌力训练并逐渐开始平衡、ADL 训练,加强手部精细动作练习。

第 4 问:关于该患者的远期康复目标,说法正确的是
A. 手功能恢复良好
B. 可独立步行
C. 需借助辅具步行
D. 能自主排尿排便
E. 需要间歇导尿
F. 日常生活基本独立

【解析】无骨折脱位型颈脊髓损伤的远期功能预后特点为下肢和大小便功能恢复较好,日常生活基本独立,手功能恢复相对较慢,可能遗留手部精细动作功能障碍。

【案例 8】患者男,26 岁。车祸后双下肢完全瘫痪,不能活动。急行 CT 示 T_{10} 椎体爆裂骨折。查体:脐水平以下针刺觉减退,双侧外踝以下针刺觉消失。肛周针刺觉、直肠深压觉存在,肛门无自主收缩。双下肢肌张力增高,双下肢肌力 0 级。球海绵体反射存在。

第 1 问:该患者的 AIS 分级是
A. A 级　　B. B 级
C. C 级　　D. D 级
E. E 级　　F. F 级

【解析】患者损伤平面以下有感觉保留,无运动保留,故为 B 级。

第 2 问:患者的神经损伤平面是
A. C_4　　B. C_7
C. T_4　　D. T_{10}
E. L_1　　F. L_4

【解析】脐平面以下感觉减退,感觉平面位于 T_{10}。胸段运动平面依感觉平面而定,故最终确定神经损伤平面为 T_{10}。

第 3 问:下一步康复评定包括
A. 肌力检查
B. 肌张力评定
C. 粗大运动发育量表
D. 格拉斯哥昏迷量表
E. 脊髓独立性评定量表
F. 周围神经损伤分级

【解析】脊髓损伤患者应进行肌力、肌张力、转移、平衡、步行、ADL 等评估。

第 4 问:胸脊髓损伤后常见的异常步态是
A. 慌张步态　　B. 跨阈步态

答案: 3. ABCDEF 4. BDF 【案例 8】 1. B 2. D 3. ABE 4. C

C. 剪刀步态　　D. 摇摆步态
E. 划圈步态　　F. 鸭步

【解析】胸脊髓损伤可引起下肢肌张力增高，导致痉挛剪刀步态。

【案例9】患者女，45岁，教师。因“进行性四肢无力伴吞咽困难5个月”就诊。患者4个月前出现四肢无力，上、下楼费力，下蹲后站起困难，逐渐不能独立行走，梳头不能，4个月前出现抬头费力。1个月前出现构音、吞咽困难，时有胸闷、气短。无晨轻暮重现象，无皮疹及红斑。病情缓慢，进行性加重。体格检查：神志清楚，语速慢，发音欠清晰，吞咽障碍，四肢肌张力低，上、下肢近端肌力较远端肌力弱，下蹲后站起困难。辅助检查：血清CK 8867U/L，肌电图呈肌源性损害。

第1问：对该患者首先考虑的诊断是
A. 进行性肌营养不良
B. 重症肌无力
C. 皮肌炎
D. 多发性肌炎
E. 周期性麻痹
F. 吉兰-巴雷综合征

【解析】多发性肌炎的临床表现特点为四肢对称性肌无力近端重于远端，伴有肌痛，血清肌酸激酶(CK)升高，肌电图呈肌源性损害。

第2问：有关多发性肌炎，表述正确的是
A. 对称性四肢近端为主的肌无力
B. 血清肌酸激酶增高
C. 红细胞沉降率增快
D. 肌电图呈肌源性损害
E. 糖皮质激素治疗效果不好
F. 弥漫性骨骼肌炎症性疾病
G. 发病与细胞免疫反应有关

【解析】多发性肌炎是多种病因引起的弥漫性骨骼肌炎症性疾病，发病与细胞免疫和体液免疫异常有关，临床表现为对称性四肢近端为主的肌无力、血清肌酸激酶增高、红细胞沉降率增快、肌电图呈肌源性损害，糖皮质激素治疗效果好。

第3问：对患者进行的康复评定有
A. 肌力评定　　B. 疼痛评定
C. ADL评定　　D. 吞咽评定
E. 呼吸功能评定　　F. 认知评定

【解析】患者神志清楚，不存在认知问题，其他的问题都存在。

第4问：患者需进行的康复治疗包括
A. 关节活动度训练
B. 肌力训练
C. 认知功能训练
D. 构音训练
E. 呼吸功能训练
F. ADL训练

【解析】患者神志清楚，没有认知问题。

【案例10】患者女，35岁。因“双上睑下垂3个月，四肢乏力伴呼吸费力1周”就诊。患者3个月前出现双侧上眼睑下垂，抬起费力，晨起较轻，下午及晚上明显，未重视。1周余前出现双手拧毛巾费力，双上臂抬举费力，上楼梯费力，活动后伴有呼吸费力。无力症状休息后减轻，疲劳时加重。

第1问：为明确诊断，可对该患者进一步采取的检查是
A. 新斯的明试验
B. 胸腺CT
C. 肌电图
D. 头部CT
E. 乙酰胆碱受体抗体监测

答案：【案例9】1. D　2. ABCDFG　3. ABCDE　4. ABDEF　【案例10】1. ACE

F. 心电图

G. 肺部 CT

【解析】患者肌无力表现为晨轻暮重,休息后缓解,活动后加重,考虑为重症肌无力可能性大,为明确诊断可做药物试验、肌电图及乙酰胆碱受体抗体监测。

［提示］患者新斯的明试验阳性,乙酰胆碱受体抗体增高。

第 2 问:首先考虑的疾病是

A. 多发性肌炎　B. 重症肌无力

C. 肌营养不良　D. 动眼神经麻痹

E. 延髓麻痹　F. 运动神经元病

【解析】该患者临床症状符合重症肌无力的表现,结合药物试验、肌电图以及免疫学等检查的典型表现可以作出诊断。

第 3 问:该患者病情略稳定,建议康复治疗,可给予康复评定的量表是

A. QMG　B. ROM 评定

C. MG-MMT　D. MMSE

E. OBFR　F. MMS

G. Barthel 指数　H. SF-36

【解析】重症肌无力的临床评定可给予 QMG、MG-MMT、OBFR、MMS 评定,Barthel 指数评定患者日常生活能力,SF-36 对患者进行生存质量评定。

第 4 问:可给予该患者的康复治疗是

A. 循序渐进的肌力训练

B. 大量反复的抗阻运动

C. 有氧训练

D. 呼吸训练

E. 身体协调性训练

F. 平衡训练

G. 心理干预

【解析】重症肌无力患者可给予肌力训练、有氧运动、呼吸训练以及其他干预(如平衡训练、身体协调性训练、灵活性训练等),心理治疗,改善患者的功能状态及心肺功能。

【案例 11】患者男,65 岁。近 2 年来右上肢抖动,动作迟缓,面容呆板,行走起步困难。既往体健,无慢性疾病史。查体:面具脸,右手静止性震颤,四肢肌力正常,右侧肢体肌张力增高,齿轮样。头颅 MRI 无异常发现。

第 1 问:目前对该患者最可能的诊断是

A. 老年性震颤　B. 甲状腺功能亢进

C. 帕金森病　D. 特发性震颤

E. 肝豆状核变性　F. 帕金森综合征

【解析】患者表现为运动迟缓、肌强直、静止性震颤,无警示及绝对排除标准,最可能的诊断为帕金森病。

第 2 问:该病最可能的发病机制是

A. 纹状体内多巴胺受体功能增强

B. 纹状体内 γ-氨基丁酸含量增加

C. 纹状体内多巴胺含量减少

D. 纹状体内乙酰胆碱含量增加

E. 纹状体内乙酰胆碱受体功能降低

F. 黑质单胺氧化酶减少

G. 黑质多巴胺脱羧酶增多

【解析】帕金森病(Parkinson disease,PD)患者的黑质多巴胺(dopamine,DA)能神经元及黑质-纹状体通路的神经纤维变性,导致纹状体中 DA 递质显著减少,而 ACh 含量却无变化,ACh 的兴奋作用相对增加,两者的动态平衡遭到破坏,ACh 系统功能相对亢进。

第 3 问:符合帕金森病康复评定的项目有

A. 运动功能评定

B. 言语功能评定

答案: 2. B　3. ACEFGH　4. ACDEFG　**【案例 11】** 1. C　2. C　3. ABCDEF

C. 认知功能评定
D. 精神情绪评估
E. 疲劳测试
F. 日常生活能力评定

第 4 问:该患者诊断为帕金森病,可以应用于该患者的康复治疗项目有
A. rTMS
B. 步态训练
C. 平衡功能训练
D. 手功能训练
E. 放松训练
F. 关节活动度训练
【解析】患者有肌强直、运动功能障碍,上述治疗均可进行。

【案例 12】患者男,54 岁。2 年来发现四肢颤抖,且逐渐加重,先是左侧肢体,1 年来波及右侧肢体,伴有行走困难。近 1 个月出现说话声音变小,饮水时有呛咳,吞咽费力,流口水增多,写字困难,行动更加迟缓,时有走路跌倒,并常有便秘。
第 1 问:目前该患者需补充的病史有
A. 既往是否有感染、药物中毒、外伤等
B. 脑血管病史
C. 精神疾病病史
D. 饮酒史
E. 过敏史
F. 家族遗传疾病史
【解析】需与其他原因引起的帕金森综合征相鉴别。

第 2 问:补充病史:既往无高血压病、糖尿病、抑郁症、脑炎、中毒等病史,无外伤史。患者可能出现的体征有
A. 搓丸样动作 B. 饮水呛咳
C. 写字过小征 D. 齿轮样强直
E. 面具脸 F. 肢体肌力 5 级
【解析】帕金森病患者出现肌强直、静止性震颤、运动迟缓的相应症状和体征。

第 3 问:针对其说话声音变小,饮水时有呛咳,吞咽费力,流口水增多,下列可进行的评定项目有
A. 认知功能评估
B. 吞咽功能评估
C. 言语功能评估
D. 平衡功能评估
E. 精神障碍评估
F. 日常生活能力评定
【解析】患者症状表明存在发音障碍,吞咽障碍,需进行言语功能和吞咽功能评定。

第 4 问:吞咽功能评定可采用的方法有
A. WST B. RSST
C. VFSS D. FEES
E. PD-CRS F. ADL
【解析】可应用 WST、RSST 进行快速筛查,阳性,可使用 VFSS、FEES 进行更可靠的检查。PD-CRS 是帕金森病认知评定量表。

【案例 13】患者男,55 岁。“动作缓慢,右上肢不自主震颤 3 年”。3 年前患者无明显诱因出现动作缓慢,右手不自主震颤,呈“搓丸样”动作,静止时出现,主动动作或睡眠时消失,进行性感觉右侧肢体发僵,写字、执筷等精细动作不灵活,服用“美多芭”症状可以改善。查体:生命体征平稳,言语交流可,高级认知功能正常,面部表情少,瞬目减少,讲话声音稍低沉,语调单一,饮水无呛咳。四肢肌力 5 级,右手可见不自主静止性震颤,右上肢为齿轮样肌张力增高,右下肢铅管样肌张力增高;左侧肢体肌张力正常,

---
答案: 4. ABCDEF 【案例 12】 1. ABCF 2. ABCDEF 3. BC 4. ABCD

站立平衡可，拉肩试验阴性，行走右下肢略拖步，步幅小，右上肢无摆臂。洼田饮水试验 1 级。

第 1 问：目前最符合的诊断是

A. 老年性震颤
B. 帕金森病（H-Y 1 级）
C. 帕金森病（H-Y 2 级）
D. 特发性震颤
E. 肝豆状核变性
F. 帕金森综合征

【解析】患者表现为运动迟缓、肌强直、静止性震颤，应用美多芭有效，无警示及绝对排除标准，最可能的诊断为帕金森病。目前累及单侧肢体，没有平衡障碍，H-Y 分级为 1 级。

第 2 问：目前患者存在的功能障碍有

A. 肌张力障碍　B. 步行障碍
C. 构音障碍　D. 吞咽功能障碍
E. 认知功能障碍　F. 手功能障碍

【解析】洼田饮水试验 1 级，吞咽功能筛查阴性；查体可见高级认知功能正常。

第 3 问：补充病史：患者睡眠差，有时易烦躁。适用的检查有

A. HAMD　B. HAMA
C. PSQI　D. PDSS
E. RBDQ　F. BPI

【解析】患者睡眠差，有时易烦躁，可能存在精神情绪障碍，HAMD、HAMA 为情绪障碍评估量表；PSQI、PDSS、RBDQ 为睡眠障碍评估量表；BPI 为简明疼痛评定量表。

第 4 问：针对患者的功能障碍，康复治疗正确的有

A. 抗阻训练
B. 放松训练
C. 步态训练
D. 言语训练
E. 手精细动作的作业治疗
F. 心理治疗

【解析】目前患者系帕金森病早期，可行抗阻训练；患者存在步态、构音、精神等障碍，行相应的康复治疗。

【案例 14】患者为中年女性，急性起病，突发意识不清 37 天。查体可见睡眠-觉醒周期，无视觉追踪、听觉追踪，无痛觉定位，无遵嘱动作，四肢未见明显主动活动，右侧肢体肌张力高。

第 1 问：患者当前处于的状态是

A. 深昏迷
B. 浅昏迷
C. 植物状态
D. 微意识状态
E. 脱离最小意识状态
F. 清醒

【解析】植物状态的患者下丘脑和脑干功能基本保存，保持自主呼吸和血压。有睡眠-觉醒周期，认知功能丧失，无意识活动，不能执行指令。

第 2 问：对患者的意识水平进行评估，下一步可进行的检查是

A. CRS-R 量表评估
B. 诱发电位评估
C. 脑电图评估
D. 功能神经影像学评估
E. 腰椎穿刺脑脊液生化检查
F. 脊髓电刺激技术

【解析】床旁行为学评估、神经电生理评估及功能神经影像学可以对患者的意识水平进行评估，腰椎穿刺脑脊液生化检查适用于急性期意识障碍的患者，脊髓电刺激是治疗方法，不能进行意识水平的评估。

答案：【案例 13】1. B　2. ABCF　3. ABCDE　4. ABCDEF　【案例 14】1. C　2. ABCD

第 3 问:结合患者当前病情,下一步可采取的治疗有

A. 脊髓电刺激技术
B. 脑深部电刺激技术
C. 经颅磁刺激技术
D. 经颅直流电刺激技术
E. 正中神经刺激技术
F. 常规康复治疗

【解析】尽管患者意识障碍时间超过 28 天,但患者处于相对早期阶段,可优先使用常规康复方法及无创神经调控的技术尝试帮助患者改善意识,如若经无创神经调控治疗效果不佳,可尝试有创神经调控的手段。

第 4 问:结合患者当前的病情,与患者家属进行沟通的方式是

A. 帮助患者家属树立必要的信心
B. 打消家属治疗积极性
C. 帮助家属制定符合其意愿的治疗决策
D. 分析患者可能的预后结局
E. 让家属了解治疗过程中可能产生的费用
F. 诱导家属做出决策

【解析】在进行新诊疗方法临床探索时,医师应提供有证据的信息,包括治疗的受益、风险以及干预的不确定水平。一定要向家属提供即将实施治疗的临床证据以及可能的风险。切记,不可利用家属救治心切,而"恶意"诱导其做出决定。

【案例 15】患者青年男性,急性起病,摔伤后意识不清 2 个月余。查体可见睡眠-觉醒周期,偶有视觉追踪、听觉追踪,偶有痛觉定位,未见明显遵嘱反应,四肢未见明显主动活动,双侧肢体肌张力增高。

第 1 问:下列可表明患者处于微意识状态的症状是

A. 偶有视觉追踪
B. 偶有听觉追踪
C. 偶有痛觉定位
D. 未见明显遵嘱反应
E. 四肢未见明显主动活动
F. 双侧肢体肌张力增高

【解析】微意识状态患者逐渐出现对自身及周围环境的意识征象,如视觉追踪、听觉追踪、痛觉定位、高级情感反应等。

第 2 问:可对该患者进行的有关意识水平评估的评价是

A. CRS-R 量表
B. FOUR 量表
C. 脑电图
D. ERP 检查
E. TMS-EEG 检查
F. PET-CT 检查

【解析】以上均属于可检测患者意识水平的检测手段,包括行为学量表、神经电生理及功能神经影像学技术等。

第 3 问:可对该患者进行的康复治疗是

A. 促醒康复
B. 运动功能康复
C. 吞咽功能康复
D. 高压氧康复
E. 针灸治疗
F. 传统中医药治疗等

【解析】慢性意识障碍患者的康复是一个综合康复管理系统,包括促醒康复、运动、吞咽、呼吸等综合康复治疗手段。

第 4 问:随着患者意识水平逐渐恢复,判断其进入脱离微意识状态时,患者出现的特征是

A. 存在睡眠-觉醒周期

答案: 3. CDEF 4. ACDE **【案例 15】** 1. ABC 2. ABCDEF 3. ABCDEF 4. CE

B. 视觉追踪
C. 功能性使用物体
D. 痛觉定位
E. 功能性交流
F. 四肢自主活动

【解析】当患者出现功能性交流或功能性使用物体时则进入脱离微意识状态。

【案例 16】患者男,55 岁。确诊为阿尔茨海默病 2 年,近期家属发现患者出现新的症状,经常叫不上物品的名字,或者叫错,如摸着手机说"这就是这个这个……"

第 1 问:该患者的功能障碍为
A. 定向力障碍　B. 记忆障碍
C. 判断障碍　D. 失用症
E. 失认症　F. 注意力障碍

【解析】失认是认知功能减退后阿尔茨海默病(AD)患者不能通过知觉认识自己熟悉的东西。

第 2 问:下列关于失认症的表述正确的是
A. 对单侧忽略
B. 疾病失认
C. 视觉失认
D. 触觉失认
E. 结构失用
F. 无意义图形再认

【解析】结构失用是失用症特点。无意义图形再认是记忆测试方法。

第 3 问:如果患者进食时仅吃右侧的食物,其功能障碍为
A. 单侧忽略　B. 疾病失认
C. 视觉失认　D. 触觉失认
E. 结构失用　F. 无意义图形再认

【解析】单侧忽略为较常见的行为认知障碍之一。患者的各种初级感觉完好无损,却不能对大脑损伤灶对侧身体或空间呈现的刺激做出反应。

第 4 问:如果该患者出现进食时只吃右边食物的症状,**不能**评估该症状的方法是
A. 面容识别测试　B. 划杠试验法
C. 临摹图画法　D. 平分直线法
E. 空间想象测试　F. 划消试验

【解析】面容识别主要用于视觉失认测试。划消试验是用于注意力的评估。

第 5 问:关于该患者可能涉及的康复训练,下列说法**不正确**的是
A. 对忽略侧提供触摸、挤压、拍打、刷擦或冰刺激等感觉刺激
B. 将患者急用物品放置忽略侧,让患者越过中线拿取
C. 嘱患者头偏向忽略侧进行文字读取
D. 在忽略侧用移动的颜色鲜艳的物体或手电筒光提醒患者注意
E. 在患者忽略侧读数字,让患者听到数字 1 后拍手
F. 训练患者对忽略侧进行有意识的扫描

【解析】选项 E 为注意力训练,不是偏侧忽略的训练方法。

【案例 17】患者男,59 岁。近 1 年逐渐出现失眠、记忆力下降、话少、淡漠、反应迟钝,有时出现不由自主哭笑,行走时步态不稳,大小便失禁,生活不能自理。觉得家里总丢东西。脑脊液无异常。CT 示脑萎缩,脑室扩大,中线结构正常。

第 1 问:首先要考虑的诊断是
A. 阿尔茨海默病
B. 血管性痴呆
C. 轻度认知功能损伤
D. 精神障碍

答案:【案例 16】1. E　2. ABCD　3. A　4. AF　5. E　【案例 17】1. A

E. 尼曼-皮克病
F. 额颞叶痴呆

【解析】隐匿起病，认知下降，伴精神症状，进行性加重，头颅CT有脑萎缩，首先考虑阿尔茨海默病（AD）。

第2问：下列关于阿尔茨海默病的病因、病理机制，描述正确的是

A. AD发病与脑内β淀粉样蛋白异常沉积有关
B. AD发病与过度磷酸化的Tau蛋白有关
C. 女性雌激素水平降低
D. 大体病理表现为脑萎缩
E. 海马萎缩明显
F. 额颞叶萎缩明显

【解析】额颞叶萎缩明显是额颞叶痴呆的主要病理特征。

第3问：关于患者需进行的康复功能评定，描述正确的是

A. 认知知觉功能障碍
B. 精神行为症状评估
C. 言语语言功能评估
D. 运动功能评定
E. 大小便功能障碍评定
F. 无吞咽障碍症状，不需评估

【解析】阿尔茨海默病患者需行营养状态评定，需进行吞咽障碍功能评定。

第4问：针对患者的精神症状，适用的评定量表有

A. BEHAVE-AD　　B. CMAI
C. CDBQ　　D. SCAG
E. NPD　　F. ERP

【解析】ERP系事件相关电位，又称作是"认知电位"，属于神经电生理检查。

【案例18】患者男，75岁。受教育17年，主因"记忆力下降3年"就诊。既往有高脂血症；有吸烟史，已戒烟20年，无家族遗传史。查体：近记忆力下降，远记忆力、计算力、理解力、空间定向力保留，余查体未见异常，日常生活可自理。神经心理量表：MMSE评分为26分；MOCA评分为24分；AVLT评分为3分、6分、6分、5分、10分；GDS评分为11分。

第1问：有助于进一步鉴别诊断的检查是

A. Hachinski缺血指数量表
B. CDBQ
C. 头颅MRI
D. SCAG
E. NPD
F. ERP

【解析】患者既往有高血脂、吸烟史，需排查血管源性；Hachinski缺血指数量表主要是用于血管性痴呆和AD的鉴别诊断量表。头颅MRI可明确是否有颞叶、海马萎缩，用于AD与其他病因的认知障碍鉴别。

第2问：如患者Hachinski缺血指数量表：0分；CDR：0.5分；头MRI提示脑萎缩，左侧海马萎缩。其诊断为

A. 轻度认知障碍　　B. 痴呆
C. 血管源性　　D. 中度认知障碍
E. AD源性　　F. 路易体痴呆

【解析】Hachinski缺血指数量表小于4分，提示AD；头MRI提示脑萎缩，左侧海马萎缩，支持AD的诊断；患者仅有近记忆力下降，CDR为0.5分，符合轻度认知障碍。

第3问：患者目前存在的功能障碍是

A. 精神心理障碍
B. 认知障碍
C. 运动障碍
D. 言语障碍

答案： 2. ABCDE　3. ABCDE　4. ABCDE　**【案例18】** 1. AC　2. AE　3. AB

E. 日常生活部分依赖
F. 吞咽功能障碍

【解析】MMSE、MOCA 正常,AVLT 提示情景记忆损害,GDS 提示存在老年抑郁,CDR 提示轻度认知障碍。

第 4 问:关于对该患者的阿尔茨海默病的治疗,表述**不正确**的是

A. 记忆力训练
B. 多奈哌齐
C. 奥氮平
D. 对照料者精神支持
E. 采用记事本
F. 功能性任务活动

【解析】奥氮平为抗精神病药物,目前患者无相关症状。

答案: 4. C

第九章 内科疾病

一、单选题

1. 制定运动处方时，应注意 FITT 原则，该原则**不包括**
   A. 运动频率
   B. 运动强度
   C. 每次运动时间
   D. 运动类型
   E. 运动方式

2. AT 测定是
   A. 机体在运动时能摄取的最大氧量测定
   B. 无法完成极量运动的患者运动终点时的吸氧量测定
   C. 血乳酸和乳酸/丙酮酸比值在达到拐点时的峰值吸氧量测定
   D. 无氧状态下机体运动的持续能力测定
   E. 实际气体代谢测定

【解析】无氧阈(anaerobic threshold，AT)：运动中当有氧代谢已无法满足机体能量需求时，细胞动用无氧代谢，引起乳酸堆积，至机体缓冲系统失代偿时，乳酸浓度急骤增加，其急骤增加起点时的 VO_2 称为 AT，即尚未发生乳酸酸中毒时的最高 VO_2 值。AT 和 VO_2max 有关，是反映心肺功能、最大有氧运动能力、运动耐力的良好指标。

3. 冠心病Ⅱ期康复中，运动强度为
   A. 最大心率的 20%~30%，RPE 不超过 13~15
   B. 最大心率的 40%~50%，RPE 不超过 13~15
   C. 最大心率的 60%~70%，RPE 不超过 11~12
   D. 最大心率的 20%~30%，RPE 不超过 11~12
   E. 最大心率的 40%~50%，RPE 不超过 11~12

4. Ⅲ~Ⅳ级心力衰竭患者功能评定最常用的简易运动试验方式是
   A. 踏车运动试验
   B. 运动平板试验
   C. 握力试验
   D. 6 分钟步行试验
   E. 心电运动试验

5. 如果某患者 VO_2peak 为 17.5ml/(kg·min)，其 Weber 心功能分级为
   A. A 级　　B. B 级
   C. C 级　　D. D 级
   E. E 级

【解析】通气分级和 Weber 心功能分级见表 9-1。

答案： 1. E　2. C　3. B　4. D　5. B

表 9-1 通气分级和 Weber 心功能分级

VE/VCO_2 斜率	VO_2 peak/($ml \cdot kg^{-1} \cdot min^{-1}$)
通气分级Ⅰ:<30.0	Weber 运动心功能 A 级:>20.0
通气分级Ⅱ:30.0~36.0	Weber 运动心功能 B 级:16.0~20.0
通气分级Ⅲ:36.0~45.0	Weber 运动心功能 C 级:10.0~16.0
通气分级Ⅳ:≥45.0	Weber 运动心功能 D 级:<10.0

6. 口服葡萄糖耐量试验(OGTT),服糖后 2 小时血糖参考值应该是
   A. <8.0mmol/L
   B. ≤11.1mmol/L
   C. <7.7mmol/L
   D. 7.8~9.0mmol/L
   E. 9.0~11.1mmol/L

【解析】口服葡萄糖耐量试验(OGTT):空腹 <6.1mmol/L;服糖后 0.5~1 小时达到峰值,一般为 7.8~9.0mmol/L,应小于 11.1mmol/L,服糖后 2 个小时血糖 <7.7mmol/L 为正常糖耐量;7.8~11.09mmol/L 为糖耐量受损;≥11.1mmol/L 应考虑糖尿病。

7. 2 型糖尿病每周的运动强度至少为
   A. 150 分钟的中等(40%~60% VO_2max)至高强度(>60% VO_2max)有氧运动
   B. 120 分钟的中等(50%-1RM)至高强度(75%~80%-1RM)抗阻运动
   C. 120 分钟的中等(40%~60% VO_2max)至高强度(>60% VO_2max)无氧运动
   D. 150 分钟的中等(40%~60% VO_2max)至高强度(>60% VO_2max)抗阻运动
   E. 150 分钟的中等(40%~60% VO_2max)至高强度(>60% VO_2max)无氧运动

【解析】糖尿病的运动治疗:2 型糖尿病患者每周应至少参加 150 分钟的中等(40%~60% VO_2max)至高强度(>60% VO_2max)有氧运动,并至少分配到 3 天中进行,但不能连续 2 天以上不运动,即相邻 2 次运动时间的间隔不超过 2 天。除了有氧运动锻炼,2 型糖尿病患者应参加中等(50%-1RM)至高强度(75%~80%-1RM)抗阻运动。每周至少 2 次,最好 3 次,不应在连续 2 天内进行。

8. 2 型糖尿病最基本的药物治疗是
   A. 口服降血糖药物
   B. 胰岛素
   C. 降血脂药物
   D. 神经营养药物
   E. 血管扩张药物

【解析】2 型糖尿病最基本的药物治疗是口服降血糖药物。口服降血糖药物包括磺脲类促泌剂、非磺脲类促泌剂、双胍类、噻唑烷二酮类、α-葡萄糖苷酶抑制剂、肠促胰高血糖素样肽Ⅰ类似物及二肽基肽酶Ⅳ抑制剂。2 型糖尿病患者往往也需要用胰岛素治疗。

9. 糖尿病患者胰岛素治疗最主要的不良反应是
   A. 发生低血糖
   B. 荨麻疹样皮疹
   C. 注射处脂肪萎缩
   D. 注射处红肿疼痛
   E. 过敏性休克

【解析】糖尿病患者胰岛素治疗最主要的不良反应是发生低血糖,尤其对于老年人。

10. 糖尿病患者采用胰岛素替代治疗时主要采用
   A. 口服　　B. 皮下注射
   C. 肌内注射　　D. 静脉滴注
   E. 舌下含服

答案: 6. C 7. A 8. A 9. A 10. B

【解析】胰岛素替代治疗时主要采用皮下注射的方式，其中注射在腹部吸收最快，在臀部吸收最慢。

11. 1型糖尿病的主要特点是
A. 胰岛素分泌绝对不足
B. 合并症较多
C. 常发生于妊娠期
D. 发病年龄在30~40岁
E. 以胰岛素抵抗为主要缺陷

【解析】1型糖尿病的发病机制是胰岛β细胞自身免疫性损伤引起胰岛素分泌绝对不足，患者存在多种自身抗体，包括胰岛细胞抗体、胰岛素抗体等。2型糖尿病主要以胰岛素抵抗为主，并非由胰岛β细胞自身免疫性损伤所致。

12. 下列肺功能检查对COPD的诊断最有价值的是
A. 潮气量
B. 肺活量
C. 动脉血氧分压
D. 残气量及残气量/肺总量(%)
E. 每分钟静息通气量

【解析】肺功能检查是确诊COPD的必备条件，应用支气管舒张剂后$FEV_1/EVC<0.70$，表明患者存在持续性气流阻塞，即COPD。

13. COPD患者呼吸康复的主要目的是增强
A. 肋间内肌活动
B. 肋间外肌活动
C. 膈肌活动
D. 腹肌活动
E. 辅助呼吸肌活动

【解析】膈肌为主要呼吸肌，使用膈肌呼吸时气体交换容量较大，增强膈肌活动可以降低其他辅助呼吸肌群的能耗，提高呼吸效率。

14. COPD患者的排痰训练**不包括**
A. 体位引流　　B. 负压吸痰
C. 咳嗽训练　　D. 胸部叩击、震颤
E. 深呼吸训练

【解析】负压吸痰为被动清除气道分泌物，不是排痰训练。

15. 过敏性支气管哮喘理疗首选
A. 超短波　　B. 超声波
C. 红外线　　D. 紫外线
E. 中频电

【解析】红斑量紫外线多次局部照射具有脱敏作用。

16. 下列**不属于**哮喘缓解期康复治疗方案的是
A. 放松训练
B. 有氧运动
C. 控制体重
D. 健康教育
E. 控制环境诱发因素

【解析】哮喘缓解期的康复方案：运动疗法，包括有氧训练、医疗体操等；控制体重，哮喘与肥胖有关，可以采用有氧训练、饮食控制等方法；健康教育，使患者了解哮喘的诱因，并尽量减少与过敏原的接触；控制环境诱发因素。

17. 支气管哮喘诊断的最主要依据是
A. 动脉血氧分压降低，二氧化碳分压升高
B. 血液中嗜酸性细胞增加
C. 胸部透视，肺透光度增加，横膈下降
D. 有反复发作，呼气性呼吸困难和肺部哮鸣音，可自行缓解或应用支气管解痉剂得以缓解
E. 肺功能测验有阻塞性通气障碍

答案： 11. A　12. D　13. C　14. B　15. D　16. A　17. D

【解析】支气管哮喘临床表现为反复发作的喘息、气急、胸闷或咳嗽等症状，常在夜间及凌晨发作或加重，多数患者可自行缓解或治疗后缓解。

二、多选题

1. 对患者进行心功能评定，常用的试验方案包括
   A. 踏车运动试验　B. 活动平板试验
   C. 血压监控　D. 心率监控
   E. 手摇车试验

【解析】心功能评定常用的试验方案包括活动平板试验、踏车运动试验、手摇车试验。

2. 在进行心电运动试验检查时，需要注意的事项有
   A. 试验前向患者扼要介绍该试验的方法
   B. 试验时应保持空腹
   C. 试验前1天避免参加重体力活动
   D. 试验前1天停用所有药物
   E. 感冒或其他病毒感染1周内，不宜参加此试验

3. 冠心病危险因素控制包括
   A. 改善脂质代谢异常
   B. 改善高血糖及糖耐量异常
   C. 控制高血压
   D. 改善血液高凝状态
   E. 帮助戒烟

4. 关于慢性充血性心力衰竭进行康复治疗的注意事项，表述正确的是
   A. 活动时应强调动静结合、量力而行，不可引起不适或症状加重，禁忌剧烈运动
   B. 当患者出现疲劳、心悸、呼吸困难以及其他症状时应暂停活动，并查明原因
   C. 在考虑采用运动训练之前应该进行详尽的心肺功能和药物治疗的评定
   D. 鼓励患者进行有一定竞赛性质的娱乐活动
   E. 避免在过热（>27℃）或过冷（<18℃）时训练

5. 心力衰竭患者运动训练的禁忌证包括
   A. 近3~5天静息状态进行性呼吸困难加重或运动耐力减退
   B. 低功率运动负荷出现严重的心肌缺血（<2MET，或<50W）
   C. 未控制的糖尿病
   D. 新近发生的血栓
   E. 新发心房颤动或心房扑动

【解析】心力衰竭患者运动训练的禁忌证包括：①近3~5天静息状态进行性呼吸困难加重或运动耐力减退；②低功率运动负荷出现严重的心肌缺血（<2MET，或<50W）；③未控制的糖尿病；④近期栓塞；⑤血栓性静脉炎；⑥新发心房颤动或心房扑动。

6. 关于心力衰竭患者中不适宜进行运动试验的人群，表述正确的是
   A. 高龄
   B. NYHA Ⅳ级
   C. 临床症状稳定2周以上
   D. NYHA Ⅰ~Ⅲ级
   E. 合并急性心肌梗死

【解析】心力衰竭患者不适宜进行运动试验的人群包括：①急性冠脉综合征早期（2天内）；②致命性心律失常；③急性心力衰竭（血流动力学不稳定）；④未控制的高血压；⑤高度房室传导阻滞；⑥急性心肌炎和心包炎；⑦有症状的主动脉狭窄；⑧严重梗阻性肥厚型心肌病；⑨急性全身性疾病；⑩心内血栓。

答案： 1. ABE　2. ACF　3. ABCDE　4. ABCE　5. ABCDE　6. BE

7. 慢性心力衰竭的常规治疗药物包括
   A. 利尿剂
   B. ACEI/ARB
   C. β 受体拮抗剂
   D. 地高辛
   E. 硝普钠

8. 糖尿病患者常见并发症包括
   A. 帕金森病　　B. 皮肤疖痈
   C. 冠心病　　D. 脑血管病
   E. 糖尿病肾病

【解析】糖尿病患者常见并发症不包括帕金森病。

9. 糖尿病患者常见并发症或伴发病包括
   A. 感染　　B. 皮肤瘙痒
   C. 骨关节病变　　D. 血管病变
   E. 神经病变

【解析】糖尿病并发症和伴发病有皮肤瘙痒、感染、血管病变、神经病变、眼部病变、糖尿病足。大血管病变主要累及大、中动脉，形成动脉硬化，发生冠心病、脑血管意外和下肢坏疽。微血管病变是糖尿病特异性病变，主要有糖尿病肾病和视网膜病变，可表现为蛋白尿、水肿、高血压、视力下降，甚至出现肾功能不全和失明。

10. 糖尿病饮食治疗正确的是
   A. 控制总热量
   B. 合理搭配营养素
   C. 少量多次进餐
   D. 不吃寒凉食物
   E. 不吃或少吃含糖较高的食物

【解析】任何糖尿病及糖尿病前期患者都需要接受个体化的医学营养治疗，制定基于治疗目标和效果的饮食处方。糖尿病治疗的 5 个要点：医学营养治疗、运动疗法、血糖监测、药物治疗和糖尿病教育。A、B、C、E 4 个选项均为糖尿病饮食治疗原则。食物寒凉与否对糖尿病的影响不大。

11. 糖尿病患者有氧运动训练的方法包括
   A. 踏车运动　　B. 举重运动
   C. 游泳运动　　D. 登山运动
   E. 平板运动

【解析】糖尿病患者有氧运动训练的方法中最简单、常用的是步行，身体活动水平中等者可以选择慢跑、划船、有氧操、乒乓球、羽毛球等，身体活动水平高和体能好者可选择游泳、网球等。

12. 有关 COPD 的病因及发病机制，下列说法正确的是
   A. 吸烟是最主要的致病因素
   B. 与氧化应激有关
   C. 与胰蛋白酶-α_1 缺乏有关
   D. 与免疫炎症机制有关
   E. 感染是主要因素之一

【解析】COPD 的病因及发病机制包括吸入有毒气体或颗粒（如吸烟）、遗传性抗胰蛋白酶-α_1 缺乏、感染、炎症机制、蛋白酶抗蛋白酶失衡机制、氧化应激机制、其他机制（如自主神经功能失调等）。不包括免疫系统异常而导致的免疫炎症反应。

13. COPD 患者需要进行的运动功能评价是
   A. 6 分钟步行距离测定
   B. 功率自行车运动试验
   C. 肌力、肌张力功能评定
   D. 呼吸肌力测定
   E. 活动平板运动试验

【解析】COPD 患者可以通过活动平板或功率自行车运动试验、6 分钟步行距离测定、呼吸肌力测定等运动功能评价来评估患者

答案： 7. ABC　8. BCDE　9. ABDE　10. ABCE　11. ACDE　12. ABCE　13. ABDE

的心肺功能和运动能力，掌握患者运动能力的大小。而肌力、肌张力的评定多用于瘫痪、脑血管疾病、脑外伤等患者的评估。

14. 关于慢性阻塞性肺疾病排痰训练说法正确的是
    A. 体位引流主要利用重力促进各个肺段内积聚的分泌物排出
    B. 体位引流时不同的病变部位采用不同的引流体位
    C. 体位引流的目的是使病变部位的肺段向主支气管垂直引流
    D. 胸部叩击时治疗者手指伸直，以手掌部位拍击引流部位胸壁
    E. 胸部叩击时患者可自由呼吸

【解析】胸部叩击方法为治疗手指并拢，掌心呈杯状，运用腕部力量在引流部位胸壁上双手轮流叩击拍打30~45秒，患者可自由呼吸。

15. 关于慢性阻塞性肺疾病全身训练方案说法正确的是
    A. 下肢训练通常采用有氧训练方法如快走、划船、骑车、登山等
    B. 下肢有氧训练频率2~5次/周，到靶强度运动时间为10~45分钟，疗程4~10周
    C. 为保持下肢有氧训练效果，应坚持终身训练
    D. 上肢提重物训练，开始0.5kg，以后增至2~3kg，做高于肩部的各个方向活动
    E. 上肢提重物训练，每活动10分钟、休息10分钟，每天2次

【解析】慢性阻塞性肺疾病全身训练方案：下肢训练通常采用有氧训练方法如快走、划船、骑车、登山等，运动后不应出现明显气短、气促或剧烈咳嗽，运动训练频率2~5次/周，到靶强度运动时间为10~45分钟，疗程4~10周，为保持训练效果，患者应坚持终身训练。为了加强患者对上肢活动的耐受性，COPD患者的康复应包括上肢训练，即手摇车训练及提重物训练，以运动时出现轻度气急、气促为宜。提重物训练：患者手持重物，开始0.5kg，以后增至2~3kg，做高于肩部的各个方向活动，每活动1~2分钟、休息2~3分钟，每天2次。

16. 哮喘常见的临床辅助检查方式有
    A. 胸部X线/CT检查
    B. 痰嗜酸性粒细胞计数
    C. 动脉血气分析
    D. 特异性变应原检测
    E. 增强CT检查

【解析】哮喘常见的临床辅助检查方式有痰嗜酸性粒细胞计数、胸部X线/CT检查、特异性变应原检测、动脉血气分析、呼出气体一氧化氮检测。增强CT要注射造影剂，哮喘患者多数属于高敏体质，一旦过敏容易导致哮喘大发作。

17. 关于哮喘，说法正确的是
    A. 病理可见支气管平滑肌肥厚、黏膜和黏膜下血管增生
    B. 多种细胞参与，特别是肥大细胞、嗜酸性粒细胞和B淋巴细胞
    C. 发作时呼吸困难、喘息、咳嗽、胸闷等，可闻及哮鸣音
    D. 长期发作可导致肺气肿和桶状胸
    E. 过敏原通常为花粉和粉尘，寒冷和运动可以诱发哮喘发作

【解析】支气管哮喘有多种细胞参与，特别是肥大细胞、嗜酸性粒细胞和T淋巴细胞。

答案：14. ABCE 15. ABCD 16. ABCD 17. ACDE

18. 关于哮喘的有氧运动训练,说法正确的是
    A. 有氧训练无须与药物治疗同时使用
    B. 运动可以诱发哮喘,因此应避免高强度运动如跑步、跳绳等
    C. 有氧运动要特别注意有充分的准备和结束活动
    D. 运动时不可以有显著气喘
    E. 运动后不可以有显著疲劳感

【解析】哮喘有氧运动训练主要在非发作期进行,必要时与药物同时使用;其余四项均为支气管哮喘平常运动时需要注意的。

19. 支气管哮喘典型的临床表现有
    A. 具有反复发作性
    B. 经平喘药治疗后缓解或自行缓解
    C. 发作性、吸气性呼吸困难伴哮鸣音
    D. 夜间及凌晨发作或加重
    E. 极易发生肺气肿

【解析】支气管哮喘典型表现为反复发作性、呼气性呼吸困难伴哮鸣音,干咳或咳白色泡沫痰,可自行缓解或用支气管舒张药后缓解;夜间、凌晨发作和加重是哮喘的特征之一。气胸、纵隔气肿、肺不张、慢性支气管炎、肺气肿、支气管扩张和肺源性心脏病是支气管哮喘的常见并发症。

三、共用题干单选题

(1~3题共用题干)

患者男,46岁。口渴、多饮、消瘦3个月,突发昏迷2天。实验室检查:血糖41mmol/L,血钠132mmol/L,血钾4.0mmol/L,尿素氮9.8mmol/L,CO_2结合力18.3mmol/L,尿糖、尿酮强阳性。

1. 对该患者最可能的诊断是
    A. 高渗性昏迷
    B. 糖尿病酮症酸中毒
    C. 糖尿病乳酸性酸中毒
    D. 糖尿病合并脑血管意外
    E. 应激性高血糖

【解析】患者中年男性,出现“三多一少”症状3个月,突发昏迷,血糖急剧升高,血钠正常(排除高渗高血糖性昏迷),尿糖、尿酮强阳性,考虑患者出现糖尿病酮症酸中毒。

2. 对该患者首选的治疗是
    A. 快速静脉滴注生理盐水+小剂量胰岛素
    B. 快速静脉滴注高渗盐水+小剂量胰岛素
    C. 快速静脉滴注低渗盐水+小剂量胰岛素
    D. 快速静脉滴注生理盐水+大剂量胰岛素
    E. 快速静脉滴注碳酸氢钠+大剂量胰岛素

【解析】患者发生了糖尿病酮症酸中毒,应小剂量持续静脉滴注速效胰岛素,初始应在生理盐水中加胰岛素静脉滴注。

3. 治疗8小时后,患者神志渐清,血糖降至12.8mmol/L,血钾3.2mmol/L。此时,可采用的治疗是
    A. 输5%葡萄糖+普通胰岛素
    B. 输5%葡萄糖+普通胰岛素+适量钾
    C. 输10%葡萄糖+普通胰岛素
    D. 输碳酸氢钠+普通胰岛素
    E. 输低渗盐水+普通胰岛素+适量钾

【解析】患者血糖<13.9mmol/L,故改输5%葡萄糖或糖盐水+普通胰岛素;同时血钾水平偏低,故补充适量钾。

答案: 18. BCDE 19. ABDE
1. B 2. A 3. B

（4~5 题共用题干）

患者男，50 岁。因“胸痛 13 小时，加重 3 小时”入院。患者发病前有饮酒史，后出现压榨性胸痛并向左上肢内侧放射。入院后查体：血压 100/70mmHg，心率 41 次/min，心音低钝。心电图：三度房室传导阻滞，交界性逸搏心律，心率 41 次/min，Ⅱ、Ⅲ、aVF 导联 ST 段压低。查心肌酶学肌钙蛋白明显增高，临床诊断为急性心肌梗死。现患者病情稳定，进行Ⅲ期康复。

4. 该患者的主要功能障碍**不包括**

A. 心血管功能障碍

B. 全身运动耐力减退

C. 呼吸障碍

D. 小便障碍

E. 行为障碍

【解析】该患者除心脏功能障碍外还有一系列继发性躯体和心理障碍如心血管功能障碍、呼吸障碍、全身运动耐力减退、行为障碍等。

5. 该患者实施有氧运动训练方案，下列说法**不正确**的是

A. 要做好准备活动和结束活动

B. 必要时与药物治疗同时使用

C. 不应在寒冷或高温的季节进行

D. 饱餐、饮咖啡或浓茶后可进行活动

E. 运动时不可以有显著气喘

【解析】有氧训练前不应饱餐、饮咖啡或浓茶。

（6~8 题共用题干）

患者男，60 岁。主诉“咳嗽、咳痰 20 余年，活动后气短、喘憋 5 年”，疑诊慢性阻塞性肺疾病。

6. 为明确诊断，下列最有诊断价值的是

A. 血 PaO_2 降低

B. 残气量/肺总量 >40%

C. 第一秒用力呼气量低于预计值的 80%

D. 最大通气量低于预计值的 80%

E. 第一秒用力呼气量/用力肺活量 <60%

【解析】吸入支气管扩张剂后 FEV_1/FVC%<70% 可确定为不完全可逆的气流受限，是诊断慢性阻塞性肺疾病的敏感指标。PaO_2 降低是换气功能障碍的表现；一般认为正常残气量/肺总量在 35%，残气量增多提示患者存在气流受限；第一秒用力呼气量占预计值的比例为评估 COPD 严重程度的指标；最大通气量是通气储备能力的评估指标。

7. 慢性阻塞性肺疾病最主要的并发症是

A. 肺源性心脏病　B. 肺肉芽肿

C. 肺脓肿　D. 间质性肺炎

E. 肺萎缩

【解析】慢性阻塞性肺疾病最重要的并发症是肺动脉高压导致的右心功能不全，所以最佳答案为肺源性心脏病。

8. 对该患者进行缩唇呼吸训练的目的是

A. 提高支气管内压，避免塌陷

B. 降低胸腔压力

C. 提高膈肌肌力

D. 改善肺循环

E. 增加肺活量

【解析】缩唇呼吸可增加呼气时的阻力，这种阻力可向内传至支气管，使支气管内保持一定的压力，防止支气管及小支气管被增高的胸膜内压过早压瘪，增加肺泡内气体排出，减少残气量从而可以吸入更多的新鲜空气，缓解缺氧症状。

（9~10 题共用题干）

患者女，30 岁。主诉“反复发作性呼吸困难、胸闷 2 年”。3 天前受凉后出现咳嗽，

答案： 4. D　5. D　6. E　7. A　8. A

咳少量浓痰，后出现呼吸困难、胸闷，逐渐加重。查体：口唇无发绀，双肺广泛哮鸣音，肺底部少许湿啰音。

9. 对患者最有可能的诊断是
   A. 支气管哮喘
   B. 心源性哮喘
   C. 慢性喘息性支气管炎
   D. 支气管内膜结核
   E. 慢性阻塞性肺疾病

【解析】根据患者反复发作性呼吸困难病史，入院查体双肺广泛哮鸣音体征，考虑支气管哮喘诊断成立。

10. 表明气道阻塞具有可逆性的检查结果是
   A. 第一秒用力呼气量（FEV_1）>60% 预计值
   B. 最大呼气流量（PEF）>60% 预计值
   C. 吸入沙丁胺醇后 FEV_1 改善率 >15%
   D. 吸入倍氯米松后 FEV_1 改善率 >15%
   E. 支气管激发试验阳性

【解析】支气管舒张试验阳性即吸入沙丁胺醇后 FEV_1 改善率 >15% 为气道阻塞可逆性的敏感指标。

四、案例分析题

【案例 1】患者男，60 岁。反复胸闷 2 年，近 1 个月加重时表现为体力劳动时胸痛，休息后缓解，今日提重物行走中再发胸痛并伴左上肢疼痛，停下休息未能完全缓解而来诊。门诊检查：BP 150/90mmHg，HR 90 次/min，心律齐，各瓣膜未闻及杂音，ECG 示 $V_{1\sim3}$ 导联 ST 段下移 0.1~0.2mV，T 波低平。门诊以“冠心病”收入院。实验室检查结果：空腹 GLU 7.6mmol/L，TC 6.28mmol/L，TG 2.4mmol/L，LDL-C 4.3mmol/L，HDL-C 0.7mmol/L。超声心动图：LVEF 50%。冠状动脉造影显示：LCA 和 RCA 开口正常，LMm-d 60% 局限性偏心性狭窄，LADp-m 85% 局限性偏心性狭窄，故植入支架一枚，手术顺利，现术后第 7 天，一般状态良好，可在病房内完成日常活动，自觉体力基本同发病前，现准备开始进一步康复训练。

第 1 问：需要对该患者进行的康复相关检查评定是
   A. 焦虑、抑郁评测
   B. 步态分析
   C. 低水平心肺运动试验
   D. 症状限制性心肺运动试验
   E. 极限心肺运动试验
   F. 肌力评测
   G. 身体质量指数（BMI）测定
   H. 日常生活能力评定

【解析】该患者为支架术后 7 天，故心肺运动试验不应选择极限心肺运动试验，应选择症状限制性心肺运动试验，根据患者目前情况，还需进行相关危险因素评估及情绪状态评估。

［提示］康复评定结果：体重 83kg，身高 172cm，身体质量指数 $28kg/m^2$，Zung 焦虑自评（SAS）得分 56 分，Zung 抑郁自评（SAD）得分 48 分。Barthel 指数 100 分。症状限制性心肺运动试验：平静时心率 80 次/min，心率达 135 次/min 时 V_1~V_3 导联 ST 段下移 1mV，终止运动，耗氧量达 17.5ml/(min·kg)。

第 2 问：下列对该患者康复训练情况描述正确的是
   A. 支架术后 7 天不适于康复训练
   B. 可以进行康复训练，运动强度需控制在 3METs 以内
   C. 可以进行中等强度有氧运动训练
   D. 应限定在床上进行肌力训练

答案： 9. A　10. C
【案例 1】 1. ADGH　2. CF

E. 采用静力收缩、推举沙袋、哑铃等方式锻炼肌肉
F. 目前不适于肌力训练

【解析】根据患者症状限制性心肺运动试验结果，患者现阶段不宜以床上活动为主。应开始进行中等强度有氧训练，现阶段不适于做肌力训练。

第 3 问：该患者全面康复包括
A. 控制危险因素，控制血压、血糖、血脂
B. 合理饮食，减体重 10kg
C. 应该使 BMI 降低至 $22kg/m^2$ 以下
D. 最好使 BMI 降低至 $24kg/m^2$ 以下
E. 患者轻度焦虑时给予心理疏导
F. 患者严重抑郁时给予药物治疗
G. 制定合理的运动治疗方案

【解析】患者的 BMI 控制于 $24kg/m^2$ 左右即可，抑郁情况以心理疏导为主，暂不行药物治疗。

第 4 问：该患者近 2 周的康复训练方案为
A. 采用中等强度有氧运动方式
B. 采用低强度有氧运动方式
C. 运动训练时心率控制在 100 次/min 以内
D. 运动训练时心率控制在 120 次/min 以内
E. 步行速度可以控制在 5km/h 左右
F. 每日 1 次
G. 每次运动训练时间由 30 分钟逐渐增至 60 分钟
H. 每次运动训练时间至少 60 分钟
I. 运动前后不需做热身和放松运动

【解析】根据症状限制性心肺运动试验结果，患者应行中等强度的有氧运动，且按标准运动程序患者运动前后需做热身及放松运动。

【案例 2】患者男，62 岁。自诉乏力、容易疲劳 4 年余，进行低强度的体力活动即出现心悸、气促，夜间尚可平卧。既往有陈旧性前壁心肌梗死。血压 110/70mmHg，心率 90 次/min，律齐。

第 1 问：该患者应进一步进行的检查是
A. 心脏超声　　B. 心肺耐力评估
C. 心电图　　D. 胸部 X 线
E. BNP　　F. 双下肢 B 超

第 2 问：该患者心功能分级为
A. Ⅰ级　　B. Ⅱ级
C. Ⅲ级　　D. Ⅳ级
E. Ⅴ级　　F. 0 级

第 3 问：该患者心肺运动试验 VO_2peak 14.5ml/(kg·min)，VE/VCO_2 slope 35。关于该结果描述正确的是
A. 通气分级Ⅰ级，Weber 心功能Ⅲ级
B. 通气分级Ⅱ级，Weber 心功能Ⅳ级
C. 通气分级Ⅱ级，Weber 心功能Ⅲ级
D. 通气分级Ⅲ级，Weber 心功能Ⅲ级
E. 通气分级Ⅲ级，Weber 心功能Ⅱ级
F. 通气分级Ⅲ级，Weber 心功能Ⅳ级

第 4 问：关于该患者危险分层和运动监管的描述，正确的是
A. 危险级别为 B 级
B. 整个运动过程需要医疗监督和指导，直至确立安全性
C. 危险级别为 A 级
D. 只需要在运动初期监管及行心电、血压监护
E. 危险级别为 C 级
F. 整个运动过程中仅需监测血压，无需心电监护

【解析】根据患者进行一般的体力活动即

答案： 3. ABDEG　4. ACEGH　【案例 2】1. ABCDE　2. C　3. E　4. BE

出现心悸、气促，夜间尚可平卧，可判断患者心功能 NYHA 分级为Ⅲ级，VO_2peak<6MET，因此危险级别为 C 级，运动全程需要医疗监督指导和心电监护，直至安全建立。

【案例 3】患者男，62 岁。体型肥胖，近 2 个月疲倦乏力，常感口渴，夜尿次数增多。查血生化示空腹血糖 6.5mmol/L，尿常规发现尿糖（+）。有高血压病史 5 年。

第 1 问：为确立诊断，下列处理最恰当的是

A. 复查尿糖
B. 行口服葡萄糖耐量试验
C. 测定血浆胰岛素水平
D. 测定血浆 C 肽水平
E. 测定尿中酮体水平
F. 测定红细胞沉降率

【解析】这是临床应用的综合性题目，主要考查糖尿病的诊断、主要辅助检查及处理。体型肥胖“多饮、多食、多尿”为典型的糖尿病临床症状，“尿糖（+）”“空腹血糖 6.5mmol/L”均为异常，但空腹血糖未达到诊断糖尿病标准，故为明确诊断，需行口服葡萄糖耐量试验。

第 2 问：若口服葡萄糖耐量试验 2 小时血糖为 13.5mmol/L，对该患者的诊断考虑为

A. 继发性糖尿病
B. 1 型糖尿病
C. 2 型糖尿病
D. 糖耐量异常
E. 糖尿病倾向
F. 糖尿病酮症酸中毒

【解析】口服葡萄糖耐量试验 2 小时血糖 13.5mmol/L，葡萄糖负荷后 2 小时血糖 ≥11.1mmol/L，结合患者有“三多”症状，诊断糖尿病成立。

第 3 问：对该患者的治疗首先应选择的是

A. 饮食控制 + 运动疗法 + 口服降血糖药
B. 应用胰岛素
C. 口服降血糖药 + 应用胰岛素
D. 饮食控制 + 运动疗法 + 应用胰岛素
E. 饮食控制 + 应用胰岛素
F. 口服降血糖药

【解析】患者年纪较大，体型肥胖，有“高血压”病史，诊断考虑 2 型糖尿病可能性大。糖尿病的治疗是综合治疗，包括饮食控制、运动疗法、口服降血糖药、应用胰岛素等。结合该例，可先予饮食控制 + 运动疗法 + 口服降血糖药控制血糖。

第 4 问：该糖尿病患者的康复治疗中最少应用的是

A. 低强度有氧训练
B. 高强度肌力训练
C. 医疗体操
D. 饮食控制
E. 文体训练
F. 中国传统功法

【解析】运动是糖尿病治疗中重要的因素，患者应尽量避免高强度训练，提倡缓和较小强度的运动，不要过度劳累，以免加重病情。

【案例 4】患者女，75 岁。因“反复胸闷气促 20 余年，加重 4 天”入院。患者自诉于 20 余年前在活动后出现胸闷、气促、心悸，当地医院确诊为冠心病，予药物治疗。活动耐量逐年下降。4 天前患者劳累后感胸闷、气促加重，伴心悸，双下肢水肿，夜间阵发性呼吸困难，不能平卧。有高血压病史 10 年。查体：BP 175/109mmHg，P 74 次/min，R 24 次/min。

答案：【案例 3】 1. B　2. C　3. A　4. B

第 1 问:为了明确病情,需完善的检查是

A. 心电图　B. 胸部 X 线
C. 超声心动图　D. 血常规
E. 生化　F. BNP

第 2 问:超声心动图示左室室壁运动减弱,EF 35%,BNP 3 000pg/ml。对该患者的诊断为

A. 高血压 2 级,很高危组
B. 冠心病,心功能 3 级
C. 冠心病,心功能 4 级
D. 急性心力衰竭
E. 高血压 3 级,很高危组
F. 慢性心功能不全急性加重

【解析】患者血压为 175/109mmHg,为 2 级。EF 35% 提示左心室收缩功能不全,活动后症状明显,符合 NYHA Ⅲ级,长期心功能不全病史,劳累后加重,BNP 升高符合慢性基础上急性加重。

第 3 问:以下关于心力衰竭的治疗原则,描述正确的是

A. 急性期纠正血流动力学紊乱
B. 立即进行运动治疗
C. 逆转心肌重构
D. 稳定期针对病因和诱因治疗
E. 减轻心脏负荷
F. 加强心肌收缩力

第 4 问:病情稳定后该患者开始进行康复治疗,适宜的运动方式为

A. 步行　B. 踏车
C. 太极拳　D. 放松治疗
E. 四肢抗阻运动　F. 举重

【案例 5】患者男,55 岁。因“体力活动后出现胸痛 2 个月,加重 1 周”入院。诊断为冠心病,入院后行冠状动脉造影示:左前降支近中段弥漫性狭窄,最重狭窄 90%,D1 开口狭窄 85%,D2 开口狭窄 95%;左回旋支远段完全闭塞,右冠状动脉近中段弥漫性狭窄,最重狭窄 85%,左室后支近段局限性狭窄 90%,并于前降支、左回旋支各植入支架一枚。

第 1 问:患者术后 1 周,拟行运动训练。运动训练的禁忌证包括

A. 目前仍有不稳定型心绞痛
B. 安静时心电图显示仍有缺血性改变
C. 发热
D. 新近的深静脉血栓形成
E. 空腹血糖 11mmol/L
F. 安静时血压 140/80mmHg

【解析】凡是可能因为运动训练诱发新的不稳定情况出现,或者加重原有疾病的情况都是运动禁忌。如患者不能配合或不同意参加也属于禁忌。运动训练的禁忌证:不稳定型心绞痛,静息心电图显示缺血性改变,休息时收缩压≥200mmHg 或舒张压≥110mmHg,有症状的直立性低血压,血压降低 >10mmHg,严重的主动脉狭窄,急性全身性疾病或发热,没有控制的房性和室性心律失常,失代偿的充血性心力衰竭,未装起搏器的三度房室传导阻滞,急性心包炎和心肌炎,近期的血栓形成,血栓性静脉炎,未控制的糖尿病(空腹血糖 >22.0mmol/L),严重的骨关节疾病,其他代谢性疾病(如急性甲状腺炎、高钾血症、低钾血症、血容量减少)等。

第 2 问:患者无运动训练禁忌证,拟行早期运动及日常生活指导,下列可以进行的运动包括

A. 床边坐位　B. 下肢体操
C. 病房内步行　D. 上下楼梯
E. 坐位淋浴　F. 卧床休息为主

答案:【案例 4】 1. ABCDEF　2. ABF　3. ACDEF　4. ABCD　【案例 5】 1. ABCD　2. ABCDE

【解析】住院期间心脏康复计划方案见表 9-2。

表 9-2　住院期间心脏康复计划方案

步骤	代谢当量(MET)	活动类型	心率变化(与静息心率比较)
第一步	1	被动运动 缓慢翻身、坐起 床边椅子坐立 床边坐便	增加 5~15 次/min
第二步	2	床边坐位热身 床旁行走	增加 10~15 次/min
第三步	3	床旁站立热身 大厅走动 5~10 分钟,2~3 次/d	增加 10~20 次/min
第四步	3~4	站立热身 大厅走动 5~10 分钟,3~4 次/d 上一层楼梯或固定踏车训练 坐位淋浴	增加 15~25 次/min

第 3 问:对患者进行危险因素评估,需要控制的危险因素包括

A. 患者吸烟情况
B. 血脂异常
C. 高血压
D. 高血糖
E. 体力活动缺乏
F. 肥胖

第 4 问:患者恢复情况可,拟出院进入Ⅱ期康复,实施二级预防计划。二级预防应达到的目的包括

A. 完全停止吸烟
B. 改善血脂情况
C. 普通患者血压控制在 <130/80mmHg
D. 认识并治疗心理社会功能障碍
E. 形成体力活动的习惯
F. 身体质量指数为 18.5~24.9kg/m^2
G. 糖化血红蛋白 <7%
H. 改善膳食习惯

【解析】内容:评估和管理心血管疾病发展的危险因素;对运动中出现心血管事件的危险性进行分层并给予适当的监护;实施二级预防计划。二级预防必须达到以下目的:完全停止吸烟;改善血脂情况;控制高血压;认识并治疗心理社会功能障碍;改善营养以及形成体力活动的习惯。患者血压控制在 <140/90mmHg。如患有糖尿病或慢性肾病,则血压控制在 <130/80mmHg,患者 LDL-C 控制在 <100mg/dl。控制 BMI 为 18.5~24.9kg/m^2。控制糖尿病,糖化血红蛋白(HbA1c)应 <7%。

答案: 3. ABCDEF　4. ABDEFGH

第十章　外科疾病

一、单选题

1. 关于外周动脉疾病描述正确的是
   A. 外周动脉性疾病一般发生在上肢
   B. 最常见的主诉是肢体疼痛活动后加重，休息后缓解，或者伤口不愈合、溃疡，甚至有严重肢体坏疽症状
   C. 辅助检查可以采用双功能超声检查来明确
   D. 出现间歇性跛行的患者，建议优先手术治疗
   E. 患肢肿胀通常以“可凹性”水肿为特点，也可以出现肢体沉重感、皮肤改变、活动受限等表现

【解析】外周动脉性疾病一般发生在下肢，踝肱指数是筛查外周动脉性疾病最常用的检查方法。对于6个月到1年保守治疗无效或晚期缺血性溃疡和坏疽的患者，最佳治疗方案是血运重建治疗。

2. 关于淋巴水肿的Campisi分期，表述**不正确**的是
   A. 潜伏期：淋巴系统没有受损，查体未见水肿
   B. 第一期：可逆性淋巴水肿，无蛋白质纤维化，皮肤无组织改变
   C. 第二期：出现不可逆的淋巴水肿，轻微皮肤改变，皮下蛋白质纤维化
   D. 第三期：出现不可逆的淋巴水肿伴有严重并发症，大量皮下蛋白纤维化，严重的皮肤改变，如乳头状瘤病、淋巴囊肿、淋巴瘘、频繁丹毒等
   E. 足趾出现Stemmer征是用来识别皮下蛋白质纤维化的检查方法

【解析】潜伏期：淋巴系统已经出现损伤，查体虽未见水肿，但是有潜在淋巴水肿的风险。

3. 目前公认的预防和治疗肥厚性瘢痕最有效的方法是
   A. 超声波治疗　　B. 紫外线治疗
   C. 压力治疗　　D. 激光治疗
   E. 石蜡疗法

4. 关于烧伤患者的主要运动，说法正确的是
   A. 提高患者的自信心
   B. 每次都要在治疗师指导下进行
   C. 若无禁忌，应尽早进行
   D. 只做患侧，越多越好
   E. 肌肉有挛缩不宜进行

二、多选题

1. 下列**不属于**外周静脉病的并发症的是
   A. 下肢深静脉血栓
   B. 锁骨下动脉盗血综合征
   C. 肢体坏疽
   D. 间歇性跛行

答案： 1. B　2. A　3. C　4. C
1. BCDE

E. 频繁的丹毒发作

【解析】锁骨下动脉盗血综合征、肢体坏疽、间歇性跛行是外周动脉血管疾病的并发症;丹毒发作是淋巴水肿的并发症。

2. 关于外周血管性疾病治疗方案的说法,正确的是

A. 对于严重水肿、渗出、溃疡的静脉功能不全的患者,推荐加压治疗

B. 综合消肿治疗是针对淋巴水肿有效的保守治疗方法

C. 外周动脉疾病治疗同时要加强心脑血管疾病的二级预防性治疗,如抗血小板聚集,控制血压、血糖、血脂及加强运动

D. 外周静脉疾病建议尽早开展血管腔内治疗及手术治疗,可以缓解症状,减轻水肿

E. 淋巴水肿最常见的并发症是丹毒,建议待急性期炎症控制后再行综合消肿治疗,一般选用静脉抗生素治疗

【解析】对于症状较重,静脉影像学检查显示血管闭塞的患者,可行血管腔内治疗及手术治疗,以防止溃疡的复发和皮肤的改变。

3. Villalta用于评估慢性静脉疾病的血栓形成后综合征(PTS)的5个症状、6个体征分别是

A. 疼痛、痉挛、沉重感、感觉异常、瘙痒

B. 皮肤水肿、皮肤硬化

C. 过度色素沉着、皮肤发红

D. 静脉扩张、小腿按压痛

E. 动脉搏动减弱

【解析】血栓形成后综合征(PTS)的5个症状是疼痛、痉挛、沉重感、感觉异常、瘙痒,6个体征是皮肤水肿、皮肤硬化、过度色素沉着、皮肤发红、静脉扩张、小腿按压痛,其严重程度打分,有助于识别PTS患者并及时治疗。

三、共用题干单选题

(1~3题共用题干)

患者女,58岁。发现右侧下肢肿胀1年,加重2周。患者于2年前因子宫内膜癌行子宫及附件切除合并盆腔淋巴结清扫术,术后曾行多次放化疗治疗,近期没有复查肿瘤。1年前无明显诱因出现右侧下肢肿胀,口服消肿药物无效。2周前蚊虫叮咬后,突然出现发热、肢体肿胀加重、疼痛。查体:右侧下肢肿胀,皮肤弹性降低,皮肤发红,皮温高,Pitting征阳性,Stemmer征阳性,右侧大腿及小腿平均体积较对侧增粗20%。

1. 对患者可能的诊断是

A. 右侧下肢动脉闭塞

B. 右侧下肢深静脉血栓

C. 原发性淋巴水肿

D. 继发性淋巴水肿合并丹毒

E. 下肢静脉功能不全

【解析】淋巴水肿最常见的并发症是丹毒的发作。主要表现是蜂窝织炎的表现,如红肿热痛及肢体肿胀的进一步加重,急性期应用静脉抗生素治疗,一般选用青霉素治疗。急性期过后,再行综合消肿治疗,防止感染进一步扩散和复发。

2. 根据目前患者情况,还应该完善的检查包括

A. 双下肢静脉超声

B. 甲状腺功能检查

C. CRP和血常规

D. 原发病肿瘤的相关检查

E. 超声心动图

答案: 2. ABCE　3. ABCD

1. D　2. E

3. 对该患者的治疗措施是
   A. 急性感染处理后再行综合消肿治疗
   B. 淋巴静脉吻合术
   C. 手法淋巴引流
   D. 运动锻炼
   E. 使用间歇充气加压装置(IPC)

四、案例分析题

【案例】患者男,35岁。烧伤1小时,患者主诉疼痛剧烈,伴口渴感。查体:面色苍白,心率150次/min,血压85/65mmHg,头颈部布满大小不等水疱,可见潮红创面,右上肢呈焦黄色,无水疱。

第1问:该患者的烧伤总面积估计为
A. 18%　　B. 27%
C. 35%　　D. 42%
E. 54%　　F. 63%

第2问:关于创面处理,下列描述**错误**的是
A. 创面处理可根据面积、深度、有无感染、是否住院、烧伤伤情进展等情况,选择包扎、暴露、半暴露、湿敷、浸浴、手术等方式
B. 根据烧伤创面不同的分期开展不同的处理原则,包括休克期、创面回吸收期、溶痂脱痂期、创面愈合期
C. 休克期:可选用金因肽、贝复济、金扶林等促进愈合
D. 创面回吸收期:可将创面暴露,抬高头部(肢端),每4个小时翻身,远红外烧伤治疗机或TDP照射,面积不大者可外敷湿性敷料
E. 溶痂脱痂期:在痂壳松动、积液(脓)或拟行手术修复准备创面时,行半暴露或湿敷、浸浴疗法
F. 创面愈合期:对于深度创面者,创面愈合后加用弹力衣等预防瘢痕增生

第3问:该患者进行后期烧伤康复时,可能会有的功能障碍是
A. 因制动造成的肌肉萎缩以及肌力、耐力、平衡能力和协调能力的下降
B. 因瘢痕增生或制动后瘢痕、肌腱、肌肉等软组织挛缩造成的关节僵硬、畸形
C. 因制动造成的心肺功能下降、肺部感染、深静脉血栓与压疮的风险增加
D. 烧伤后伴随的躯体不适,如感觉异常、疼痛、瘙痒、睡眠障碍等
E. 因烧伤后出现的共济失调、肌张力异常、痉挛及异常步态、跌到风险增加
F. 因烧伤造成的ADL、社会、心理问题,包括工作、学习、交往、家庭等方面

答案: 3. A
【案例】 1. A　2. C　3. D

第十一章 儿科疾病

一、单选题

1. 中国脑性瘫痪康复指南(2022)将脑性瘫痪分为

A. 3型　B. 4型　C. 5型
D. 6型　E. 7型

【解析】中国脑性瘫痪康复指南(2022)将脑性瘫痪分为7型,包括痉挛型四肢瘫、痉挛型双瘫、痉挛型偏瘫、不随意运动型、共济失调型、混合型和Worster-Drought综合征。

2. 脑瘫粗大运动功能分级系统根据患儿运动功能的表现分为

A. 3级　B. 4级　C. 5级
D. 6级　E. 7级

【解析】脑瘫粗大运动功能分级系统根据患儿运动功能的表现分为5级,Ⅰ级为最佳,Ⅴ级为最差。

3. 以锥体外系受损为主要表现的脑性瘫痪类型是

A. 痉挛型四肢瘫
B. 痉挛型双瘫
C. 痉挛型偏瘫
D. 不随意运动型
E. 共济失调型

【解析】不随意运动型脑性瘫痪以锥体外系受损为主要表现。

4. 以锥体系受损为主、有四肢痉挛和功能障碍、双下肢重于双上肢,该脑性瘫痪类型是

A. 痉挛型四肢瘫
B. 痉挛型双瘫
C. 痉挛型偏瘫
D. 不随意运动型
E. 共济失调型

【解析】痉挛型双瘫以锥体系受损为主,有四肢痉挛和功能障碍、双下肢痉挛和功能障碍重于双上肢。

5. 韦氏智力量表测试的智商为50分,则属于

A. 轻度智力低下
B. 中度智力低下
C. 重度智力低下
D. 极重度智力低下
E. 超重度智力低下

【解析】韦氏智力量表测试的智商为50~69分,为轻度智力低下。

6. 如果诊断智力障碍,则韦氏智力量表测试的总智商应为

A. 100分以下　B. 90分以下
C. 80分以下　D. 70分以下
E. 60分以下

【解析】韦氏智力量表测试的总智商70分以下可诊断智力障碍。

答案: 1. E　2. C　3. D　4. B　5. A　6. D

7. 韦氏幼儿智力量表适用的儿童年龄范围是

A. 2~5岁 B. 2.5~7.5岁
C. 3~8岁 D. 10岁以下
E. 16岁以下

【解析】韦氏幼儿智力量表适用2.5~7.5岁的儿童。

8. 孤独症谱系障碍常用的筛查量表是

A. ASD诊断观察量表第二版
B. 儿童ASD评定量表
C. 孤独症诊断访谈问卷修订版
D. 格塞尔发展量表
E. 丹佛发育筛查测验

【解析】孤独症谱系障碍常用的筛查量表是儿童ASD评定量表、改良版幼儿孤独症筛查量表。

9. 孤独症谱系障碍常用的诊断量表是

A. 改良版幼儿孤独症筛查量表
B. 儿童ASD评定量表
C. 孤独症诊断访谈问卷修订版
D. 格塞尔发展量表
E. 丹佛发育筛查测验

【解析】孤独症谱系障碍常用的诊断量表是ASD诊断观察量表第二版、孤独症诊断访谈问卷修订版。

10. 孤独症谱系障碍的主要特征是

A. 生长发育障碍
B. 运动发育障碍
C. 构音功能障碍
D. 语言发育障碍
E. 社会交流障碍

【解析】孤独症谱系障碍的主要特征是社会交流障碍、狭隘兴趣、刻板重复行为。

二、多选题

1. 根据中国脑性瘫痪康复指南(2022),脑性瘫痪的分型包括

A. 痉挛型四肢瘫
B. 肌张力低下型
C. 共济失调型
D. 不随意运动型
E. 混合型

【解析】中国脑性瘫痪康复指南(2022)将脑性瘫痪分为7型,包括痉挛型四肢瘫、痉挛型双瘫、痉挛型偏瘫、不随意运动型、共济失调型、混合型和Worster-Drought综合征。

2. 脑性瘫痪常用的粗大运动功能评定方法包括

A. GMFCS B. GMFM
C. PDMS D. GDS
E. MACS

【解析】脑性瘫痪常用的粗大运动功能评定方法包括粗大运动功能分级系统(GMFCS)、粗大运动功能评定量表(GMFM)、Peabody运动发育评定量表(PDMS)、格塞尔发育量表(GDS)等。手功能分级系统(MACS)用于脑性瘫痪精细运动功能评定。

3. 脑性瘫痪常用的精细运动功能评定方法包括

A. GMFM B. FMFM
C. PDMS D. MACS
E. GMFCS

【解析】脑性瘫痪常用的精细运动功能评定方法包括手功能分级系统(MACS)、Peabody运动发育评定量表(PDMS)、精细运动功能评定量表(FMFM)等。粗大运动功能分级系统(GMFCS)、粗大运动功能评

答案: 7. B 8. B 9. C 10. E
1. ACDE 2. ABCD 3. BCD

定量表(GMFM)用于脑性瘫痪粗大运动功能评定。

4. 脑性瘫痪除运动障碍外,常伴有
   A. 感觉障碍 B. 知觉障碍
   C. 认知障碍 D. 交流障碍
   E. 行为障碍

【解析】脑性瘫痪的运动障碍常伴有感觉、知觉、认知、交流和行为障碍。

5. 脑性瘫痪的康复治疗原则为
   A. 早期发现异常、早期干预
   B. 遵循循证医学
   C. 综合性康复
   D. 康复治疗与日常生活相结合
   E. 早期开展教育康复

【解析】脑性瘫痪的康复治疗原则为早期发现异常、早期干预,遵循循证医学,综合性康复,康复治疗与日常生活相结合,康复训练与游戏相结合,集中式康复与社区康复相结合,早期开展教育康复。

6. 智力评定量表包括
   A. 格塞尔发展量表
   B. 韦氏智力量表
   C. 贝利婴儿发展量表
   D. 斯坦福-比奈智力量表
   E. Peabody 运动发育评定量表

【解析】智力评定量表包括格塞尔发展量表、韦氏智力量表、贝利婴儿发展量表、斯坦福-比奈智力量表。

7. 社会适应性评定方法包括
   A. 婴儿-初中生社会生活能力量表
   B. 格塞尔发展量表
   C. 贝利婴儿发展量表
   D. 残疾儿童能力评定量表
   E. 儿童适应性行为评定量表

【解析】社会适应性评定方法包括婴儿-初中生社会生活能力量表、儿童适应性行为评定量表。格塞尔发展量表、贝利婴儿发展量表为智力评定量表。残疾儿童能力评定量表用于日常生活活动功能评定。

8. 根据韦氏智力量表,智力低下分为
   A. 可疑智力低下(IQ 70~89 分)
   B. 轻度智力低下(IQ 50~69 分)
   C. 中度智力低下(IQ 35~49 分)
   D. 重度智力低下(IQ 20~34 分)
   E. 极重度智力低下(IQ 20 分以下)

【解析】根据韦氏智力量表,智力低下分为轻度智力低下(IQ 50~69 分)、中度智力低下(IQ 35~49 分)、重度智力低下(IQ 20~34 分)、极重度智力低下(IQ 20 分以下)。

9. 精神发育迟滞的康复治疗原则为
   A. 尽早筛查、尽早诊断、尽早干预、尽早康复
   B. 综合评定、全面康复
   C. 由简到难,个体化训练,循序渐进
   D. 家庭、学校、社会三方共同参与,持之以恒
   E. 集中式康复与社区康复相结合

【解析】精神发育迟滞的康复治疗原则为尽早筛查、尽早诊断、尽早干预、尽早康复,综合评定、全面康复,由简到难,个体化训练,循序渐进,家庭、学校、社会三方共同参与,持之以恒。

10. 精神发育迟滞常用的康复治疗方法包括
   A. 物理治疗
   B. 作业治疗
   C. 言语语言治疗

答案: 4. ABCDE 5. ABCDE 6. ABCD 7. AE 8. BCDE 9. ABCD 10. ABCDE

D. 感觉统合训练
E. 教育

【解析】精神发育迟滞常用的康复治疗方法包括物理治疗、作业治疗、言语语言治疗、感觉统合训练、教育。

11. 孤独症谱系障碍常见的共患疾病包括
A. 精神发育迟滞
B. 言语语言发育障碍
C. 注意缺陷多动障碍
D. 睡眠障碍
E. 癫痫

【解析】孤独症谱系障碍常见的共患疾病包括精神发育迟滞、言语语言发育障碍、注意缺陷多动障碍、睡眠障碍、癫痫、焦虑障碍等。

12. 孤独症谱系障碍的康复治疗原则为
A. 早期干预
B. 科学系统
C. 个性化干预
D. 全面康复
E. 持之以恒

【解析】孤独症谱系障碍的康复治疗原则为早期干预、科学系统、个性化干预、家庭社区共参与、持之以恒。

13. 孤独症谱系障碍常用的康复干预措施为
A. 行为分析疗法
B. 关键反应训练
C. 人际关系发展干预
D. 家长教育
E. 合并症治疗

【解析】孤独症谱系障碍常用的康复干预措施为行为分析疗法、关键反应训练、人际关系发展干预、地板时光、针对性技能干预、家长教育、合并症治疗、药物治疗。

三、共用题干单选题

(1~3 题共用题干)

患儿女,2 岁。出生至今独坐不稳。有早产史,有缺氧抢救史。查体:神清,反应可,会叫人,会抬头,会翻身,圆背坐,坐位平衡 1 级,四肢肌张力增高,双踝阵挛(+)。

1. 对该患儿最可能的诊断为
A. 发育指标延迟
B. 发育迟滞
C. 全面性发育落后
D. 脑发育落后
E. 脑性瘫痪

【解析】结合该患儿病史、查体情况,有早产、缺氧抢救史,有持续性姿势异常,有中枢性运动障碍,肌张力异常,反射异常,故考虑该患儿最可能为脑性瘫痪。

2. 该患儿需完善的辅助检查是
A. 头颅 B 超　　B. 头颅 CT
C. 头颅 MRI　　D. 心电图
E. 脑电图

【解析】该患儿有早产、缺氧抢救史,有中枢性运动障碍,肌张力和反射异常,故需完善头颅 MRI 检查。

3. 该患儿宜选用的康复治疗方法是
A. 强制性诱导运动疗法
B. 地板时光
C. 感觉统合训练
D. 行为分析疗法
E. Bobath 疗法

【解析】该患儿存在粗大运动功能障碍,考虑脑性瘫痪,可采用神经发育疗法——Bobath 疗法。强制性诱导运动疗法适用于

答案: 11. ABCDE　12. ABCDE　13. ABCDE
1. E　2. C　3. E

偏瘫患者。地板时光、行为分析疗法适用于孤独症谱系障碍的治疗。

（4~6题共用题干）

患儿男，23月龄。患儿系G^3P^1，足月出生，出生体重3 500g，生后无窒息缺氧抢救，无黄疸晚退。母孕期无殊。发育较同龄儿落后，生后1个月抬头，8个月独坐，15个月会爬，16个月会独站，21个月会独走。目前独站不稳，会无意识叫“妈妈”。查体：神清，心肺（-）。头围50cm，不会有意识叫人，可以理解简单指令。双上肢精细运动差，可独坐，独站不稳，四肢肌张力可，双踝阵挛（-）。格塞尔发展量表：应物能62，粗大动作能68，精细运动能59，言语能66，应人能66。

4. 对该患儿最可能的诊断为
   A. 发育指标延迟　B. 精神发育迟滞
   C. 运动发育落后　D. 脑发育落后
   E. 脑性瘫痪

【解析】结合该患儿病史、查体及康复评定结果，考虑该患儿最可能为精神发育迟滞。

5. 对该患儿宜进一步完善的康复评定是
   A. 婴儿-初中生社会生活能力量表
   B. Peabody运动发育量表
   C. 贝利婴儿发展量表
   D. 残疾儿童能力评定量表
   E. 儿童适应性行为评定量表

【解析】对该患儿考虑诊断为精神发育迟滞，需进一步完善社会适应性评定，婴儿-初中生社会生活能力量表可用于6个月~15岁儿童的评定。

6. 对该患儿**不宜**选用的康复治疗方法是
   A. 物理治疗
   B. 作业治疗
   C. 言语语言治疗
   D. 感觉统合训练
   E. 强制性诱导运动疗法

【解析】对该患儿考虑诊断为精神发育迟滞，可以采用物理治疗、作业治疗、言语语言治疗、感觉统合训练、教育。而强制性诱导运动疗法适用于偏瘫患者。

四、案例分析题

【案例1】患儿男，3岁。出生至今不会独站。患儿系G^1P^1，足月产，出生体重2 700g。有缺氧抢救史，有“新生儿重度窒息、心肺复苏后、新生儿肺炎、心肌损伤、新生儿缺血缺氧性脑病”史。生长发育较同龄儿落后，3个月可抬头，15个月可翻身，18个月可独坐，无抽搐等。查体：神清，反应可，构音清晰度差，词汇量少，能理解简单指令，双上肢精细运动差，会翻身、独坐，坐位平衡2级，不可直跪，不可独站，可扶站、扶走尖足，双上肢旋前肌、小腿三头肌肌张力增高，双踝阵挛（+）。

第1问：对该患儿下一步应进行的检查是
   A. 骨盆平片　　B. 腹部B超
   C. 头颅CT　　D. 头颅MRI
   E. 针极肌电图　　F. 脑电图

【解析】根据患儿病史、查体情况，需行头颅MRI检查了解颅内改变情况。

［提示］头颅MRI：脑发育不良可能。

第2问：此时首先考虑的疾病是
   A. 发育指标延迟　　B. 精神发育迟滞
   C. 运动发育落后　　D. 脑发育落后
   E. 脑性瘫痪　　F. 髋关节发育不良

【解析】根据患儿病史、查体及辅助检查结果，考虑该患儿最可能为脑性瘫痪。

答案： 4. B　5. A　6. E
【案例1】 1. D　2. E

第 3 问:对该患儿可进行的康复评定内容包括

A. Peabody 运动发育评定量表
B. 粗大运动功能分级系统
C. 粗大运动功能评定量表
D. 手功能分级系统
E. 精细运动功能评定量表
F. 格塞尔发展量表
G. 贝利婴儿发展量表

【解析】脑性瘫痪常用的精细运动功能评定方法包括手功能分级系统(MACS)、Peabody 运动发育评定量表(PDMS)、精细运动功能评定量表(FMFM)等,粗大运动功能评定包括粗大运动功能分级系统(GMFCS)、粗大运动功能评定量表(GMFM)。格塞尔发展量表适用于 0~6 岁儿童的智力评定。贝利婴儿发展量表适用于 2~30 个月婴幼儿的智力评定,故不适用于该患儿的评定。

第 4 问:患儿康复评定结果显示粗大运动能落后,精细运动能落后,言语能落后,应采取的康复治疗方法为

A. 电疗法　　B. 水疗法
C. 生物反馈疗法　　D. 热疗法
E. 冷疗法　　F. 运动疗法
G. 作业治疗　　H. 言语治疗

【解析】根据患儿的病史、体征、康复评定结果,需进行电疗法、水疗法、生物反馈疗法、热疗法、运动疗法、作业治疗、言语治疗。

【案例 2】患儿男,7 岁。患儿系 G^2P^2,足月产,无缺氧抢救史,出生体重 3 100g。出生至今行走姿势不佳。生长发育较同龄儿落后,2 岁会独走,行走姿势不佳,无抽搐等。生后 5 个月有抽搐,目前使用德巴金、开普兰进行抗癫痫治疗。查体:神清,精神可,对答可。双上肢精细运动略差,可独坐,可独走,单腿支撑较差,行走姿势不佳。不会单腿跳,蹲起困难。双小腿三头肌肌张力增高。双下肢等长。双下肢腱反射活跃。双踝阵挛(-)。

第 1 问:对该患儿下一步应进行的检查是

A. 骨盆平片　　B. 腹部 B 超
C. 头颅 CT　　D. 头颅 MRI
E. 针极肌电图　　F. 脑电图

【解析】根据患儿病史、查体情况,需行头颅 MRI 检查了解颅内改变情况,需行脑电图检查了解脑电活动情况。

[提示]头颅 MRI:两侧脑室稍扩大。脑电图:异常脑电图、脑电地形图。

第 2 问:考虑该患儿的疾病是

A. 发育指标延迟　　B. 精神发育迟滞
C. 运动发育落后　　D. 脑发育落后
E. 脑性瘫痪　　F. 癫痫

【解析】根据患儿病史、查体及辅助检查结果,考虑该患者为脑性瘫痪、癫痫。

第 3 问:对该患儿可进行的康复评定内容包括

A. Peabody 运动发育评定量表
B. 粗大运动功能分级系统
C. 粗大运动功能评定量表
D. 手功能分级系统
E. 精细运动功能评定量表
F. 格塞尔发展量表
G. 贝利婴儿发展量表

【解析】脑性瘫痪常用的精细运动功能评定方法包括手功能分级系统(MACS)、Peabody 运动发育评定量表(PDMS)、精细运动功能评定量表(FMFM)等,粗大运动功能评定包括粗大运动功能分级系统(GMFCS)、

答案: 3. ABCDEF　4. ABCDFGH　**【案例 2】** 1. DF　2. EF　3. BCDE

粗大运动功能评定量表(GMFM)。而Peabody运动发育评定量表适用于6~72个月儿童的运动发育评定,格塞尔发展量表适用于0~6岁儿童的智力评定,贝利婴儿发展量表适用于2~30个月婴幼儿的智力评定,故不适用于该患儿的评定。

第4问:患儿康复评定结果显示粗大运动能非常差,精细运动能差,言语能中等水平,应采取的康复治疗方法为

A. 电疗法
B. 水疗法
C. 生物反馈疗法
D. 冷疗法
E. 强制性诱导运动疗法
F. 任务导向性训练
G. 作业治疗
H. 言语治疗

【解析】根据患儿的病史、体征、康复评定结果,需进行电疗法、水疗法、生物反馈疗法、任务导向性训练、作业治疗。

【案例3】患儿男,2岁。患儿系G^1P^1,早产,否认缺氧史、抢救史,出生体重1 450g。母亲孕期有保胎史。出生至今不能独坐。生长发育较同龄儿落后,4个月抬头,1岁会叫人,18个月会翻身,12月龄时于当地医院就诊,查头颅MRI示“胼胝体发育不良?双侧大脑半球脑回稍变窄及脑沟稍增宽样”表现,予以康复治疗。查体:神清,头型较扁,构音清度可,会叫人,词汇量可,可说长句子,能理解简单指令。双手抓握差,头控可,翻身差,不可独坐,坐位平衡0级,不可四点爬,不可直跪,不可独站。双上肢肌张力2级,双下肢内收肌、小腿三头肌肌张力1^+级。腱反射活跃,双踝阵挛(-),双侧Babinski征(+)。

第1问:对该患儿下一步应进行的检查是

A. 骨盆平片　　B. 腹部B超
C. 头颅CT　　D. 头颅MRI
E. 针极肌电图　　F. 脑电图

【解析】根据患儿病史、查体情况,需行头颅MRI检查了解颅内改变情况,需行骨盆平片了解髋关节发育情况。

[提示]头颅MRI:脑室周围白质软化症,两侧额颞部脑外间隙增宽,侧脑室大。骨盆平片:双侧髋臼稍浅,双侧申顿(Shenton)线连续性欠佳。

第2问:考虑该患儿的疾病是

A. 发育指标延迟
B. 精神发育迟滞
C. 运动发育落后
D. 脑发育落后
E. 脑性瘫痪
F. 髋关节发育不良

【解析】根据患儿病史、查体及辅助检查结果,考虑该患者为脑性瘫痪、髋关节发育不良。

第3问:对该患儿可进行的康复评定内容包括

A. Peabody运动发育评定量表
B. 粗大运动功能分级系统
C. 粗大运动功能评定量表
D. 手功能分级系统
E. 精细运动功能评定量表
F. 格塞尔发展量表
G. 贝利婴儿发展量表

【解析】脑性瘫痪常用的精细运动功能评定方法包括手功能分级系统(MACS)、Peabody运动发育评定量表(PDMS)、精细运动功能评定量表(FMFM)等,粗大运动功能评定包括粗大运动功能分级系统(GMFCS)、

答案: 4. ABCFG　**【案例3】** 1. AD　2. EF　3. ABCDEFG

粗大运动功能评定量表(GMFM)。格塞尔发展量表适用于0~6岁儿童的智力评定,贝利婴儿发展量表适用于2~30个月婴幼儿的智力评定,故均适用于对该患儿的评定。

第4问:患儿康复评定结果显示粗大运动能非常差,精细运动能非常差,言语能中等水平,应采取的康复治疗方法为

A. 水疗法　　B. 生物反馈疗法
C. 冷疗法　　D. 运动疗法
E. 作业治疗　　F. 言语治疗
G. 感觉统合治疗　　H. 髋关节管理

【解析】根据患儿的病史、体征、康复评定结果,需进行水疗法、生物反馈疗法、运动疗法、作业治疗、感觉统合治疗、髋关节管理。

【案例4】患儿男,4岁。出生至今言语、认知落后。患儿系G^2P^2,足月剖宫产,无缺氧抢救史。出生体重(BW):2 500g。母亲孕期无殊。运动发育与同龄儿相似。言语、认知发育落后,目前不会说句子。查体:神清,能简单交流,不能说句子,语言组织差。坐位平衡3级,站位平衡3级,跑跳可,四肢肌张力正常,双侧Babinski征(-)。

第1问:对该患儿下一步应进行的检查是

A. 腹部B超　　B. 头颅B超
C. 头颅CT　　D. 头颅MRI
E. 肌电图　　F. 脑电图

【解析】根据患儿病史、查体情况,需行头颅MRI检查了解大脑发育情况。

[提示]头颅MRI:未见明显异常。

第2问:考虑该患儿的疾病是

A. 发育指标延迟　　B. 精神发育迟滞
C. 言语发育落后　　D. 脑发育落后
E. 脑性瘫痪　　F. 孤独症谱系障碍

【解析】根据患儿病史、查体及辅助检查结果,考虑该患儿为精神发育迟滞。

第3问:对该患儿可进行的康复评定内容包括

A. 粗大运动功能分级系统
B. 手功能分级系统
C. 婴儿-初中生社会生活能力量表
D. 儿童适应性行为评定量表
E. 韦氏幼儿智力量表
F. 格塞尔发展量表
G. 贝利婴儿发展量表

【解析】手功能分级系统(MACS)、粗大运动功能分级系统(GMFCS)是脑性瘫痪的运动功能评定方法,故不适用于对该患儿的评定。格塞尔发展量表、贝利婴儿发展量表、韦氏幼儿智力量表、婴儿-初中生社会生活能力量表、儿童适应性行为评定量表均适用于对该患儿的评定。

第4问:患儿评定结果显示语言智商56分,操作智商81分,总智商65分。应采取的康复治疗方法为

A. 运动疗法　　B. 作业治疗
C. 言语语言治疗　　D. 感觉统合训练
E. 教育　　F. 生物反馈疗法
G. 冷疗法

【解析】根据患儿的病史、体征、评定结果,需进行作业治疗、言语语言治疗、感觉统合训练、教育。

【案例5】患儿女,2岁。出生至今步态不稳。患儿系G^5P^2,足月剖宫产,出生体重2 600g。5个月抬头,12个月翻身,14个月独坐,21个月独走,现仍独走不稳,会叫人,不会跑、跳,会自己拿勺吃饭,但不稳,会背古诗、唱儿歌,吐字不清。查体:神清,会叫人,可说

答案: 4. ABDEGH　【案例4】1. D　2. B　3. CDEFG　4. BCDE

短语，不会说句子，双上肢精细运动略差，会独坐，可独站、独走，独走不稳，四肢肌力、肌张力可，双踝阵挛（－）。

第1问：对该患儿下一步应进行的检查是

A. 头颅B超　　B. 头颅CT
C. 头颅MRI　　D. 肌电图
E. 脑电图　　F. 基因检测

【解析】根据患儿病史、查体情况，需考虑精神发育迟滞可能，应行头颅MRI检查、基因检测。

［提示］头颅磁共振：双侧半卵圆中心少许点状 T_2W Flair高信号。基因检测：未检测到与临床表型明确相关的点变异、微小的插入/缺失变异或拷贝数变异。

第2问：首先考虑该患儿的疾病是

A. 发育指标延迟　　B. 精神发育迟滞
C. 言语发育落后　　D. 脑发育落后
E. 脑性瘫痪　　F. 孤独症谱系障碍

【解析】根据患儿病史、查体及辅助检查结果，考虑该患者最可能为精神发育迟滞。

第3问：对该患儿可进行的康复评定内容包括

A. 粗大运动功能分级系统
B. 手功能分级系统
C. 婴儿-初中生社会生活能力量表
D. 儿童适应性行为评定量表
E. 韦氏幼儿智力量表
F. 格塞尔发展量表
G. 贝利婴儿发展量表

【解析】手功能分级系统（MACS）、粗大运动功能分级系统（GMFCS）是脑性瘫痪的运动功能评定方法，韦氏幼儿智力量表适用2.5~7.5岁的儿童，儿童适应性行为评定量表适用于3~12岁儿童，故不适用于对该患儿的评定。格塞尔发展量表、贝利婴儿发展量表、婴儿-初中生社会生活能力量表均适用于对该患儿的评定。

第4问：患儿格塞尔发展量表显示粗大动作能58，精细动作能80，应物能69，言语能75，应人能71。应采取的康复治疗方法为

A. 运动疗法　　B. 作业治疗
C. 言语语言治疗　　D. 感觉统合训练
E. 教育　　F. 冷疗法
G. 手术治疗

【解析】根据患儿的病史、体征、评定结果，需进行运动疗法、作业治疗、言语语言治疗、感觉统合训练、教育。

【案例6】患儿男，5岁。出生至今交流障碍。患儿系 G^1P^1，足月剖宫产，出生体重2 800g。运动发育与正常同龄儿相似，语言发育落后，与人交流障碍，不会有意识叫人，有自发语，只喜欢玩小汽车。查体：神清，查体欠配合，无对答，四肢肌力、肌张力正常，可独走，可跑跳，双侧Babinski征（－）。

第1问：对该患儿下一步应进行的检查是

A. 头颅B超　　B. 头颅CT
C. 头颅MRI　　D. 肌电图
E. 脑电图　　F. 基因检测

【解析】根据患儿病史、查体情况，需考虑孤独症谱系障碍可能，应行头颅MRI检查、基因检测。

［提示］头颅MRI：未见明显异常。基因检测报告：未检测到与临床表型明确相关的变异。

第2问：首先考虑该患儿的疾病是

A. 发育指标延迟　　B. 精神发育迟滞
C. 言语发育落后　　D. 脑发育落后
E. 脑性瘫痪　　F. 孤独症谱系障碍

答案：【案例5】 1. CF　2. B　3. CFG　4. ABCDE　**【案例6】** 1. CF　2. F

【解析】根据患儿病史、查体及辅助检查结果，考虑该患儿最可能为孤独症谱系障碍。

第3问：该患儿可进行的康复评定内容包括

A. 儿童ASD评定量表

B. 孤独症诊断访谈问卷修订版

C. 粗大运动功能分级系统

D. 手功能分级系统

E. 韦氏幼儿智力量表

F. 格塞尔发展量表

G. 贝利婴儿发展量表

【解析】粗大运动功能分级系统、手功能分级系统是脑性瘫痪的评定方法，故不适用于该患儿。贝利婴儿发展量表适用于2~30个月婴幼儿评定，故不适用于该患儿。儿童ASD评定量表、孤独症诊断访谈问卷修订版、韦氏幼儿智力量表、格塞尔发展量表适用于该患儿。

第4问：对该患儿应采取的康复治疗方法为

A. 行为分析疗法

B. 关键反应训练

C. 人际关系发展干预

D. 家长教育

E. 语言能力训练

F. 地板时光

G. 神经营养药物治疗

【解析】孤独症谱系障碍患儿可采用的康复干预措施为行为分析疗法、关键反应训练、人际关系发展干预、地板时光、针对性技能干预（语言能力训练）、家长教育等。

答案： 3. ABEF 4. ABCDEF

第十二章 其他疾病

一、单选题

1. 精神分裂症的临床症状一般**没有**
   A. 意识障碍　B. 情感障碍
   C. 感知障碍　D. 思维障碍
   E. 行为障碍

2. 精神分裂症患者表现为思维的内容空虚,联想数量减少、概念和词汇的贫乏,其思维障碍形式属于
   A. 思维迟缓　B. 思维破裂
   C. 思维中断　D. 思维贫乏
   E. 思维云集

3. 以下康复**不属于**恶性肿瘤康复目标的是
   A. 恢复性康复
   B. 支持性康复
   C. 重建性康复
   D. 预防性康复
   E. 姑息性康复

【解析】恶性肿瘤康复目标是恢复性康复、支持性康复、预防性康复、姑息性康复。

4. 晚期癌症患者姑息治疗的主要目的是
   A. 延长患者的生存时间
   B. 尽可能缓解肿瘤
   C. 减轻症状,维持或改善患者生活质量
   D. 节省经费
   E. 放弃抗癌治疗

5. 根据世界卫生组织推荐的癌症疼痛治疗方案,阶梯治疗分为
   A. 1 级　B. 2 级　C. 3 级
   D. 4 级　E. 5 级

6. 患者男,50 岁。声嘶半年入院,行纤维喉镜见声门下区肿物,取病理活检提示为高分化鳞癌。予以全喉切除术,术程顺利,术后复查正常。现对患者行发音重建治疗,该治疗属于癌症康复的类别是
   A. 预防性康复　B. 恢复性康复
   C. 支持性康复　D. 姑息性康复
   E. 重建性康复

7. 癌症的康复**不包括**
   A. 预防性康复　B. 恢复性康复
   C. 治疗性康复　D. 支持性康复
   E. 姑息性康复

【解析】癌症的康复分为四类:①预防性康复;②恢复性康复;③支持性康复;④姑息性康复。

8. 癌症疼痛的三阶梯治疗一般指
   A. 非阿片类药→弱阿片类药→强阿片类药
   B. 弱阿片类药→非阿片类药→强阿片类药
   C. 强阿片类药→弱阿片类药→非阿片类药

答案: 1. A　2. D　3. C　4. C　5. C　6. B　7. C　8. A

D. 非阿片类药→强阿片类药→弱阿片类药

E. 弱阿片类药→强阿片类药→非阿片类药

【解析】药物疗法是最常用的镇痛措施，可根据世界卫生组织推荐的癌症疼痛三级阶梯治疗方案进行。①轻度至中度疼痛：采用非阿片类镇痛剂，可先用阿司匹林、对乙酰氨基酚等解热镇痛剂，效果不明显时改用布洛芬、吲哚美辛等非激素类镇痛剂。②中度至较重度疼痛：采用弱阿片类镇痛剂，如可待因、芬太尼等。③严重疼痛：采用强阿片类镇痛剂，如吗啡、哌替啶、美沙酮等。

9. 患者女，70岁。因乳腺癌行乳腺癌根治术，以下表现**不属于**该手术并发症的是
A. 术后肩关节活动受限
B. 副神经损伤
C. 术后乳房及胸壁缺损
D. 术区疼痛
E. 术侧上肢淋巴性水肿

二、多选题

1. 精神疾病诊断标准中严重程度标准包括
A. 社会功能受损的程度
B. 精神功能受损的程度
C. 自知力受损的程度
D. 精神痛苦的强烈程度
E. 躯体疼痛的强烈程度

2. 利用行为主义疗法进行情绪训练的方式包括
A. 放松疗法
B. 脱敏疗法
C. 情绪疏导疗法
D. 转移法
E. 适度宣泄法

3. 精神障碍康复的基本原则是
A. 去除病因 B. 功能训练
C. 全面康复 D. 回归社会
E. 重点康复

4. 神经症是一组精神障碍的总称，主要包括
A. 神经衰弱
B. 强迫症
C. 焦虑症
D. 恐怖症
E. 躯体形式障碍

5. 惊恐障碍又称急性焦虑症，特点表现为
A. 突然发作 B. 不可预测
C. 反复出现 D. 偶尔出现
E. 强烈惊恐

6. 肿瘤患者的主要功能障碍可分为
A. 肿瘤本身造成的失能
B. 手术治疗造成的失能
C. 放射治疗造成的失能
D. 化疗药物造成的失能
E. 先天不足造成的失能

7. 肿瘤患者的康复治疗可分为
A. 诊断期 B. 观察期
C. 复发期 D. 妥协期
E. 安宁缓和期

8. 造成头颈部肿瘤患者交流障碍的原因包括
A. 构音障碍 B. 发音障碍
C. 理解障碍 D. 失声
E. 失语

答案： 9. B
1. ABCD 2. ABCDE 3. BCD 4. ABCDE 5. ABCE 6. ABCD 7. ABCDE 8. ABD

9. 恶性肿瘤康复治疗的主要目的是
   A. 增进食欲　　B. 延长存活时间
   C. 消除心理障碍　　D. 改善功能
   E. 提高生活质量

10. 以下内容符合癌症患者进行活动功能康复原则的是
   A. 已发生病理性骨折者禁忌患部运动
   B. 血小板降低者谨慎运动,过低者禁忌运动
   C. 贫血及心肺功能下降者应控制运动强度
   D. 骨转移癌与严重骨质疏松症患者禁忌患部运动
   E. 能下地活动的患者可进行日常生活活动以及较低强度的运动和作业训练

11. 关于恶性肿瘤患者运动康复,下列说法**错误**的是
   A. 恶性肿瘤患者运动康复应包含有氧运动、抗阻运动和柔韧性练习
   B. 恶性肿瘤患者运动康复应做好骨折风险的评估与预防
   C. 恶性肿瘤患者运动量越多越好
   D. 根据患者的实际情况制定合适的运动强度
   E. 恶性肿瘤患者应当严格制动

12. 音乐对肿瘤患者身心健康的帮助包括
   A. 改善人体生理功能
   B. 提供一个发泄情绪的方式
   C. 交流情感
   D. 减压、镇痛
   E. 催眠

【解析】①对人体生理功能的影响:音乐能通过大脑边缘系统调节躯体运动/自主神经功能及大脑皮质功能,并刺激网状结构提高或降低中枢神经系统的活动水平,对人体产生良好的影响。②提供一个发泄情绪的方式:现代医学明确指出,人的心理因素在疾病的发生发展中起着很大的作用。如情绪的过分压抑,是许多疾病产生的主要原因。心理因素与癌症发生有着内在的必然联系。保持情绪平衡的一个有效方式就是把情绪表现出来。音乐能够满足人的这一需要,为人提供一个情绪发泄的方式,能影响人的情绪,使其平静。③交流情感:疾病使人与外界的交流出现障碍。而通过音乐使人产生丰富的联想及表现情感达到改善与外界交流的目的。音乐也是现实和非现实/意识和无意识之间的一座桥梁。通过想象,平衡及满足人的情感,达到治疗的目的。④音乐是一种物理能量:音乐是一种声音,声音是声波的振动,是一种物理能量,它作用于体内各个系统发生同步的和谐共振,产生一种类似细胞"按摩"的作用,使其产生兴奋和抑制,从而达到减压、镇痛的目的。

三、共用题干单选题

(1~2 题共用题干)

患者男,21 岁。近 6 个月来在家中闭门不出,认为有人在拿自己做实验,用射线照射自己,有人监控自己,自己活不下去了,只有躲在家中才安全。既往体健,无精神病家族史。

1. 该患者的主要症状为
   A. 关系妄想
   B. 夸大妄想
   C. 内心被揭露感
   D. 疑病妄想
   E. 被害妄想

答案: 9. BCDE　10. ABCE　11. ABD　12. ABCD
1. E

2. **不符合**精神检查原则的是
   A. 对患者的症状可与其辩论纠正
   B. 建立良好的医患关系
   C. 先提开放式问题,后提封闭式问题
   D. 先问一般性问题,后问实质性问题
   E. 在交谈过程中需注意非语言性交流

【解析】被害妄想的特点是患者坚信自己正遭受来自外部的无端迫害或阴谋,即便在缺乏确凿证据的情况下仍深信不疑,其精神检查原则不包括对患者的症状可与其辩论纠正。

(3~4 题共用题干)

患者男,60 岁。因喉癌行全喉切除术后 2 周。

3. 患者进行进食训练,首先选择的食物为
   A. 半流质饮食
   B. 流质饮食
   C. 糊状食物
   D. 固体食物
   E. 胶状食物

4. 对该患者可采取的最简便可行的言语康复方法为
   A. 食管言语
   B. 电子喉
   C. 人工喉
   D. 装置假体发声重建
   E. 发声重建术

(5~7 题共用题干)

患者男,65 岁。因声带癌行全喉切除术,术中切除环状软骨。

5. 关于该患者的术后康复,表述**错误**的是
   A. 术后第 4 天开始吞咽训练
   B. 术后第 10 天开始进食训练
   C. 术后第 3 天开始训练发食管音
   D. 术后应经常吸除气管内痰液,防止继发肺部感染
   E. 该患者可能终生佩戴气管套管以保证基本的呼吸和排痰需要,需教会患者关于套管的护理

6. 全喉切除术后,采用食管言语,其发声特点是
   A. 音色较差,声时长,连贯性较好
   B. 音色较好,声时短,连贯性较好
   C. 音色较差,声时短,连贯性较差
   D. 音色较好,声时短,连贯性较差
   E. 音色较好,声时长,连贯性较差

7. 关于喉癌切除术后的言语康复,表述**错误**的是
   A. 食管言语基音低、音量小,连贯性差
   B. 食管发声失败者,可采用电子喉等人工发声装置
   C. 可尝试气管-咽吻合术以恢复发声、呼吸与吞咽功能
   D. 二期或一期手术安装假体发声装置,再进行发声训练
   E. 书面语等非口语的交流是全喉切除术后最简便可行的言语康复方法

四、案例分析题

【案例 1】患者男,28 岁,工人,高中文化。自诉 6 个月前因家中出事后,突然感觉心慌、胸闷、头颈部不适,诉感到“有一股气从胸部往上冲,经过颈部直达头顶的感觉”,为此感到紧张不安、夜间失眠。

第 1 问:对该患者首先最需要做的辅助检查是
   A. 头部 CT　　B. 脑电图
   C. 心电图　　D. 胸部 X 线
   E. 心脏 B 超　　F. 头部 MRI

答案: 2. A　3. C　4. A　5. C　6. D　7. E
【案例 1】 1. C

第 2 问:患者经体格检查以及必需的辅助检查均未发现明显异常,患者不放心,回家反复查阅医学书籍,并多次前往各家医院检查就诊。携多家医院的相关检查报告单,反复询问多个医师,仍然不放心,认为医师未将其病查出来。为此情绪不佳,社交与兴趣爱好明显下降,食欲有所减退。对患者可能的诊断为

A. 焦虑症　B. 强迫症
C. 抑郁症　D. 疑病症
E. 恐惧症　F. 躁郁症

【解析】疑病症的临床表现是患者认为自己患有或即将患有严重的、未被诊断的躯体疾病,并因此反复就医或出现适应不良的回避。认知疗法是疑病症的首选治疗方法。

第 3 问:对该患者首选的治疗方法是

A. 系统脱敏治疗　B. 冲击疗法
C. 厌恶治疗　D. 暗示治疗
E. 认知疗法　F. 药物治疗

【案例 2】患者女,72 岁。因左肺癌术后 1 年,腰痛 1 个月入院。查体:第 4、5 腰椎压痛。全身骨扫描结果为左肺癌术后,腰椎多发转移。现患者疼痛较剧烈,曾于当地医院就诊,口服布洛芬以及曲马多止痛治疗,效果欠佳。入院后予以口服硫酸吗啡控释片(美施康定)治疗,疼痛控制理想。

第 1 问:根据应用镇痛剂的种类和方法,推断该患者癌痛所属的级别是

A. 0　B. 1　C. 2
D. 3　E. 4　F. 5

第 2 问:对于该患者癌症疼痛的康复治疗,为能达到较好的止痛效果,及局部控制肿瘤进展,除药物疗法外,还应配合采取的治疗方法是

A. 物理治疗　B. 介入疗法
C. 生物疗法　D. 化学疗法
E. 放射疗法　F. 运动疗法

【解析】癌痛 3 级指重度疼痛,此阶段患者使用强阿片药物,如吗啡、哌替啶、瑞芬太尼等。放射疗法常用于控制骨转移或者肿瘤压迫引起的癌痛,同时,还能局部控制肿瘤进展。

第 3 问:对该患者拟开展肿瘤康复,下列说法**错误**的是

A. 需结合躯体功能评估与心理干预
B. 应在肿瘤确诊后即开始康复干预
C. 康复治疗可减少远期并发症
D. 需待临床治疗全部结束后再启动康复干预
E. 放疗可协同控制局部肿瘤进展
F. 疼痛管理是康复的核心环节之一

答案: 2. D　3. E　【**案例 2**】1. C　2. E　3. D

第十三章　物理因子治疗

一、单选题

1. 中频电的脉冲频率为
   A. 1~10Hz　B. 1~100Hz
   C. 1~100kHz　D. 大于 1kHz
   E. 1~1kHz

2. 高频电的脉冲频率为
   A. 大于 100kHz　B. 1~100kHz
   C. 1~10kHz　D. 3~30MHz
   E. 1~20kHz

3. 关于经颅直流电疗法，表述正确的是
   A. 电极的阴极用于增加刺激脑区神经元的兴奋性，对大脑皮质起兴奋作用
   B. 禁忌证主要包括认知障碍、中枢性疼痛、癫痫等
   C. 经颅直流电疗法是一种微创的治疗方法
   D. 适应证主要包括脑卒中后神经功能障碍、阿尔茨海默病及脊髓神经病变
   E. 电流强度通常设置在 5~10mA，以确保治疗效果

4. 关于紫外线疗法，表述**错误**的是
   A. 中波紫外线波长为 320~280nm
   B. 短波紫外线波长为 280~180nm
   C. 短波紫外线的穿透深度可达真皮深层
   D. 短波紫外线的杀菌效果最明显
   E. 中长波紫外线引起色素沉着作用较明显

5. 关于蓝光治疗的说法，**错误**的是
   A. 蓝光疗法治疗作用的基础主要是热效应
   B. 血液中的胆红素对 460~420nm 的蓝光吸收最强
   C. 蓝光可使胆红素转化为可溶性胆红素
   D. 蓝光的主要适应证是新生儿黄疸的治疗
   E. 蓝光治疗适用于直接胆红素升高的新生儿黄疸

6. 关于激光疗法的说法，正确的是
   A. 激光治疗的效果主要与强度相关，与作用时间无关
   B. 低能量激光的输出功率一般为 50~500mW
   C. 大剂量激光反复照射，会产生大理石样的色素沉着
   D. 低能量激光最常用的为 CO_2 激光
   E. 低能量激光主要用于治疗血管性皮肤病

7. 下列关于超声波治疗的说法，**错误**的是
   A. 可分为连续型和脉冲型
   B. 常见方法有直接法和间接法
   C. 连续型超声波由于易产热所以声头可以空载
   D. 需要使用耦合剂或脱气水等作为介质
   E. 应使用能产生治疗效果的最低强度进行治疗

【解析】超声波疗法声头不能空载。

答案： 1. C　2. A　3. D　4. C　5. A　6. B　7. C

8. 人体组织对超声波吸收强度排序为
   A. 骨>神经>脂肪　B. 骨>脂肪>神经
   C. 脂肪>骨>神经　D. 脂肪>神经>骨
   E. 神经>骨>脂肪

【解析】组织对超声波的吸收值由大到小排列为:肺>骨>肌腱>肾>肝>神经组织>脂肪>血液>血清。

9. 当采用连续超声波进行固定法治疗时,超声波强度最大**不超过**
   A. 0.1~0.2W/cm^2　B. 0.5~0.8W/cm^2
   C. 0.3~0.4W/cm^2　D. 0.8~1.0W/cm^2
   E. 0.4~0.5W/cm^2

【解析】超声波疗法是频率大于20kHz以上的机械波,在采用连续波固定法治疗时,超声波强度最大不应超过0.5~0.8W/cm^2。

10. 当采用脉冲超声波进行移动法治疗时,超声波强度最大**不超过**
   A. 1.5~2.0W/cm^2　B. 1.0~1.5W/cm^2
   C. 0.5~0.7W/cm^2　D. 0.8~1.0W/cm^2
   E. 2.0~2.5W/cm^2

【解析】超声波疗法是频率大于20kHz以上的机械波。在采用脉冲波移动法时,其超声波强度最大不应超过2.0~2.5W/cm^2。

11. 关于超声药物透入疗法的说法,**错误**的是
   A. 超声可使药物解聚,提高药物弥散作用和组织渗透性
   B. 不仅能将药物导入体内,还能保持原有药物性能
   C. 所用药源较广,不限于电离和水溶物质
   D. 与直流电导入不同,不存在极化问题,无电刺激现象,不发生电灼伤,操作简便
   E. 优点包括药物透入深度和剂量易测定

【解析】超声药物透入疗法的缺点是药物透入人体内的深度和剂量不易测定,影响药物透入的因素和超声对药物的影响等尚待进一步研究。

12. 关于冲击波的说法,**错误**的是
   A. 任何波源,当运动速度超过其波的传播速度时,就会产生一种特殊的波动现象,即冲击波
   B. 冲击波可分为机械波和电磁波
   C. 冲击波可对肿瘤组织进行破坏
   D. 局部肿瘤是高能量体外冲击波疗法的适应证
   E. 治疗疼痛时应使用低中能量级冲击波

【解析】高能量冲击波可促使肿瘤细胞转移,局部肿瘤是体外冲击波疗法的禁忌证。

13. 按照能量等级将冲击波划分为低、中、高3个能量等级,中能量范围为
   A. 0.06~0.11mJ/mm^2
   B. 0.06~0.15mJ/mm^2
   C. 0.12~0.25mJ/mm^2
   D. 0.16~0.27mJ/mm^2
   E. 0.26~0.39mJ/mm^2

【解析】按照能量等级将冲击波划分为低、中、高3个能量等级:低能量范围为0.06~0.11mJ/mm^2,中能量范围为0.12~0.25mJ/mm^2,高能量范围为0.26~0.39mJ/mm^2。

14. 按照能量等级将冲击波划分为低、中、高3个能量等级,低能量范围为
   A. 0.06~0.11mJ/mm^2
   B. 0.06~0.15mJ/mm^2
   C. 0.12~0.25mJ/mm^2

答案: 8. A　9. B　10. E　11. E　12. D　13. C　14. A

D. 0.16~0.27mJ/mm^2
E. 0.26~0.39mJ/mm^2

15. 按照能量等级将冲击波划分为低、中、高 3 个能量等级，高能量范围为
A. 0.06~0.11mJ/mm^2
B. 0.06~0.15mJ/mm^2
C. 0.12~0.25mJ/mm^2
D. 0.16~0.27mJ/mm^2
E. 0.26~0.39mJ/mm^2

16. 磁疗的适应证是
A. 体内有金属异物
B. 治疗部位有结核
C. 严重脏器功能减退及血液系统疾病
D. 高热及孕妇
E. 颈椎病

【解析】颈椎病是由颈椎间盘退行性变导致的慢性脊柱病变。磁疗通过改善局部血液循环和组织营养，达到消炎、镇痛、促进组织修复的作用，从而缓解颈椎病的临床症状。

17. 温热疗法的禁忌证是
A. 软组织损伤恢复期
B. 关节挛缩僵硬
C. 昏迷
D. 周围神经损伤
E. 术后或外伤后瘢痕增生

【解析】昏迷是指以觉醒程度改变为主的一种意识障碍，即意识完全丧失，任何感觉刺激均不能够被唤醒的一种状态。温热治疗的生物学效应对于昏迷患者难以把控，容易导致局部组织伤害。

18. 冷疗法的适应证是
A. 肌肉痉挛　　B. 高血压病
C. 红斑狼疮　　D. 闭塞性脉管炎
E. 动脉硬化

【解析】冷疗法是利用冷水或冰等低于体温(0℃)的物理因子刺激皮肤或黏膜以治疗疾病的方法。长时间冷刺激可以使传入和传出神经活动受到抑制，使骨骼肌的收缩期、舒张期和潜伏期延长，降低肌张力和肌力，从而缓解肌肉痉挛。

19. 水疗的禁忌证是
A. 习惯性便秘
B. 肌营养不良
C. 闭塞性脉管炎
D. 荨麻疹
E. 心功能不全

【解析】水疗法是利用水的物理特性，采用不同方式作用于人体以预防和治疗疾病的方法。水疗可增加外周血管的压力，增加心脏负荷，可使心功能不全进一步加重。

20. 患者男，65 岁。右侧肢体活动不利伴不能说话 1 个月余，临床诊断脑梗死。高血压病，2 型糖尿病，心脏起搏器植入术后。现生命体征平稳，自主呼吸，保留鼻饲，大小便自控，右侧偏瘫，运动性失语，ADL 大部分依赖。下列康复治疗禁忌的是
A. 运动疗法　　B. 作业治疗
C. 言语治疗　　D. 吞咽治疗
E. TMS

【解析】患者有心脏起搏器植入，经颅磁刺激(TMS)会严重干扰心脏起搏器的功效，危及患者的生命，属于禁忌证。

21. 患者女，52 岁。左肩关节疼痛伴活动受限 1 个月余，病前无明显外伤，病程中

答案： 15. E　16. E　17. C　18. A　19. E　20. E　21. B

以左肩痛为主，夜间明显，近1周症状加重并影响左上肢的功能活动，MRI示左肩袖损伤，左肩关节未见明显骨质异常，临床诊断为肩袖损伤。下列康复治疗可选的是

A. 言语治疗　　B. 石蜡疗法
C. 吞咽治疗　　D. 局部制动
E. 作业治疗

【解析】肩周炎是指肩关节囊及其周围韧带肌腱和滑膜的非特异性炎症，早期以肩痛为主，之后出现肩关节活动障碍。石蜡疗法根据其生物学效应，可以消除局部组织水肿，减轻炎症反应，缓解疼痛。

22. 患者男，22岁。左踝关节疼痛伴行走困难3小时，病前有运动损伤史，伤后当地医院门诊X线片提示左踝未见明显骨质异常，临床诊断为急性左踝关节扭伤。下列康复治疗可选的是

A. 作业治疗　　B. 温热疗法
C. 冰水冷敷　　D. 认知训练
E. 运动疗法

【解析】冷疗法是利用冷水或冰等低于体温(0℃)的物理因子刺激皮肤或黏膜以治疗疾病的方法。冷刺激可以改变局部血管通透性，防止水肿和渗出，对于急性软组织损伤效果明显。

23. 患者女，32岁。右下肢活动受限2个月余，病前有左下肢烫伤史，当地医院烧伤科给予对症治疗，现主要表现为膝关节和踝关节活动受限，局部瘢痕明显，临床诊断为左下肢烫伤。下列康复治疗可选的是

A. 认知训练　　B. 水疗法
C. 作业治疗　　D. 关节制动
E. 针刺治疗

【解析】局部烫伤后瘢痕增生可致受累关节功能障碍。水疗法的生理效应之一是温度的刺激作用，温热刺激可使局部血管扩张，组织的营养和代谢增加，促进皮肤伤后愈合，软化瘢痕，改善受损皮肤的功能。

24. 关于颈椎活动度的描述，**错误**的是

A. 枕-寰-枢复合体是人体轴骨中最复杂的关节
B. 枕-颈1和颈1-颈2的关节均有伸屈运动
C. 轴性旋转可发生在枕-颈1关节
D. 颈2-颈7的活动范围随年龄增长逐渐变小
E. 多节段椎间隙狭窄将影响颈椎的活动度

25. 以下**不适合**压力治疗的有

A. 水肿
B. 截肢
C. 预防性治疗
D. 增生性瘢痕
E. 脉管炎急性发作

【解析】脉管炎急性发作因加压加重了局部缺血，使症状加重，甚至造成坏死。其他几项均是适应证。

26. 下列关于颈椎牵引，表述**不正确**的有

A. 颈椎牵引的重量相当于正常成人体重的10%，年老体弱者可为体重的5%
B. 颈椎前屈10°~30°位置牵引可以使颈椎间隙显著增宽
C. 颈椎垂直位牵引可以使颈部肌肉较好地放松，使扭曲的椎动脉舒展，血液通畅，改善脑组织血液供应

答案： 22. C　23. B　24. C　25. E　26. D

D. 颈椎前屈位牵引可避免因脊柱前屈或者后伸运动导致脊髓与椎管的异常摩擦
E. 颈椎后伸位牵引可以预防寰椎向前滑动，加强寰枢关节的稳定性

【解析】颈椎中立位(垂直位)牵引可避免因脊柱前屈或者后伸运动导致脊髓与椎管的异常摩擦，而非前屈位，中立位颈椎牵引常用于椎动脉型和脊髓型颈椎病的治疗。

27. 患者男，57岁。突发左侧肢体活动不利3天，急诊就诊。完善头颅CT检查，结果提示右侧基底节脑出血，经治疗症状趋于稳定，评估提示Brunnstrom分期，左上肢Ⅰ期，左手Ⅰ期，左下肢Ⅲ期。左侧上下肢肌张力不高，目前适用于患者的物理因子治疗是
A. 经颅直流电刺激
B. 经皮神经电刺激
C. 中频电疗法
D. 功能性电刺激
E. 脉冲短波

28. 患者女，54岁。腰痛3年，无明显下肢放射症状。完善腰椎MRI检查，结果提示腰4~5、腰5~骶1椎间盘膨出，未见明显神经受压表现。查体：双下肢肌力对称5级，肌张力大致正常，站立位平衡3级，直线行走可。最适合该患者的治疗是
A. 经颅直流电刺激
B. 低频调制中频电刺激
C. 音频电疗法
D. 高压静电场治疗
E. 生物电反馈

29. 患者男，29岁。左足红肿、疼痛3天。3天前左足重物砸伤后未规范消毒清创，外伤后逐渐出现局部红肿、疼痛，逐渐扩展至足背，与周围皮肤边界尚清。急诊就诊，血常规提示：白细胞、中性粒细胞升高。目前考虑急性蜂窝织炎，可以选择的最佳治疗方法是
A. 紫外线疗法　B. 红外线疗法
C. 可见光疗法　D. 蓝光疗法
E. 激光

30. 患者男，65岁。慢性腰痛10余年。腰椎正侧位片提示腰椎骨质增生，腰4椎体前滑脱Ⅰ度。下列**不适合**的治疗方法是
A. 紫外线疗法　B. 激光
C. 红外线疗法　D. 红光疗法
E. 电磁疗法

二、多选题

1. 中频电的作用包括
A. 镇痛作用
B. 促进局部血液循环
C. 消炎作用
D. 软化瘢痕、松解粘连
E. 引起肌肉收缩

2. 短波疗法的禁忌证包括
A. 恶性肿瘤
B. 未控制的结核病
C. 出血倾向
D. 局部金属异物
E. 儿童骨骺

3. 关于短波、超短波治疗剂量，表述正确的是
A. 电极面积大则治疗剂量大，面积小则治疗剂量小

答案：27. D　28. B　29. A　30. A
1. ABCD　2. ABCD　3. ABDE

B. 电极紧贴皮肤则作用表浅，与皮肤保持适当距离时则可作用达较深组织
C. 微热量可用于急性炎症、水肿期、血液循环障碍者
D. 无论治疗剂量大小，均需使机器输出处于谐振状态
E. 无热量可用于急性炎症、水肿期

4. 关于短波的注意事项的表述，正确的是
A. 头部及小儿和老人的心脏区域不宜进行大功率短波治疗
B. 慢性炎症、慢性伤口及粘连患者可以采取长疗程的超短波治疗，以取得更好的疗效
C. 大剂量治疗不宜采用单极法
D. 在急性炎症与损伤早期，应采用无热量、短时间的治疗
E. 并置法较对置法透入更深

5. 关于紫外线疗法，表述正确的是
A. 一个生物剂量（MED）是指紫外线在一定距离垂直照射下皮肤出现最弱红斑反应需要的时间
B. Ⅰ级红斑量在照射后 6~8 小时可出现红斑反应，24 小时内消退
C. 紫外线可以用于局部照射治疗及全身照射治疗
D. 光敏患者、肿瘤局部属于紫外线疗法的禁忌证
E. 紫外线红斑边界清晰

6. 红外线疗法的适应证包括
A. 肌肉痉挛
B. 局部血肿
C. 银屑病
D. 甲沟炎
E. 肢体局部感觉障碍

7. 关于可见光疗法的说法，正确的是
A. 可见光指位于红外线与紫外线之间的光谱，波长范围为 760~400nm
B. 红光是唯一兼有光化学效应和热效应的波段
C. 可见光可增加细胞新陈代谢
D. 炎症急性期、出血倾向、高热、肿瘤恶病质患者不适用于可见光疗法
E. 局部金属是治疗禁忌

8. 激光疗法的适应证包括
A. 颞下颌关节炎　B. 中耳炎
C. 睑腺炎　D. 颈椎病
E. 骨关节炎

9. 超声波产生的生理效应和作用机制有
A. 惯性空化作用
B. 机械效应
C. 热效应
D. 细胞微按摩
E. 非惯性空化作用

【解析】超声波作用于生物组织可产生机械效应、空化作用（包括惯性空化和非惯性空化作用，非惯性空化又称为稳定性空化）、热效应，可对组织起到细胞微按摩等作用。

10. 下列物理疗法可用来治疗恶性肿瘤的是
A. 光敏疗法
B. 激光疗法
C. 冷冻疗法
D. 高强度聚焦超声热消融疗法
E. 直流电抗肿瘤药物导入疗法

【解析】光敏疗法治疗恶性肿瘤的原理是将光敏剂注入体内，光敏剂与肿瘤细胞有特殊亲合力，经特定波长的激光照射后，产生光化反应，导致肿瘤细胞的 DNA 受损，破

答案： 4. ACD　5. ABCDE　6. AB　7. ABCD　8. ABDE　9. ABCDE　10. ABCDE

坏肿瘤血管内皮细胞,使肿瘤细胞死亡。高强度激光疗法可以治疗皮肤恶性肿瘤、食管癌等。对于早期的小肿瘤,冷冻疗法可作为手术的替代治疗。对于晚期较大的肿瘤可作为姑息治疗,增强综合治疗的效果,可减少肿瘤负荷,减轻症状,提高生活质量,延长生存时间。聚焦超声具有穿透能力强、靶向性好等特点,高强度聚焦超声热效应明显,可以使肿瘤组织变性坏死,用于治疗肿瘤,如颅内肿瘤、子宫肌瘤等。局部直流电化学疗法可以应用于恶性肿瘤治疗,适用于皮肤癌、肺癌、肝癌等。

11. 对肥厚性瘢痕可选用的方法是
   A. 音频电疗
   B. 直流电碘离子导入
   C. 超声波疗法
   D. 调制中频电疗
   E. 蜡疗

【解析】音频电疗具有软化瘢痕、松解粘连的作用,这也是音频电疗突出的作用,可以使瘢痕颜色变淡、质地变软、缩小变平,并可使粘连松动解离,血肿、硬结消散软化。直流电碘离子导入也可以软化瘢痕,其原理为同性相斥。可采用超声治疗软化瘢痕,宜选用水下法或水囊法。调制中频电疗有消散炎症、促进淋巴回流等作用,适用于瘢痕、粘连、颈椎病、肩周炎等病症。蜡疗具有油性,可湿润敷蜡部位的皮肤,软化瘢痕。

12. 关于踝关节扭伤的治疗,说法正确的是
   A. 早期冷疗、固定、制动
   B. 损伤后应尽早做手法按摩
   C. 损伤后24~48小时即可进行温热治疗
   D. 恢复期应加强功能训练
   E. 可用低频电、中频电、超声波

【解析】踝关节扭伤的治疗目的是消炎消肿,缓解疼痛,增加踝关节稳定性,恢复正常功能。损伤24个小时内以冷疗为主,急性期可用无热量的高频电疗。急性期后选择温热治疗,如高频电疗微热量或温热量、超声波、红外线、蜡疗等。镇痛利用低频或中频电疗等。早期制动后导致关节僵硬,需要增加关节活动范围,提高活动韧性。利用牵张训练,增加韧带张力,以增强踝关节稳定性。还有肌力训练,特别是增加腓骨长短肌训练,可借助平衡板进行本体感觉训练。

13. 目前认为冲击波对机体的影响有
   A. 诱导骨生长、促进骨愈合
   B. 使骨质疏松部位的骨膜细胞增殖分化
   C. 促进伤口愈合
   D. 缓解肌肉痉挛
   E. 刺激血管再生,改善局部血液循环

【解析】冲击波对于骨组织疾病,具有以下作用:①诱导骨生长、促进骨愈合。②刺激血管再生,改善局部血液循环。③促进骨组织改良与重建;对于骨质疏松可减少骨量丢失,同时冲击波刺激可使骨质疏松部位的骨膜细胞增殖分化;另外研究显示冲击波对肌肉痉挛有缓解作用,能够促进伤口愈合。

14. 属于体外冲击波适应证的有
   A. 肩关节钙化性肌腱炎
   B. 肱骨外上髁炎
   C. 高尔夫球肘
   D. 局部肿瘤
   E. 骨不连、骨折延迟愈合

【解析】体外冲击波的适应证:肾结石、肩关节钙化性肌腱炎、肱骨外上髁炎、足底筋膜炎、假关节、Haglund外生性骨疣、肱骨内上髁炎(高尔夫球肘)、冈上肌腱综合征、跟

答案: 11. ABCDE 12. ACDE 13. ABCDE 14. ABCE

腱痛、髌腱炎、骨折延迟愈合、骨折不愈合和早期缺血性股骨头坏死等。局部肿瘤是体外冲击波疗法的禁忌证。

15. TMS 的治疗作用有
   A. 改善脑卒中后受损的运动功能
   B. 改善认知功能相关的神经网络
   C. 调节大脑神经元的功能
   D. 改善中枢性异常肌张力
   E. 增强患者的肌力

【解析】TMS 通过改善脑区的血液循环，调整脑代谢及神经元的兴奋性，促进脑卒中患者受损的运动功能改善，改善认知功能相关的神经网络功能；兴奋患侧半球或抑制健侧半球，调节大脑神经元的功能活动；抑制皮质脊髓通路的过度活动，改善中枢性异常肌张力。

16. 石蜡疗法的治疗作用有
   A. 温热作用
   B. 机械作用
   C. 牵拉作用
   D. 润滑作用
   E. 剪切作用

【解析】石蜡的温热作用可以加强血液循环，减轻疼痛，缓解痉挛，促进炎症吸收，改善组织营养，促进受损组织修复；石蜡的机械作用：石蜡冷却时体积缩小 10%~20%，对组织产生机械压迫作用，促进水肿消退；石蜡具有油性，可增加局部皮肤润滑性，软化瘢痕。

17. 下列治疗**不属于**冷疗法的治疗作用的是
   A. 持续冷刺激治疗可使神经兴奋性增高
   B. 冷刺激可使急性炎症性水肿和创伤性水肿加重
   C. 心脏局部冷敷可以降低迷走神经兴奋性，减慢心率，心排血量减少，从而引起血压下降
   D. 短时间冷刺激可使肌肉组织的兴奋性增高
   E. 饮用冷水或使胃冷却时，可使胃血流量减少，胃酸及胃液分泌减少，胃蠕动减少，胃排空时间延长

【解析】瞬时的寒冷刺激可使神经兴奋性升高，而持续冷刺激治疗可使神经兴奋性降低。冷刺激有助于急性炎症性水肿和创伤性水肿的消退。

18. 下列**不属于**水疗的治疗作用的是
   A. 温水刺激可使正常肌肉的疲劳迅速缓解，还能缓解病理性肌肉痉挛
   B. 温水刺激可引起肾脏血管扩张而增加利尿
   C. 40℃以上的热水浴可使机体先兴奋，继而出现疲劳、软弱和嗜睡等反应
   D. 长时间温水浴可使呼吸节律加快
   E. 温水浴可以加快代谢

【解析】瞬时热刺激可使呼吸节律变快变浅，长时间温水浴可降低神经兴奋性，抑制大脑皮质功能，起到镇静、减慢呼吸节律和降低代谢作用。

19. 以下关于生物反馈治疗技术的表述，正确的有
   A. 心率变异性生物反馈不具有长期的延续效应
   B. 神经生物反馈是基于操作条件反射学习原理来调节大脑活动
   C. 肛门直肠生物反馈可以改善腹部和肛门直肠肌肉的协调性

答案： 15. ABCD　16. ABD　17. AB　18. DE　19. BCDE

D. 生物反馈疗法可改善餐后肌张力并抑制反刍活动，从而改善反刍综合征症状

E. 呼吸生物反馈训练呼吸肌可以改善慢性肾衰竭患者的呼吸肌力量和肺功能

【解析】心率变异性生物反馈是一种相对较新的生理心理干预方法，通过以缓慢的频率进行呼吸，使心率和呼吸之间发生共振，帮助患者提高他们的心率变异指数，长期训练后患者能改变其心脏活动的变异性和主导节律，同时一些研究证实，心率变异性生物反馈有短期和长期的延续效应，能增加心脏交感神经和副交感神经的稳态和压力反射活动，改善心血管疾病的临床症状；神经生物反馈是基于操作条件反射学习原理来调节大脑活动；肛门直肠生物反馈疗法可以改善腹部和肛门直肠肌肉的协调性；反刍综合征(rumination syndrome)是一种病因不明的功能性胃肠道疾病，其特征是最近摄入的食物反流到口中，经常重复。生物反馈疗法已被证明可以改善餐后肌张力并抑制反刍活动。有研究得出呼吸生物反馈训练呼吸肌可以改善慢性肾衰竭患者的呼吸肌力量和肺功能。

20. 以下关于牵引技术正确的表述是

A. 颈椎牵引的牵引力是体重的15%~20%为最佳

B. 腰椎牵引对腰椎列线不正的现象无改善作用

C. 腰椎牵引可使腰椎间隙增大，主要是腰3、4、5，骶1间隙

D. 颈椎10°伸展位到20°屈曲位的运动过程中，$C_{5\sim6}$椎间孔矢状面径可增加2.5mm

E. 牵引技术只有将牵引方式、牵引时间、牵引体位、牵引重量、牵引角度根据实际病情科学地组合，才能发挥牵引技术的作用

【解析】颈椎牵引的牵引力是体重的15%~20%为最佳；腰椎牵引时患者腰椎放置在生理曲线状，随着牵引时间的延长，其腰椎列线不正的现象可以逐步恢复至正常；腰椎牵引可使腰椎间隙增大，主要是腰3、4、5，骶1间隙；颈椎10°伸展位到20°屈曲位的运动过程中，$C_{5\sim6}$椎间孔矢状面径可增加1.5mm；牵引技术只有将牵引方式、牵引时间、牵引体位、牵引重量、牵引角度根据实际病情科学地组合，才能发挥牵引技术的作用。

21. 关于压力治疗的表述，**错误**的有

A. 可预防和治疗增生性瘢痕

B. 控制肢体水肿，可预防和治疗深静脉血栓

C. 防治下肢静脉曲张，预防粘连、关节挛缩和畸形

D. 压力衣治疗理想的压力为25~30mmHg，接近皮肤微血管末端的压力

E. 淋巴水肿治疗后使用低延展性绷带进行压力治疗，其可拉伸长度≤100%

【解析】压力治疗可预防深静脉血栓，深静脉血栓形成是治疗禁忌证；压力衣治疗理想的压力为24~25mmHg，接近皮肤微血管末端的压力。

22. 关于关节功能牵引机制的表述正确的有

A. 在一定范围内的牵引力越大，塑性延长量越小

B. 牵引时间适当延长，可使塑性变形增加

C. 反复短暂牵引较持续牵引更有利于塑性变形量的增加

答案： 20. ACE 21. BD 22. BDE

D. 组织温度升高时，塑性延长率增加

E. 塑性延长的长度是关节活动度恢复的基础，决定关节活动度恢复的程度

【解析】在一定范围内的牵引力越大，塑性延长量越大。牵引时间适当延长，可使塑性变形增加。持续牵引较反复短暂牵引更有利于塑性变形量的增加。组织温度升高时，塑性延长率增加；塑性延长的长度是关节活动度恢复的基础，决定关节活动度恢复的程度。

三、共用题干单选题

（1~2 题共用题干）

应用低频脉冲电刺激运动神经或肌肉引起肌肉收缩的治疗方法称为神经肌肉电刺激疗法。

1. 关于神经肌肉电刺激疗法的适应证和禁忌证，表述正确的是

A. 可以用于各类急慢性炎症，如神经炎、神经根炎、慢性静脉炎、淋巴管炎等

B. 痉挛电刺激疗法不能用于肌萎缩侧索硬化

C. 经皮神经电刺激疗法主要用于各种慢性疼痛，不适用于急性疼痛

D. 功能性电刺激疗法可以用于下运动神经元综合征

E. 可用于骨折不愈合

2. 关于神经肌肉电刺激疗法中的功能性电刺激，以下说法**错误**的是

A. 一般用于全部或部分丧失功能的肢体或肌肉

B. 电刺激作用可经由神经传至肌肉，引起肌肉收缩

C. 电流强度一般为 0~100mA

D. 脑卒中后肩关节半脱位患者不适用于功能性电刺激

E. 可用于腓总神经麻痹患者

（3~4 题共用题干）

波长为 400~180nm 的紫外线可用于疾病的治疗。

3. 关于紫外线治疗的表述，**错误**的是

A. 紫外线主要通过照射引发皮肤红斑反应达到治疗效果

B. 紫外线的主要作用为光化学效应

C. 中长波紫外线引起皮肤即刻色素沉着

D. 服用影响光敏的药物或食物可影响紫外线照射的剂量

E. 狼疮是治疗禁忌

4. 关于 MED 的表述，**错误**的是

A. 照射剂量小于 1MED，照射后肉眼可见微弱红斑反应

B. 照射剂量 2MED，照射 6~8 小时后出现轻微红斑反应

C. 照射剂量 3~5MED，照射后 4~6 小时出现明显红斑反应

D. 照射剂量 6~10MED，照射后 2 小时出现强烈红斑反应

E. 照射剂量 10MED 以上，导致出现暗色红斑伴水泡，剧痛

（5~7 题共用题干）

患者男，72 岁。右侧膝关节疼痛伴活动受限 3 个月余，病前无明显外伤，病程中以右膝关节疼痛为主，不能走长路（10 分钟以上），休息后可缓解症状。MRI 示右膝关节退行性变，内外侧半月板损伤，右膝关节腔内少许积液。体格检查发现，可短时间室内行走，疼痛步态，右侧股四头肌萎缩明显，肌力 3 级，右膝关节伸直不充分，下蹲受限。

5. 下列针对膝骨关节炎患者疼痛的康复治疗最为合理的是

A. 冷疗法　　B. 磁疗

C. 作业治疗　　D. 认知训练

答案： 1. B　2. D　3. C　4. A　5. B

E. 运动疗法

【解析】磁疗可以改善血液循环和组织营养，提高致痛物质水解酶的活性，降低致痛物质浓度，减轻疼痛和水肿。

6. 下列针对患者右膝关节疼痛**不宜**采用的康复治疗方法是

A. 温热疗法　　B. 行走锻炼

C. 磁疗　　D. 中频电疗

E. 中医针刺治疗

【解析】行走锻炼可使该患者右膝关节半月板损伤进一步加重，无助于膝关节疼痛的改善。

7. 针对膝骨关节炎患者股四头肌萎缩的康复治疗方法是

A. 温热疗法　　B. 运动疗法

C. 磁疗　　D. 冷疗法

E. 中医针刺治疗

【解析】运动疗法中的等张肌力训练、等长肌力训练和等速肌力训练有助于改善患者股四头肌肌力。

（8~11 题共用题干）

患者男，58 岁。左侧肢体活动不利 2 个月余。既往有高血压病 10 余年，2 型糖尿病 6 余年，平时能按时吃药，但不注重相关指标的监测和饮食控制。住院后，MRI 检查示右侧基底节区梗死灶；空腹血糖 7.6mmol/L，餐后 2 小时血糖 13mmol/L；有积极改善功能状况的欲望；体格检查发现，患者神清，呼吸平稳，自动体位，认知言语功能尚可，大小便可自控，坐位平衡 2 级，站立平衡 1 级，左侧肢体肌张力增高，改良 Ashworth 评定左上肢和手 1^+ 级，左下肢 2 级，Brunnstrom 分期左上肢和手为Ⅱ期，左下肢为Ⅲ期，改良 Barthel 指数 70 分。临床诊断为脑梗死恢复期、2 型糖尿病。

8. 给予该患者常规临床治疗（调脂，控制血压及血糖）和康复治疗，住院治疗 1 个月，异常肌张力及 ADL 改善不佳，其可能的原因是

A. 临床诊断不正确

B. 临床相关药物剂量不足

C. 运动疗法强度不够

D. 异常体位

E. 患者积极性不强

【解析】从病历资料获悉该患者经常规临床治疗和康复治疗效果不佳，其原因为异常体位。由于紧张性反射的存在，中枢性瘫痪患者异常体位可使异常肌张力增强，严重影响康复治疗的进程和效果。

9. 根据题干所提供的线索，假设患者注意良肢摆放，其他会影响异常肌张力，导致康复治疗效果不佳的因素可能为

A. 合理使用降压药

B. 合理使用调脂药

C. 规范糖尿病管理

D. 强化肌力训练

E. 及时调整康复方案

【解析】强化肌力训练不宜在 Brunnstrom 分期为Ⅱ~Ⅴ期进行。中枢性疾患所致的异常肌张力是速度和/或力量依赖型，即速度过快或用力过大可增强异常肌张力。

10. 根据题干所提供的线索，假设患者注意良肢位摆放和控制运动强度，则其他可以改善异常肌张力的措施可能为

A. 及时进行功能评估

B. 温热疗法

C. 合理使用降压药

D. 合理使用调脂药

E. 规范糖尿病管理

答案： 6. B　7. B　8. D　9. D　10. B

【解析】温热疗法可以影响局部自主神经和躯体神经的传导速度,还能影响脊髓自主神经中枢和大脑皮质功能,从而降低肌张力。

11. 假设该患者需要执行温水浴,水温应控制在

A. 39℃以上　　B. 37~38℃

C. 35~36℃　　D. 26~33℃

E. 38~42℃

【解析】温水浴通常是指采用水温37~38℃,有较明显的镇静作用,可以改善自主神经功能紊乱,发挥降低肌张力的作用。

(12~14题共用题干)

患者男,42岁。搬重物后出现腰痛伴右下肢疼痛3天,咳嗽、喷嚏时加重,卧床后缓解,查体:$L_{3\sim5}$ 棘突及其右侧压痛,右侧直腿抬高试验40°(+),右小腿外侧痛觉减退,双侧膝腱及跟腱反射正常对称,弯腰活动明显受限。X线片示 $L_{4\sim5}$ 椎间隙略窄。

12. 对该患者的诊断是

A. 急性腰扭伤

B. 腰肌筋膜炎

C. 腰椎间盘突出症

D. 腰肌劳损

E. 肥大性脊柱炎

【解析】根据病史和临床检查、影像学检查,即可诊断。

13. 为明确诊断,下列最适宜的辅助检查是

A. CT

B. 神经传导速度检查

C. 肌电图检查

D. 血流图检查

E. 超声检查

【解析】CT可较清楚地显示椎间盘突出的部位、大小、形态和神经根、硬脊膜囊受压移位的情况,同时可显示椎板及黄韧带肥厚、小关节增生肥大、椎管及侧隐窝狭窄等情况,对本病有较大的诊断价值。

14. 目前**不宜**选择的治疗方式是

A. 腰椎牵引

B. 超短波治疗

C. 直流电药物离子导入

D. 腰背肌抗阻肌力训练

E. 电脑中频治疗

【解析】急性期的康复治疗主要以休息、消炎镇痛为主,疼痛明显时不宜进行腰背肌抗阻肌力训练。

四、案例分析题

【案例1】患者男,69岁。右侧肢体活动不利2周余。有高血压病史。发病后,MRI检查示左侧额颞部梗死灶。临床体格检查发现,神清,自主呼吸,辅助进食,大小便自控,不能独立坐,言语认知基本正常,右侧肢体肌张力开始增高,改良Ashworth评定右上肢和手1级,右下肢1^+级,坐位平衡0级,Brunnstrom分期右上肢和手为Ⅱ期,左下肢为Ⅲ期,改良Barthel指数60分。

第1问:改善患者运动功能的近期目标是

A. 增强右上肢肌力

B. 增强右下肢肌力

C. 降低患侧上肢肌张力

D. 降低患侧下肢肌张力

E. 增强躯干运动控制

F. 使Brunnstrom分期右上肢和手达Ⅳ期

G. 使Brunnstrom分期右下肢达Ⅴ期

【解析】躯干是人体运动的核心,加强患者躯干运动控制,提高其平衡能力(2级以上),有助于肢体功能的发挥,是提高ADL

答案: 11. B　12. C　13. A　14. D

【案例1】 1. E

能力的前提。

［提示］经过之前的康复功能训练，患者的坐位平衡达到2~3级。

第2问：接下来康复功能训练的重点是

A. 踝背伸肌力训练
B. 坐站转移和平衡功能训练
C. 肱二头肌肌力训练
D. 三角肌肌力训练
E. 肱三头肌肌力训练
F. 作业治疗
G. 踝足支具应用

【解析】躯干运动控制训练包括翻身、卧坐转移、坐站转移，以及坐位和站立位平衡功能训练等，在此基础上，有助于患者坐站能力的发挥。

［提示］经过上述的康复功能训练，患者的主动运动能力得到改善，尤其是躯干的运动控制能力明显提高。

第3问：接下来的康复功能训练的重点是

A. 踝背伸肌力训练
B. 屈膝肌力训练
C. 伸髋肌力和伸膝肌力训练
D. 肱三头肌肌力训练
E. 肱二头肌肌力训练
F. 膝关节支具应用

【解析】在躯干运动控制能力提高的前提下，伸髋肌力和伸膝肌力是患者独立站立的关键因素。因此，通过患侧静态和动态的髋膝伸肌力量训练，包括重心转移训练，有助于改善患者下肢的支撑能力，为其行走创造条件。

［提示］经过上述康复功能训练，患者的下肢支撑能力明显提高。

第4问：为了保持和巩固康复功能训练的效果，改善异常肌张力显得尤为重要，下列方法应当**避免**的是

A. 磁疗
B. 温热治疗
C. 训练后相关肌肉的持续牵伸
D. 训练时要使患者感到疲劳
E. 良肢位摆放
F. 避免下肢出现循环障碍
G. 保证良好睡眠

【解析】异常肌张力的增高将严重影响患者康复治疗的效果，尤其是运动能力的提高和保持。过度运动疲劳可加重异常肌张力。

【案例2】患者男，45岁。行走时不慎被摩托车撞倒在地。查体：左上肢肿胀明显，有压痛，被动活动时有骨擦音。

第1问：对该患者可能的诊断为

A. 左肩关节脱位　　B. 软组织挫伤
C. 左肱骨骨折　　D. 左肘关节脱位
E. 臂丛神经损伤　　F. 冻结者

【解析】骨折在临床上有三大特征：畸形、异常活动、骨擦音或骨擦感等，患者有明确的外伤史，出现肿胀、疼痛不适可基本明确。

第2问：对该患者应立即进行的检查是

A. 胸部X线　　B. 左上肢X线
C. 血常规　　D. 头部CT
E. B超　　F. 左肩MRI

【解析】左上肢X线可明确诊断。

第3问：该患者经钢板内固定手术治疗后疼痛、肿胀均好转，但发现患者左侧上肢垂腕状，拇指不能外展。应考虑合并神经损伤，其损伤的神经是

A. 臂丛神经　　B. 腋神经
C. 肌皮神经　　D. 尺神经

答案： 2. B　3. C　4. D　**【案例2】** 1. C　2. B　3. E

E. 桡神经　　　F. 正中神经

【解析】上臂桡神经损伤时，肱三头肌、肱桡肌、桡侧腕长短伸肌、旋后肌、伸指总肌、尺侧腕伸肌及示指、小指固有伸肌均可出现瘫痪，表现为腕下垂，拇指及各手指下垂，不能伸掌指关节，前臂有旋前畸形，不能旋后，拇指内收畸形等。

第4问：该患者1个月后复诊，仍存在左肘关节活动障碍、上肢肿胀及垂腕等症状。以下可以给予的康复治疗方案是

A. 气压治疗
B. 肌电生物反馈治疗
C. 肘关节牵引治疗
D. 超短波治疗
E. 肘关节主动训练
F. 神经肌肉促通技术

【解析】内固定中，高频电疗禁忌，故不可行超短波治疗。

【案例3】患者男，25岁。外伤致右侧胫骨骨折，行右小腿石膏外固定，1天后出现患肢剧痛，足背动脉搏动消失，足趾苍白、麻木发凉，小腿张力增高，局部有水疱，牵拉足趾引起小腿疼痛。

第1问：对其可能的诊断是

A. 骨折移位
B. 肌肉损伤过重
C. 合并神经损伤
D. 合并大血管损伤
E. 出现骨-筋膜室综合征
F. 深静脉血栓

【解析】筋膜室一般是指由骨、骨间膜、肌间隔、深筋膜等组成，骨-筋膜室综合征是指骨筋膜室内压力增高所引起的进行性改变，以疼痛活动障碍为主要临床症状，其典型表现可总结为5p征，即疼痛、苍白、无脉、麻痹、感觉异常等。

第2问：为确诊还可以完善的检查有

A. 腿部X线检查
B. 多普勒超声检查
C. 血常规
D. 尿常规
E. 肌电图
F. 小腿MRI

【解析】血常规和红细胞沉降率检查：当患者并发肌肉坏死时，血液检查可发现白细胞增多，红细胞沉降率加快。尿常规：尿液检查可出现肌红蛋白。超声多普勒检查：若出现肢体血液循环受阻图像，可供诊断参考。其他如小腿筋膜间隔区组织压测定，正常为2kPa。当舒张压与组织压之间的差为1.33~2.17kPa时，即有诊断价值。

第3问：对该患者最主要的治疗措施是

A. 给予血管扩张药，消除血管痉挛
B. 抬高患肢，以利肿胀消退
C. 被动按摩，促进循环
D. 行局部麻醉，解除血管痉挛
E. 解除局部包扎及外固定物，经观察不见好转，切开筋膜减压
F. 光疗、高频电疗等予以局部消肿

【解析】一经确诊，对此患者需尽快解除石膏包扎，经观察不见好转，应切开筋膜减压。

答案： 4. ABCE　【案例3】1. E　2. BCD　3. E

第十四章　运动治疗

一、单选题

1. 以下选项中影响患者肘关节伸展活动度的生理因素是
   A. 疼痛
   B. 肘关节后侧伤口炎性渗出
   C. 肱三头肌肌力下降
   D. 肘关节内游离骨块
   E. 尺骨鹰嘴与肱骨滑车接触限制

【解析】影响关节活动的主要因素有生理因素和病理因素，其中生理因素包括骨性限制、弹性限制，长度-张力关系的限制，病理因素包括疼痛、软组织的变化、肌力下降以及关节异物，尺骨鹰嘴与肱骨滑车接触限制是生理因素中的骨性限制。

2. 关于俯卧位通气，以下说法**错误**的是
   A. 俯卧位通气能够改善患者的动脉氧合
   B. 俯卧位通气能够降低患者的呼吸功
   C. 俯卧位通气能够增加患者的肺顺应性
   D. 俯卧位通气造成压疮的风险较小，可长时间保持这一体位
   E. 可使用半俯卧位进行一定程度的替代，减少并发症的出现

【解析】俯卧位通气能够增强动脉氧合能力，减少患者的呼吸做功，还可增加患者的动态肺顺应性。长时间俯卧位可能会增大压疮等并发症的风险，半俯卧位可作为一种比较好的替代。

3. 患者男，88 岁。目前处于昏迷状态 1 周，无法与人交流，无法行动。为防止患者关节僵硬，最适合的运动训练方法是
   A. 制动于功能位
   B. 徒手被动活动训练
   C. 主动关节活动训练
   D. 抗阻运动
   E. 主动-辅助关节活动训练

【解析】徒手被动活动训练的适应证有不能主动活动者，如完全卧床、昏迷等。

4. 患者男，62 岁。反复咳嗽咳痰 5 年余，加重 1 年。患者自诉 5 年前起渐感呼吸困难，1 年前起呼吸困难加重，咳嗽咳痰乏力。患者有 30 年吸烟史，20 支/d，未戒烟。经影像学检查及肺功能检查后诊断为"慢性阻塞性肺疾病"。下列属于患者呼吸困难时自发的呼吸对策的是
   A. 潮式呼吸　　B. 胸式呼吸
   C. 腹式呼吸　　D. 缩唇呼吸
   E. 反常呼吸

【解析】缩唇呼吸是慢性阻塞性肺疾病（COPD）患者呼吸困难时的自发性呼吸策略，其通过延长呼气时间、减少呼气末肺容积、延长呼吸周期等途径改善患者的通气潴留问题，进而改善其呼吸困难。

5. 与肌肉力量大小最相关的要素是
   A. 肌肉长度

答案： 1. E　2. D　3. B　4. D　5. B

B. 肌肉生理横截面积
C. 肌肉延展性
D. 肌腱长度
E. 肌肉重量

【解析】肌肉生理横截面代表肌纤维数量,生理横截面积越大,肌纤维数量越多,肌力收缩产生力量越大。

6. 患者男,55岁。右侧髋关节置换术后1个月,目前步行为Trendelenburg步态。该患者最可能存在的问题是
A. 髋关节疼痛
B. 膝关节疼痛
C. 髂腰肌短缩
D. 臀中肌肌力减弱
E. 臀中肌肌肉短缩

【解析】Trendelenburg步态又称为臀中肌步态,常为臀中肌无力,患侧支撑时,对侧骨盆下降。

7. 体育运动前进行肢体拉伸能够增强运动表现,减少运动损伤的风险。牵张训练的作用**不包括**
A. 增加关节活动范围
B. 促进组织炎症的吸收
C. 提高肌肉的兴奋性
D. 调整肌张力
E. 增加软组织供血的流动性

【解析】局部急性炎症和感染是牵张训练的禁忌证。

8. 患者男,20岁。于4个月前摔倒,致右侧髌骨骨折,行石膏固定保守治疗。目前已拆除石膏,右膝关节活动受限。在对患者进行牵张训练前,最好事先进行
A. 肌力训练
B. 电刺激训练
C. 热敷
D. 低强度有氧训练
E. 牵引治疗

【解析】牵拉训练之前如果使用热疗可以增加软组织的塑形性,有促进牵张的效果。

9. 衡量心血管储备和健康的最好指标为
A. 心率
B. 心搏出量
C. 最大摄氧量
D. 心排血量
E. 动静脉氧分压差

【解析】最大摄氧量是指人体运动达到最大做功时所消耗的最大氧量。其反映了心血管储备和健康情况。

10. 患者男,60岁。左侧胫腓骨骨折7周,已拆除石膏固定。查体可见左下肢肌肉萎缩,膝关节全关节范围活动时伴有疼痛。X线检查示骨痂愈合,骨折线基本消失。拆除石膏固定前,患者未进行运动康复。下列可选择的最佳有氧训练方式为
A. 跑步机步行训练
B. 水中步行训练
C. 功率自行车训练
D. 四肢联动训练
E. 健身操训练

【解析】水中步行训练的适应证包括:骨折后遗症、骨性关节炎、强直性脊柱炎、类风湿关节炎、不完全性脊髓损伤、脑卒中后偏瘫、小儿脑病、帕金森病等。

11. 关于平衡训练与协调训练,以下说法**不正确**的是
A. 平衡训练就是为维持和提高平衡能力而进行的有针对性的训练方法

答案: 6. D　7. B　8. C　9. C　10. B　11. B

B. 平衡训练是从稳定支持面至不稳定支持面，逐步缩减人体支撑面积和降低身体重心
C. 平衡训练从静态平衡进展到动态平衡：从睁眼训练逐步过渡到闭眼训练
D. 协调训练种类包括上肢协调性训练、下肢协调性训练和躯干协调性训练
E. 协调训练先做大范围、快速的动作，熟练掌握后再做小范围、缓慢动作训练

【解析】平衡训练是从稳定支持面至不稳定支持面，逐步缩减人体支撑面积和提高身体重心。

12. 放松训练的具体方法**不包括**
A. 渐进放松法
B. 引导想象法
C. 自由摆动法
D. 生物力学法
E. 放松体操

【解析】放松训练的方法包括：渐进放松法、对比法、交替法、暗示法、引导想象法、自由摆动法、节律性旋转法、生物反馈法、前庭刺激法、气功和放松体操。

13. 关于转移训练，下列说法**错误**的是
A. 偏瘫患者从仰卧转向侧卧位：健腿插在患腿下方托起患腿，健手握住患侧手腕，利用惯性将躯体翻向侧方
B. 脊髓损伤患者卧坐转移：患者先侧身，用一侧肘将上身撑离床面，然后转换成用双肘支撑床面，再逐渐过渡到双手支撑床面直至坐位；从坐位到卧位的转移过程正好相反
C. 偏瘫患者坐站转移：先将脚跟移动到膝关节重力线的后方，上身前倾，两手交叉握紧，手臂伸直向下，然后将手臂突然上举，利用手臂上举的惯性和股四头肌收缩，完成站立动作
D. 偏瘫患者床椅转移：轮椅靠近床边，制动双轮，与床的长轴成30°~45°，再进行转移
E. 严重骨质疏松患者辅助转移时要慎重对待，避免发生病理性骨折

【解析】偏瘫患者从仰卧转向侧卧位训练，需要关注的运动基本成分包括颈部旋转和屈曲、髋和膝屈曲、肩关节屈曲和肩带前伸、躯干旋转。训练时让患者先用健腿插在患腿下方，托起患腿，再用健手握住患手(bobath 握手)，先上举到患侧，然后突然摆动向健侧，利用惯性将躯体翻向侧方，同时用健腿托在患腿下方，帮助患腿完成转移。

14. 步行训练的基本方法**不包括**
A. 平行杠内步行训练
B. 使用助行器步行训练
C. 慢跑训练
D. 独立步行训练
E. 步行前拄拐训练

【解析】步行训练的基本方法没有慢跑训练。

15. 患者男，50岁。突发左侧上肢活动困难、下肢无力、与人沟通障碍，CT显示右侧基底节区低密度影。经过1周治疗后，症状逐渐好转，可以缓慢步行且生活自理，此时应该进行的训练有
A. 站立训练
B. 步行训练
C. 协调训练
D. 平衡训练
E. 床椅转移训练

【解析】患者具备步行能力，不需要进行床椅转移训练等低能级的功能训练。

答案： 12. D 13. A 14. C 15. ABCD

16. **不属于**应用强制性运动疗法基本标准的是
   A. 穿戴强制性装置后要有足够的平衡和保持安全能力
   B. 患侧手腕能主动背伸至少 20°
   C. 除拇指外至少有其他两指背伸 10°
   D. 无严重的感觉和认知功能障碍
   E. ADL 能力能够基本独立

【解析】应用强制性运动疗法(constraint induced movement therapy,CIMT)技术的基本标准:①穿戴强制性装置后要有足够的平衡和保持安全能力;②患侧手腕能主动背伸至少 20°,除拇指外至少有其他两指背伸 10°;③无严重的感觉和认知功能障碍。与 ADL 能力无关。

17. 关于 iTBS 的表述,**不正确**的是
   A. 可以产生类似高频 rTMS 的作用
   B. 可以产生类长时程增强样改变
   C. 丛内频率为 50Hz
   D. 可以起到抑制皮质功能的作用
   E. 常规发放 600 个脉冲

【解析】常规间歇性爆发性 θ 波刺激(iTBS)的方案为刺激 2 秒,间隔 8 秒,重复 20 次,600 个脉冲,用时 190 秒,起兴奋皮层功能的作用。

18. 关于减重训练的表述,**不正确**的是
   A. 减重训练时初始的减重重量多采用身体重量的 30%~40% 作用
   B. 假肢、矫形器穿戴前后的下肢步态训练不太适合应用减重训练
   C. 减重重量要控制适当,以患者减去重量后正好双下肢能支撑身体为度
   D. 患者可能有感觉障碍,固定减重带时要注意松紧合适
   E. 减重平板训练,平板的速度适当,避免突然加速、减速或停止

【解析】减重步行训练的适用范围包括:①中枢神经系统疾病如脑卒中、脑外伤、脑瘫、脊髓损伤等引起的肢体瘫痪以及外周神经损伤引起的下肢无力等;②骨关节疾病和运动创伤恢复期的下肢负重训练和步行训练等;③假肢、矫形器穿戴前后的下肢步态训练;④年老、体弱、久病卧床患者早期小运动量、安全性有氧步行训练;⑤体重过重、有严重关节退行性病变患者的有氧步行训练等。

19. 患者女,63 岁。因“左侧肢体活动不利 1 个月余”入院。患者 1 个月前夜间无明显诱因突发肢体乏力,症状逐渐加重,CT 示右侧基底节区半卵圆中心出血,右侧额颞叶脑梗死。临床治疗病情逐渐稳定后,现遗留有左侧肢体功能障碍,Brunnstrom 分期(上肢-手-下肢):Ⅱ-Ⅰ-Ⅳ。根据国际相关 rTMS 治疗指南推荐,为改善左侧上肢运动功能,可选用
   A. 左侧 M1 区低频刺激
   B. 左侧 M1 区高频刺激
   C. 右侧 M1 区低频刺激
   D. 右侧 M1 区高频刺激
   E. 左侧 DLPFC 区高频刺激

【解析】基于国际临床电生理联盟刊发的 rTMS 治疗循证指南 2014~2018 更新中推荐,对于脑卒中后手功能恢复的应用,亚急性期应用健侧低频抑制的方案为 A 类推荐,故考虑给予患者在左侧大脑 M1 区低频 rTMS 治疗。

20. 临床实践中,强调以对角线螺旋抗阻运动为主的神经发育疗法是
   A. Bobath 技术
   B. Rood 技术

答案: 16. E　17. D　18. B　19. A　20. D

C. Brunnstrom 技术
D. PNF 技术
E. MRP 技术

【解析】PNF 技术,即本体感觉神经肌肉促进技术,最突出的特点就是对角线螺旋运动与抗阻模式,这是一种在多数功能活动中都能见到的粗大运动。

21. 运动再学习技术中,**不提倡**使用的技巧是
A. 语言刺激
B. 视觉反馈
C. 适当代偿
D. 手法指导
E. 丰富学习环境

【解析】运动再学习技术强调在治疗时使用语言刺激、视觉反馈、手法指导以及丰富的学习环境等技巧学习正常运动,通常不提倡适当的代偿。

22. 脑卒中后肌肉活动恢复时,有几种错误的倾向,**不包括**
A. 肌肉参与活动,但动力学关系紊乱
B. 健侧肌肉参与
C. 不该活动的肌肉参与
D. 肌肉收缩过强以代偿控制不良
E. 抑制不必要的肌肉活动

【解析】抑制不必要的肌肉活动是脑卒中后康复应遵循的一个重要原则。

23. 患者女,67岁。左侧肢体无力2个月入院,临床诊断为脑梗死恢复期,运动评估提示其患侧肢体运动功能处于 Brunnstrom Ⅲ期。对该患者选择康复治疗措施的原则是
A. 提高肌张力,诱发主动运动
B. 增强患侧肢体肌力和耐力
C. 改善平衡和协调功能
D. 改善功能性活动,并提高运动速度
E. 控制肌肉痉挛和异常运动模式,促进分离运动的出现

【解析】Brunnstrom Ⅲ期时痉挛加重,共同运动达到高峰,运动的原则应为控制肌肉痉挛和异常运动模式,促进分离运动的出现。

二、多选题

1. 属于气道廓清技术的是
A. 体位引流
B. 振动
C. 叩击
D. 俯卧位通气
E. 呼气正压技术

【解析】气道廓清技术指利用物理的方式作用于气流,帮助气管、支气管内分泌物排出的技术。气道廓清技术适用于气道分泌物较多且难以排出的患者,包括体位引流、叩击、振动、主动循环呼吸训练技术、呼气正压技术等。俯卧位通气属于体位摆放管理技术,主要作用在于改善氧合。

2. 属于 COPD 患者常用的呼吸训练技术的是
A. 缩唇呼吸
B. 用力呼气技术
C. 呼气正压技术
D. 腹式呼吸训练
E. 吸气肌训练

【解析】COPD 患者可以通过缩唇呼吸、呼气正压技术缓解气道塌陷、延长呼气时间,用力呼气技术可以辅助痰液排出,腹式呼吸训练可以增大下肺叶的扩张,训练吸气肌。

答案: 21. C 22. E 23. E
1. ABCE 2. ABCDE

3. 关于关节活动对机体的影响，表述正确的是
   A. 保持肌肉的弹性和延展性，维持肌肉功能
   B. 避免肌腱弹性及刚度降低，避免韧带活性下降而出现的关节挛缩
   C. 刺激骨原细胞向软骨细胞分化，利于透明软骨的形成
   D. 通过力学的挤压刺激，增强成骨细胞的活性
   E. 肌肉泵的作用会加速深静脉血栓的形成

【解析】关节活动训练有利于保持肌肉的弹性和延展性，维持肌肉功能，避免骨骼肌纤维素样变性、细胞凋亡；关节活动可以避免制动引起的肌腱弹性及刚度降低，避免韧带活动下降从而出现关节挛缩畸形；关节活动训练对于关节产生适当的应力，可刺激骨原细胞向软骨细胞分化，利于透明软骨的形成，避免制动引起的软骨退化。关节活动训练能促进半月板的血供，加速半月板的修复；关节活动可以通过力学的挤压刺激，增强成骨细胞的活性，通过肌肉泵的作用，促进骨折区域的血液供应，加速骨折的愈合；肌肉泵的作用可以促进静脉和淋巴液的回流，消除组织水肿，也可以有效预防深静脉血栓的形成。

4. 关于关节活动训练的原则，表述正确的是
   A. 训练让患者在舒适体位下进行，让患者处于放松状态
   B. 多关节训练时，应按照从远端向近端的顺序依次逐个进行
   C. 医院治疗和家庭训练相结合，多种治疗方法相配合可增强疗效
   D. 训练应该练习到最大范围，患者需忍耐疼痛
   E. 患者应该在各种情况下坚持训练

【解析】A、B、C选项分别对应着关节活动训练的安全原则、依次原则和综合治疗原则。

5. 肌肉表现是指肌肉做功的能力，其关键因素包括
   A. 肌力　　B. 肌肉耐力
   C. 肌肉张力　　D. 肌肉爆发力
   E. 肌肉形态

【解析】肌肉表现的关键因素包含肌力、肌肉爆发力、肌肉耐力。

6. 下列关于骨骼肌的说法，正确的有
   A. Ⅰ型肌纤维为快肌纤维
   B. Ⅱ型肌纤维为快肌纤维
   C. Ⅰ型肌纤维易疲劳
   D. Ⅱ型肌纤维相对力量较大
   E. Ⅰ型和Ⅱ型肌纤维可通过训练相互转换

【解析】Ⅰ型肌纤维为慢收缩肌纤维，体积较小，耐疲劳；Ⅱ型肌纤维为快收缩肌纤维，体积较大，力量较大，易疲劳；Ⅰ型和Ⅱ型肌纤维比例受遗传因素影响，力量训练不能改变类型。

7. 牵张训练的分类包括
   A. 静态牵张
   B. 动态牵张
   C. 弹震式牵张
   D. 本体感觉神经肌肉促进技术牵张
   E. 快速牵张

【解析】快速牵张不属于牵张训练范围。

8. 牵张训练的要素包括
   A. 力学对线
   B. 固定点

答案： 3. ABCD　4. ABC　5. ABD　6. BD　7. ABCD　8. ABCD

C. 牵张强度
D. 牵张时间
E. 牵张角度

【解析】牵张训练的要素主要包括力学对线、固定点、牵张强度、牵张时间、牵张方式。

9. 有氧运动的特点包括
A. 中等强度 B. 大肌群
C. 节律性 D. 周期性
E. 快速性

【解析】快速性运动属于无氧代谢,不属于有氧运动范围。

10. 有氧训练的原则包括
A. 特异性原则
B. 循序渐进原则
C. 过度负荷原则
D. 重叠性原则
E. 可逆性原则

【解析】有氧训练的原则主要包括过度负荷原则、特异性原则、可逆性原则和循序渐进原则。有氧训练不具有无氧训练的功效,即使不同的有氧训练也不会有重叠性。

11. 关于平衡训练中维持平衡的机制,表述正确的是
A. 本体感觉输入
B. 大脑平衡反射调节系统
C. 小脑共济协调系统
D. 踝调节机制、膝调节机制和跨步调节机制 3 种姿势性协同运动
E. 听觉调节系统

【解析】人体平衡维持机制:一般参与人体平衡的 3 个重要环节为感觉输入、中枢整合和运动控制。感觉输入系统包括前庭系统、视觉调节系统、躯体本体感觉系统;中枢整合系统包括大脑平衡反射调节系统和小脑共济协调系统;运动控制即肌群力量的控制,主要通过踝调节机制、髋调节机制、跨步调节机制 3 种姿势性协同运动模式来实现。

12. 协调训练的评定方法有
A. 指鼻试验 B. Mill 征
C. 跟-膝-胫试验 D. 指指试验
E. Romberg 征

【解析】非平衡性的协调试验包括:①指鼻试验;②指指试验;③跟-膝-胫试验;④轮替动作;⑤Romberg 征;Mill 征是肱骨外上髁炎的检查试验。

13. 关于放松训练,以下说法正确的是
A. 放松训练是通过整合一定的意念来减轻肌肉等组织的过度紧张
B. 放松训练能缓解肌肉疼痛、调节自主神经、改善睡眠
C. 放松训练不能改善姿势适应综合征
D. 气功作为放松训练,基本方法要领以调身、调息和调心为主
E. 放松训练对上运动神经元损伤引起的痉挛没有改善作用

【解析】放松训练可以改善肌肉痉挛,习惯化代偿姿势导致疼痛的出现,称为姿势适应综合征,放松训练有助于使其达到放松、改善组织循环和维持柔韧性的目的。

14. 站立与步行训练为了提高患者站立、步行等体位的适应能力,以下说法**错误**的是
A. 步行减重训练适用于下肢肌力不足 3 级的脊髓损伤患者
B. 拄拐步行训练中的单拐包括腋杖、上臂拐、前臂拐、四脚拐及手杖等
C. 腋杖一般在两侧第 5 足趾前外侧 10cm 处作为拐杖支点,拐杖长度使腋托位于腋下 3cm 处为合适

答案: 9. ABCD 10. ABCE 11. ABC 12. ACDE 13. ABD 14. CDE

D. 患者站立平衡达到Ⅱ级且经过步行训练后，下肢支撑能力达到50%体重，并且达到基本的支撑相要求，即可进行独立步行训练

E. 步行训练对环境没有要求，可训练患者适应任何环境

【解析】腋杖一般在两侧第5足趾前外侧15cm处作为拐杖支点，拐杖长度使腋托位于腋下5cm处为合适；患者站立平衡达到Ⅲ级且经过步行训练后，下肢支撑能力达到100%体重，并且达到基本的支撑相要求，即可进行独立步行训练；步行训练时，要为患者提供安全、无障碍的环境。患者裤长、鞋及袜等合适，鞋带须系牢，不可赤足训练。

15. 损伤平面定位在上胸段的脊髓损伤患者转移训练，一般包括
A. 床上侧向转移
B. 卧坐转移
C. 坐站转移
D. 床轮椅转移
E. 轮椅—治疗垫转移

【解析】脊髓损伤患者的康复目标是最大限度的生活自理，与生活以及康复治疗相关的转移训练应参与。

16. CIMT技术的常用系统化治疗技术包括
A. 限制技术
B. 塑形技术
C. 行为技术
D. 易化技术
E. 抑制技术

【解析】强制性运动疗法（CIMT）不是单一的治疗技术，而是一系列的行为学技术和康复治疗技术结合的系统化治疗技术，主要包含限制技术、塑形技术和行为技术。

17. 常用的神经调控技术包括
A. 重复经颅磁刺激
B. 经颅直流电刺激
C. 脑深部电刺激
D. 脊髓电刺激
E. 迷走神经刺激

【解析】常用的神经调控技术包括重复经颅磁刺激、经颅直流电刺激、脑深部电刺激、脊髓电刺激、迷走神经刺激等。

18. 关于减重训练描述正确的有
A. 减重训练的重要理论基础是中枢模式发生器理论
B. 减重运动平板训练一般初始速度设定为0.1~0.5m/s
C. 体重过重、有严重关节退行性病变患者的有氧步行训练也可应用减重训练
D. 减重训练需要患者完全依赖减重吊带
E. 减重训练过程中不需要治疗师的干预

【解析】减重重量要控制适当，以患者减去重量后正好双下肢能支撑身体为度，避免患者完全依赖减重吊带。

19. 国际临床神经生理学联盟于2016年公布的tDCS治疗循证指南，其中属于B级证据（很可能有效）的有
A. 阳极tDCS刺激左侧M1区（阴极于右侧框上）用于改善纤维肌痛
B. 阳极tDCS刺激左侧DLPFC区（阴极于右侧框额叶）用于非药物抵抗性的抑郁症
C. 阳极tDCS刺激右侧DLPFC区（阴极于左DLPFC）用于成瘾
D. 阴极刺激左侧M1区（阳极于右侧框上）用于改善纤维肌痛

答案： 15. ABCDE　16. ABC　17. ABCDE　18. ABC　19. ABC

E. 阴极 tDCS 刺激左侧 DLPFC 区(阳极于右侧框额叶)用于非药物抵抗性的抑郁症

【解析】国际临床神经生理学联盟于 2016 年公布的经颅直流电刺激(tDCS)治疗循证指南,其中相对较高等级的推荐内容常作为临床制定治疗方案的重要参考,其中 B 级证据(很可能有效)的方案包括:①阳极 tDCS 刺激左侧 M1 区(阴极于右侧框上)用于改善纤维肌痛;②阳极 tDCS 刺激左侧 DLPFC 区(阴极于右侧框额叶)用于非药物抵抗性的抑郁症;③阳极 tDCS 刺激右侧 DLPFC 区(阴极于左 DLPFC)用于成瘾。

20. 出现痉挛的损伤部位包括
A. 上运动神经元 B. 脊髓
C. 脑干 D. 大脑皮质
E. 颅骨

【解析】上运动神经元及其传导通路损伤均可引起痉挛。

21. 关于协调训练的原则,表述正确的是
A. 由易到难
B. 重复性训练
C. 针对性训练
D. 综合性训练
E. 上肢应先从复杂动作开始

【解析】协调训练应遵循的原则包括:由易到难,针对性,重复性,综合性,由简单到复杂。

22. 新 Bobath 技术的理论核心包括
A. 作为神经系统与运动系统疾病所致功能障碍的治疗方法
B. 控制不必要的运动,可牺牲患者参与 ADL 的权利
C. 促进 ADL 动作所需的正常且适宜的肌肉活动
D. 需要多角度、多方位的治疗
E. 所有治疗都有助于 24 小时管理

【解析】新 Bobath 技术的理论核心包括 5 点:作为神经系统疾病所致功能障碍的治疗方法;控制不必要的运动,但不可牺牲患者参与 ADL 的权利;促进患者 ADL 动作所需的正常且适宜的肌肉活动,控制肌肉痉挛;不仅考虑运动问题,还要考虑感知觉及环境适应等问题,需要多角度、多方位的治疗;治疗也是一种管理,所有治疗都有助于患者 24 小时管理。

23. Brunnstrom Ⅲ期患者训练的目标包括
A. 抑制患者过高的肌张力
B. 促进随意控制屈、伸共同运动
C. 促进屈肘
D. 诱发伸腕
E. 与 ADL 相结合

【解析】Brunnstrom Ⅲ期患者训练的目标包括:抑制患者过高的肌张力,促进随意控制屈、伸共同运动,促进伸肘,诱发伸腕,并与 ADL 充分结合。

24. PNF 技术要求
A. 单关节参与
B. 多关节参与
C. 多肌群参与
D. 对角螺旋运动
E. 适当抗阻

【解析】PNF 技术强调整体协调运动,要求多关节、多肌群参与,对角螺旋运动,适当抗阻比不抗阻效果更佳。

25. MRP 的训练要点包括
A. 保证足够难度
B. 任务导向性训练

答案: 20. ABCD 21. ABCD 22. CDE 23. ABDE 24. BCDE 25. BD

C. 分解训练与整体训练分离

D. 指令要明确简洁

E. 训练可以断续

【解析】运动再学习技术(MRP)的训练要点包括:训练难度合理,任务导向性训练,分解训练与整体训练相结合,指令明确简洁,避免误用,患者与家属积极参与,训练具有计划性和持续性等。

三、共用题干单选题

(1~2 题共用题干)

患者男,65 岁。呼吸困难、咳嗽咳痰近 5 年,近 1 年反复加重。患者自诉有 30 年吸烟史,20 支/d,未戒烟。经肺功能检查,FVC=70% 预测值,FEV_1=55% 预测值,FEV_1/FVC=43%。胸部影像学检查显示存在中度肺气肿。患者目前 SpO_2 90%,HR 104 次/min,BP 138/89mmHg。

1. 为鉴别诊断是否为哮喘,下列**不必要**的检查是

   A. 支气管激发试验

   B. 支气管舒张试验

   C. PEF 昼夜变异率

   D. 心肺联合运动试验

   E. 发作时听诊可闻及存在广泛哮鸣音

【解析】哮喘的诊断需要满足以下至少一项:①支气管激发试验阳性;②支气管舒张试验阳性;③PEF 昼夜变异率≥20%。哮喘发作的患者,可闻及双肺广泛存在的哮鸣音。

2. 对该患者**不宜**进行的呼吸训练是

   A. 用力呼气技术

   B. 振动技术

   C. 呼气正压训练

   D. 咳嗽训练

   E. 胸式呼吸训练

【解析】用力呼气技术、咳嗽与振动技术可帮助患者进行气道廓清、改善痰液排出的问题;呼气正压训练可以缓解小气道提前塌陷、延长呼气时间,改善肺部气体潴留,进而改善患者的氧合能力。

(3~4 题共用题干)

患者女,65 岁。近日发现右臀部有酸痛感,且在做伸髋活动时明显无力,无法对抗重力完成期望的关节活动范围。

3. 髋关节后伸所属的运动平面是

   A. 冠状面　　B. 矢状面

   C. 垂直面　　D. 斜面

   E. 水平面

【解析】关节活动存在 3 个轴向、3 个平面的运动。关节沿冠状轴、矢状面的运动为屈伸运动;沿矢状轴、冠状面的运动为收展运动;沿垂直轴、水平面的运动为旋转运动。

4. 为改善该患者的问题,治疗师为其设计了主动关节活动训练。关于主动关节活动的作用,以下表述**不正确**的是

   A. 保持肌肉收缩性和生理弹性,有效防止肌肉萎缩

   B. 为关节骨骼肌软组织提供良好的刺激

   C. 增加肌组织的容积,增强肌力

   D. 促进肌肉感觉对中枢神经系统的反馈

   E. 促进局部血液循环,防止血栓形成

【解析】主动关节活动训练没有外部阻力的干预,不能够增强肌力。其他选项均为主动关节活动的作用。

(5~6 题共用题干)

患者男,32 岁。左侧膝关节前交叉韧带重建术后 3 周。步行功能障碍,左侧支撑相缩短,左侧支撑时膝关节未完全伸直,双侧步长缩短,上下台阶两步一阶。

答案: 1. D　2. E　3. B　4. C

5. 下列关于步行时膝关节运动控制的说法正确的是
   A. 步行时膝关节稳定性控制由股四头肌完成
   B. 步行时膝关节稳定性控制由腘绳肌完成
   C. 支撑相中膝关节未完全伸直，需要腘绳肌做向心收缩参与控制
   D. 支撑相中膝关节未完全伸直，需要股四头肌做离心收缩参与控制
   E. 支撑相中膝关节未完全伸直，可能源于股四头肌无力

【解析】膝关节运动的稳定性控制需要股四头肌和腘绳肌共同参与，步行时膝关节未完全伸直可能源于股四头肌无力，为确保膝关节稳定，需要股四头肌和腘绳肌做等长收缩参与控制。

6. 经评估患者步行时膝关节屈曲主要原因为肌肉力量不足。以下关于该患者的训练的说法，正确的是
   A. 股四头肌于伸膝末端力量最大，因而需要不断强化股四头肌伸膝末端肌力
   B. 肌力训练主要依靠神经肌肉电刺激被动提升
   C. 肌肉力量的恢复主要源于肌纤维数量的增加
   D. 肌肉力量的恢复不仅涉及肌肉组织，还包括神经系统的改变
   E. 经过肌力训练1周左右就可明显发现肌肉围度变大

【解析】肌力在关节活动末端通常力量较小，肌力训练主要依靠抗阻主动训练；肌肉力量的恢复不涉及肌纤维数量的增加，主要包括肌纤维肥大和神经易化，提升了激活效率；肌力训练通常6~8周肌肉才出现增粗形态改变。

(7~8 题共用题干)

患者女，29岁。3个月前在骑车上班途中不慎摔伤，临床诊断为“胫骨平台骨折”，行切开复位内固定手术，术后限制活动，出现膝关节屈伸受限。现对患者行康复治疗。

7. 在进行牵张治疗时，最**不需**考虑的是
   A. 牵张强度　　B. 牵张时间
   C. 牵张速度　　D. 牵张方向
   E. 牵张频率

【解析】牵张训练的要素主要包括力学对线、固定点、牵张强度、牵张时间、牵张方式。

8. 关于此期牵张训练的注意事项，说法**错误**的是
   A. 低强度热身活动
   B. 注意施力点
   C. 可在牵拉前局部进行肌肉放松
   D. 牵张训练要与日常活动结合，维持效果
   E. 牵张训练后在膝关节使用热敷，改善疼痛

【解析】牵张训练后用冷疗作用于局部，减少渗出。

(9~10 题共用题干)

患者男，52岁。诊断为“急性心肌梗死”，现病情稳定，进行Ⅲ期康复训练。

9. 此期全面康复方案最重要的核心是
   A. 放松性训练　　B. 作业训练
   C. 行为治疗　　D. 有氧训练
   E. 心理治疗

【解析】冠心病Ⅲ期全面康复治疗方案包括：有氧训练、循环抗阻训练、柔韧性训练、医疗体操、作业训练、放松性训练、行为治疗、心理治疗等。有氧训练是最重要的核心。

答案： 5. E　6. D　7. D　8. E　9. D

10. 关于此期康复训练的注意事项，说法**错误**的是
   A. 避免竞技性运动
   B. 感冒低热不影响运动
   C. 注意周围环境因素对运动反应的影响
   D. 避免过度训练
   E. 定期调整运动处方

【解析】只在感觉良好时运动，若出现感冒或发热症状，应等症状消失2天以上再恢复运动。

（11~12题共用题干）

患者男，70岁。有高血压病史，半个月前在做家务过程中突然晕倒，唤醒后一侧肢体活动障碍，言语功能障碍，急诊以“急性脑出血”收入，病情稳定后转至康复科，进行康复治疗。

11. 患者早期适合进行的康复训练是
   A. 床上翻身训练
   B. 长距离步行训练
   C. 上肢肌肉等长收缩训练
   D. 下肢力量训练
   E. 手精细功能训练

【解析】该患者处于脑出血后的康复早期，主要以预防并发症的康复为主，患者有高血压病史，力量训练应该循序渐进，功能训练可以在病情稳定后逐渐开始。

12. 患者的康复目标是独立步行，前提是
   A. 下肢肌肉力量达到Ⅴ级
   B. 站力平衡达到Ⅲ级
   C. 肌张力小于Ⅰ级
   D. Romberg 征阳性
   E. 能够完成床椅转移

【解析】独立步行前提是站立平衡达到Ⅲ级且经过步行训练后，下肢支撑能力达到100%体重，并且达到基本的支撑相要求，可进行独立步行。

（13~15题共用题干）

患者男，52岁。左侧脑梗死后左侧肢体运动功能障碍8个月余；现患者无明显认知功能障碍，左侧肢体无明显感觉功能障碍，腕关节可主动背伸30°，各手指背伸可超过20°。

13. 若考虑为患者应用CIMT治疗，尚需满足的必要条件为
   A. 经训练后腕关节主动背伸超过40°
   B. 穿戴强制性装置后要有足够的平衡和保持安全能力
   C. 患者上肢无明显痉挛
   D. 患者愿意穿戴限制用具4周以上
   E. 患者无语言功能障碍

【解析】应用CIMT技术的基本标准：①穿戴强制性装置后要有足够的平衡和保持安全能力；②患侧手腕能主动背伸至少20°，除拇指外至少有其他两指背伸10°；③无严重的感觉和认知功能障碍。

14. 经过评估后为患者实施CIMT训练，以下说法正确的是
   A. 在患者90%的清醒时间，强制用手夹板或手套限制患肢的使用，仅在洗浴、上厕所、睡觉及可能影响平衡和安全的活动时才解除强制
   B. 应用塑形任务，每天强化训练患侧上肢6小时，每周5天，连续2周
   C. 在日常生活活动期间，鼓励患者进行实际的功能任务练习
   D. 治疗师为每一位患者制订一个家庭训练计划，并根据行为状况记录完成情况
   E. 强制使用手夹板或手套限制健肢的使用直到患肢功能恢复正常

答案： 10. B 11. A 12. B 13. B 14. E

【解析】CIMT方案内容主要包括三部分，即限制健肢的使用、强化训练患侧上肢和日常生活任务训练，包括以下几点。①限制健手的使用：在患者90%的清醒时间，强制用手夹板或手套限制患肢的使用，仅在洗浴、上厕所、睡觉及可能影响平衡和安全的活动时才解除强制；②强化训练患侧上肢：应用塑形任务，每天强化训练患侧上肢6小时，每周5天，连续2周；③日常生活任务训练：在日常生活活动期间，鼓励患者进行实际的功能任务练习，如使用患手摆放餐具、吃饭、收拾桌子、拨打电话等。训练中治疗师为每一位患者制订一个家庭训练计划，并根据行为状况记录完成情况。

15. 在应用CIMT方案的过程中，需要注意的事项**不包括**
   A. 多数患者的依从性比较差，安全性需要充分的保障
   B. 实施前，须向家属详细介绍该技术方法，并取得家属的配合
   C. 在CIMT实施阶段，部分患者容易出现不良情绪，需不断鼓励、支持患者树立信心
   D. 治疗过程中，将患肢功能的改善通过训练强度和难度的提高，正向反馈给本人
   E. 强制性使用，不管患者的意愿与是否能配合

【解析】实施CIMT的注意事项包括：①CIMT并不适用于所有脑卒中患者，应根据技术应用标准选择患者；②多数患者的依从性比较差，安全性需要充分的保障；③CIMT实施前，须向家属详细介绍该技术方法，并取得家属的配合；④在CIMT实施阶段，部分患者容易出现不良情绪，需不断鼓励、支持患者树立信心，并将患肢功能的改善通过训练强度和难度的提高，正向反馈给本人。

(16~17题共用题干)

患者男，65岁。有高血压病史15年，晨起时突发右侧肢体不能活动、言语不清，来院就诊。查体：神志尚清，定向力、理解力好，言语欠清，右侧肢体肌力0~1级，肌张力低下，右侧腱反射可引出，右侧Babinski征(+)。

16. 此患者的功能状况应属于
   A. Brunnstrom Ⅰ期
   B. Brunnstrom Ⅱ期
   C. Brunnstrom Ⅲ期
   D. Brunnstrom Ⅳ期
   E. Brunnstrom Ⅴ期

【解析】Brunnstrom Ⅰ期四肢肌张力低下，无任何运动。

17. 当前康复治疗中，**不正确**的处置是
   A. 诸关节被动活动
   B. 抑制技术，抑制肌张力的升高
   C. 多种感觉刺激
   D. 促进技术，诱发肢体运动
   E. 注意防止上肢屈肌痉挛、下肢伸肌痉挛

【解析】患者此时肌张力低下，应控制肌张力在正常范围内促进肢体活动。

四、案例分析题

【案例1】患者男，57岁。患者因呼吸困难、胸闷乏力、咳嗽咳痰10年余，加重1年余就诊。患者平日日常生活活动即感呼吸困难，痰液较多且较难咳出，呼吸频率高、潮气量较小，使用支气管扩张剂后进行肺功能测试，FVC=75%预测值，FEV_1=43%预测值，FEV_1/FVC=51%。患者胸部影像学提示存在广泛的肺气肿，无其他明显占位、实变等。患者自诉有40年吸烟史，20支/d，未戒烟。

答案： 15. E 16. A 17. B

第 1 问：对该患者最可能的诊断是

A. 支气管哮喘　　B. COPD

C. 肺癌　　D. 肺栓塞

E. 肺结核　　F. 左心衰竭

【解析】根据患者肺功能指标，且其已使用支气管扩张剂，可得出患者存在不完全可逆性的气流受限，且患者存在长时间吸烟史，故最可能的诊断为 COPD。

第 2 问：患者经肺功能检查确诊 COPD。以下属于患者可以自发使用的呼吸改善策略是

A. 浅快呼吸　　B. 潮式呼吸

C. 胸式呼吸　　D. 缩唇呼吸

E. 反式呼吸　　F. Valsalva 动作

【解析】缩唇呼吸是 COPD 患者常用的呼吸策略，可以延长呼气时间、延迟小气道塌陷，降低气体的潴留。

第 3 问：关于 COPD 患者的治疗，以下说法正确的是

A. 治疗前应当首先进行危险因素的管理，纠正吸烟等不良生活习惯

B. 气道廓清技术能够辅助痰液排出，改善通气

C. 呼气正压技术可以减缓气道塌陷，延长呼气时间，改善气体潴留

D. 严重 COPD 患者合并呼吸衰竭的，应当立刻使用高流量氧疗纠正低氧血症

E. 可通过有氧训练提高机体组织对氧的利用率，缓解组织器官缺氧

F. 可教导患者采用前倾体位减少体力的消耗

【解析】对于严重 COPD 合并呼吸衰竭的患者，应当采用低流量法进行给氧，防止患者因低氧驱动解除引发呼吸抑制，并通过其他技术改善通气功能，缓解高碳酸血症。

第 4 问：对该患者进行血气分析，结果显示 PaO_2 57mmHg，$PaCO_2$ 60mmHg。以下说法**不正确**的是

A. 该患者目前存在Ⅱ型呼吸衰竭

B. 中枢化学感受器主要受患者目前 $PaCO_2$ 升高调控

C. 外周化学感受器主要受患者 PaO_2 降低调控

D. PaO_2 下降到 70mmHg 以下，SpO_2 开始快速下降

E. 通过改善通气功能，能够明显改善 $PaCO_2$ 过高的情况

F. 通过呼气肌肌力训练，能够改善肺通气，缓解肺气肿

【解析】当 PaO_2 未下降到 60mmHg 前，血氧饱和度变化并不明显，当 PaO_2 下降到 40~60mmHg 时，SpO_2 开始出现明显下降，使得氧合血红蛋白中的氧气快速释放，缓解机体缺氧。

【案例 2】患者男，25 岁。1 周前踢足球右膝扭伤，随即膝关节出现肿胀、疼痛，行走困难，休息两天后行走仍有无力感，下楼梯时无法控制膝关节。物理治疗师检查发现患者右侧股四头肌肌力下降，右膝未能完全伸直，右膝屈曲不能达到全范围，右膝前抽屉试验(+)，右膝 McMurray 征(－)，建议进一步检查。

第 1 问：患者下一步应进行的最好的检查是

A. 右膝关节平片

B. 右膝平扫 CT

C. 右膝 MRI

D. 右膝增强 CT

E. 肌骨超声

F. 右膝侧位平片

【解析】右膝前抽屉试验(+)说明有前交叉韧带损伤，为明确受损情况，MRI 是进一步的最好的影像学检查方式。

答案：【案例 1】 1. B　2. D　3. ABCEF　4. D　**【案例 2】** 1. C

第2问:首先考虑的损伤是
A. 右膝胫骨平台骨折
B. 右膝半月板损伤
C. 右膝内侧副韧带撕裂
D. 右膝外侧副韧带撕裂
E. 右膝前交叉韧带撕裂
F. 右膝后交叉韧带撕裂

【解析】根据患者发病年龄及影像学表现,考虑为前交叉韧带撕裂。

第3问:患者自确诊后完成了韧带重建手术,术后推荐的关节运动训练是
A. 持续性被动关节运动训练(CPM)
B. 主动运动(踝泵运动)
C. 阻力运动(上肢)
D. 牵拉关节训练
E. 阻力运动(患膝)
F. 制动膝关节,保护

【解析】CPM为专业器械,进行持续的、缓慢的、被动的关节运动训练,在术后早期物理治疗关节角度上有很大的作用。主动的踝关节运动有助于维持下肢良好的血液循环,上肢的力量训练有助于帮助患者使用辅具支撑站立。早期不可在患膝进行阻力训练,会损伤重建的韧带;也不可制动关节,会造成关节僵硬。

第4问:持续性被动关节运动训练(CPM)的禁忌证有
A. 关节松解术后
B. 无内固定的未愈合骨折
C. 韧带修复术后
D. 未复位的关节脱位
E. 术后出现静脉血栓
F. 局部骨关节肿瘤
G. 关节镜检查术后

【解析】关节松解术后、韧带修复术后、关节镜检查术后是CPM使用的适应证。

【案例3】患者女,24岁,舞蹈演员。身高170cm,体重45kg。因腰部疼痛就诊,有腰痛病史5年,常于疲劳后发作,休息1周后缓解。

第1问:对患者最有可能的诊断为
A. 椎间盘突出症
B. 腰肌劳损
C. 脊柱滑脱
D. 棘上韧带撕裂
E. 骶髂关节炎
F. 筋膜炎
G. 脊柱侧弯

【解析】青年患者,腰部疼痛数年,疲劳后发作,休息后缓解,提示可能为腰部稳定控制障碍,核心肌力减弱,出现竖脊肌、腰大肌、腰方肌等肌肉劳损。

[提示]腰椎活动范围偏大,屈曲和返回直立过程中腰部疼痛,需要手部撑腰直立,腰椎末端无明显疼痛。

第2问:下一步体格检查最有意义的是
A. 腰椎附属运动检查
B. 腰部核心肌力检查
C. 骶髂关节稳定性检查
D. 髋关节筛查
E. 下肢神经张力检查
F. 腰部重复性屈伸运动检查

【解析】根据患者疼痛特征,核心稳定性障碍较为明显,为明确诊断,需进一步进行核心稳定性检查。

第3问:关于正常腰椎活动的运动控制,说法正确的是
A. 腰椎屈曲运动中,最早激活的是腰腹部深层的核心肌群

答案: 2. E　3. ABC　4. BDEF　【案例3】 1. B　2. B　3. ABCG

B. 腰椎屈曲运动中,腰背部肌肉做离心收缩
C. 腰椎周围肌肉最常激活的是多裂肌
D. 腰部屈伸运动时始终募集表层肌肉
E. 休息可缓解腰椎运动后酸痛,为避免反复发作建议长时间休息
F. 佩戴腰托是避免腰部活动后疼痛最有效的方式
G. 腰椎周围慢肌纤维功能对腰椎稳定性具有重要作用

【解析】多裂肌是腰部核心肌肉之一,其主要为慢肌纤维,常早于表层肌纤维先激活,对于脊柱的稳定性作用意义较大。腰部运动后酸痛通常源于核心肌群功能状态较差,表层肌纤维过多募集引起的疲劳。针对该类问题最有效的治疗方法为核心肌力训练。

第4问:患者存在腰椎稳定性不足,核心肌力较差,针对该患者力量训练,说法正确的是

A. 以核心稳定肌耐力训练为主
B. 以核心稳定肌爆发肌力为主
C. 训练中以低负荷、长时间抗阻训练为主
D. 训练中以高负荷、少量重复次数抗阻训练为主
E. 仰卧起坐可作为最佳训练方案之一
F. 平板支撑可作为训练方案之一
G. 腰部疼痛时不应进行力量训练

【解析】核心肌力训练主要训练核心肌群的耐力,耐力训练常以低强度、长时间为训练原则。腰部核心肌力训练包括平板支撑、卷腹等;仰卧起坐由于激活髂腰肌较多,常容易加重腰部不适;腰部疼痛可进行力量训练,但要确保训练过程中疼痛耐受,训练后疼痛未增加。

【案例4】患者女,29岁。3个月前在骑车上班途中不慎摔伤,临床诊断为“胫骨平台骨折”,行切开复位内固定手术,术后限制活动,出现膝关节屈伸受限。

第1问:现对患者行康复治疗,为减少患者的非自主肌肉收缩,在开始牵拉治疗时应采取的强度是

A. 高力度、高速度　B. 高力度、低速度
C. 低力度、低速度　D. 低力度、高速度
E. 高力度、无速度　F. 低力度、无速度

【解析】牵张训练一般主张使用轻力度、低速度的牵张强度进行。

第2问:此时**不宜**采取的牵张方法是

A. 弹震式牵张
B. 静态牵张
C. 动态牵张
D. 本体感觉神经肌肉促进技术牵张
E. 静态渐进性牵张
F. 自我牵张

【解析】弹震式牵张用于运动员运动前的热身,提高运动表现。

第3问:牵张训练对机体的影响,**不包括**

A. 改善软组织延展性
B. 调节肌张力
C. 促进骨代谢
D. 预防运动损伤
E. 加重疲劳
F. 促进血液循环

【解析】运动后牵张可以缓解运动后导致的肌紧张,防止疲劳。

第4问:牵张训练结束后应采取的措施**不包括**

A. 冷敷
B. 进行适当强度的肌力训练
C. 教患者自我牵张的方法

答案: 4. ACF　**【案例4】** 1. C　2. A　3. E　4. D

D. 热敷
E. 对可能出现的症状变化进行宣教
F. 根据牵张训练后的症状调整训练计划

【解析】牵张训练后采取热敷可能会加重局部渗出和疼痛，应采取冷敷。

【案例5】患者男，30岁。外伤导致双下肢瘫痪，表现为双下肢瘫软无力、感觉消失。诊断为T_4节段完全性脊髓损伤。病情稳定后转康复科行康复功能训练。

第1问：患者在进行上肢肌力和肌耐力训练时，突发头晕、面色苍白、出汗，最可能的原因为

A. 低血糖
B. 血管反射尚未很好建立
C. 呼吸功能受限
D. 心功能不全
E. 合并脑血管意外
F. 高血压
G. 低血压

【解析】最可能的原因为血管反射尚未很好建立，运动量增加时导致脑供血不足，出现突然头晕、面色苍白、出汗症状。

第2问：此时可采取的适宜方法是

A. 补充糖 B. 补充水分
C. 吸氧 D. 抬高下肢
E. 急诊检查 F. 继续训练

【解析】抬高下肢使头位降低，从而改善大脑供血状况。

第3问：为患者制定运动处方时，应遵循的原则包括

A. 运动强度 B. 运动频率
C. 运动时间 D. 运动方式(类型)
E. 运动条件 F. 运动顺序

【解析】制定运动处方应遵循FITT原则：运动频率(frequency)、运动强度(intensity)、运动时间(time)、运动类型(type)。

第4问：患者进行有氧训练时，下列**不属于**运动强度过大的是

A. 运动后有轻度的疲劳感
B. 第二天起床后出现不适感
C. 运动后出现明显无力
D. 活动时因气喘不能自由交谈
E. 不能完成运动
F. 运动后出现恶心

【解析】进行有氧训练，其训练强度的控制非常重要。虽然可以用代谢当量、靶心率等来进行计算，但临床上往往会根据患者的主观感觉或表现来进行简单及时的判断。过大的量或过小的量均不符合要求。一般来说，以当天训练结束后有轻度的疲劳感，而休息后消失为基本要求。训练中出现明显不适或过后出现严重反应，均提示运动量过大。

【案例6】患者女，60岁。有颈椎病病史。因上肢无力，步行不稳有踩棉花感，至医院就诊。查体：Babinski征(+)。建议进一步检查。

第1问：患者下一步应进行的检查是

A. 头颅CT B. 双能X线
C. 肩关节MRI D. 颈部MRI
E. 心电图 F. 肌电图
G. 心脏彩超

【解析】患者步行不稳有踩棉花感，查体发现Babinski征(+)，考虑上运动神经元受累，结合颈椎病病史，考虑可能是脊髓型颈椎病，需检查颈部MRI。

第2问：建议对患者采取的治疗方式是

A. 上肢力量训练

答案：【案例5】1. B 2. D 3. ABCD 4. A 【案例6】1. D 2. C

B. 肢体协调功能训练
C. 手术治疗
D. 颈部牵引治疗
E. 站立平衡训练
F. 针灸治疗

【解析】脊髓型颈椎病考虑手术治疗。

第 3 问:手术后患者的康复方法包括
A. 平衡杠内步行训练
B. 四肢肌力训练
C. 颈部大范围活动度练习
D. 站立平衡训练
E. 斜方肌上束冲击波治疗
F. 颈椎牵引
G. 术后颈托保护

【解析】由于患者术前存在步行不稳和力量薄弱,术后应强化练习,术后早期避免颈部大范围活动、牵引和机械性物理治疗。

第 4 问:患者术后功能训练的方法包括
A. 肢体力量训练
B. 水下步行训练
C. 平衡能力训练
D. 言语功能训练
E. 听力功能训练
F. 认知功能训练
G. 协调功能训练

【解析】脊髓型脊椎病术后以平衡、协调、感觉、肌力的训练和促进为主,脑高级功能不受影响。

【案例 7】患者男,24 岁。因车祸致右下肢截肢 3 个月,现患者时常主观感知到已经被截除的右足间断存在发作性抽动,并伴随剧烈疼痛,夜深人静时尤为明显。

第 1 问:患者的疼痛最可能属于
A. 残肢痛　　B. 坐骨神经痛
C. 癔症　　D. 神经病理性疼痛
E. 炎性疼痛　　F. 肌筋膜疼痛
G. 幻肢痛

【解析】幻肢痛是指截肢和/或肢体、器官或其他组织切除后,患者时常主观感知到已经被截除的肢体仍然存在的不适感觉或疼痛感,属神经病理性疼痛。

[提示]经评估后诊断为幻肢痛。

第 2 问:可以考虑的物理治疗方法有
A. 口服镇痛药物
B. 残端注射治疗
C. 经颅直流电治疗
D. 残肢手术切除
E. 经颅磁刺激治疗
F. 鞘内缓释镇痛药物植入疗法

【解析】幻肢痛属神经病理性疼痛,可考虑以经颅磁刺激、经颅直流电刺激为代表的神经调控技术等物理治疗方法。

第 3 问:可考虑的神经调控技术方案为
A. 阳极 tDCS 刺激右侧 M1 区(阴极于左侧框上)
B. 阴极 tDCS 刺激左侧 M1 区(阳极于右侧框上)
C. 阳极 tDCS 刺激左侧 M1 区(阴极于右侧框上)
D. 高频 rTMS 刺激左侧 M1 区
E. 低频 rTMS 刺激左侧 M1 区
F. 高频 rTMS 刺激右侧 M1 区
G. iTBS 刺激左侧 M1 区
H. cTBS 刺激左侧 M1 区

【解析】根据欧洲专家于 2019 年发布的 rTMS 治疗循证指南的更新中推荐,对于神经病理性疼痛,可考虑应用 rTMS 刺激左侧或疼痛部位对侧的 M1 区的治疗方案;而 iTBS 与高频 rTMS 作用机制相似。根据

答案: 3. ABDG　4. ABCG　【案例 7】1. DG　2. CE　3. CDG

国际临床神经电生理联盟于2016年发布的tDCS治疗循证指南推荐，对于神经病理性疼痛，可考虑应用阳极tDCS刺激左侧或疼痛部位对侧的M1区（阴极于右侧框额叶）的治疗方案。

第4问：为患者安装下肢假肢初期，患者尚不能完成右侧下肢单独负重，为改善穿戴假肢后步行能力，可考虑的治疗方法有

A. 肌力训练
B. 耐力训练
C. 残肢塑性训练
D. ADL训练
E. 减重训练
F. 职业康复训练
G. 下肢负重训练
H. 轮椅操控训练

【解析】为改善患者穿戴假肢后的步行能力，需通过肌力训练加强患者下肢的肌力和肌耐力，通过残肢塑性训练提高假肢接受腔的适配性，通过有氧训练加强心肺的耐力，通过减重训练和下肢负重训练改善步态和提高步行能力。

【案例8】患者女，54岁。脑梗死左侧偏瘫2周，由神经内科转入康复科进行康复治疗。查体：神情，认知、言语功能可，头颈可控，左侧肢体软瘫，只可向左侧翻身，其余运动功能均完全依赖。

第1问：为了达到患者独立向右侧翻身的目标，如果选择PNF技术促进，可选择的理想模式是

A. 头颈模式　　B. 肩带模式
C. 上肢D1模式　　D. 上肢D2模式
E. 骨盆带模式　　F. 下肢D1模式
G. 下肢D2模式

【解析】根据活动分析法，偏瘫患者向健侧翻身需要头颈向健侧屈曲旋转、患肩与骨盆向前带动躯干旋转、患侧下肢向前屈曲摆动，患者目前左侧上、下肢软瘫不可抗阻，因此，可以利用躯体近端头颈、肩带、骨盆带的对角螺旋抗阻运动诱发向健侧的翻身活动。

第2问：该患者经过2周康复治疗后左上肢出现屈曲共同运动，手指屈曲、前臂旋前，达到Brunnstrom Ⅱ期，为了促进左上肢的功能，最理想的PNF模式是

A. 头颈模式
B. 肩带模式
C. 上肢D1伸展模式
D. 上肢D1屈曲模式
E. 上肢D2伸展模式
F. 上肢D2屈曲模式

【解析】为了抑制患者的共同运动模式，需要做伸肘、伸指、前臂旋后的运动，因此，选择上肢D2屈曲模式最理想。

第3问：该患者再经过4周的康复训练，左下肢近端肌力达到4级，远端肌力达到2级，达到Brunnstrom Ⅳ期，可独立完成坐站转移，站立平衡2级，可以缓慢独立平地行走，但有轻微足下垂内翻。为纠正足下垂内翻，最理想的PNF模式是

A. 下肢D1伸展模式
B. 下肢D1屈曲模式
C. 下肢D1伸展模式+下肢D1屈曲模式
D. 下肢D2伸展模式
E. 下肢D2屈曲模式
F. 下肢D2伸展模式+下肢D2屈曲模式

【解析】纠正足下垂内翻需增加踝背屈、外翻的力量，患者下肢近端力量已经可以抗阻，因而可以选择近端抗阻诱发远端更高质量的主动运动；同时，这个时期也要加强肢体的屈伸协调运动。综合以上两点选择F。

答案： 4. ABCEG　【案例8】1. ABE　2. F　3. F

第十五章　手法治疗

一、单选题

1. 关节松动术需要考虑的关节位置包括
   A. 紧缩位:关节活动的最大位置
   B. 松弛位:关节活动的最小位置
   C. 操作预体位:治疗师为更好地实施关节松动术而选择摆放的患者体位
   D. 关节终末位:操作时关节移动的最大位置
   E. 关节起始位:操作时关节移动的最小位置

【解析】关节松动术需要考虑的关节位置包括:①紧缩位,即关节活动的最小位置。②松弛位,即关节活动的最大位置。③操作预体位,即治疗师为更好地实施关节松动术而选择摆放的患者体位。还有松弛位与紧缩位的判断。

2. 以下关于关节运动,表述最合理的是
   A. 外周关节运动:关节在其生理范围内、解剖范围内所进行的运动,这类运动通过外力被动完成
   B. 关节生理运动:在关节附近产生的滚动、滑动和转动
   C. 关节附属运动:通过主动或者被动,在关节生理范围内产生的运动
   D. 脊柱关节的运动:用节段运动描述1个椎体运动,用多节段运动描述2个及以上的椎体运动
   E. 滑动附属运动:根据凹凸定律,运动时凸面关节的滑动方向与自体运动方向是相反的,凹面关节的滑动方向与自体运动方向是相同的

【解析】外周关节运动一般用在关节附近产生的滚动、滑动和转动来描述。关节生理运动是关节在其生理范围内所进行的运动,可主动和被动完成。关节附属运动是关节在其生理范围外、解剖范围内所进行的运动,这类运动通过外力被动完成。脊柱关节的运动一般用节段运动描述1个椎体运动,用多节段运动描述3个及以上的椎体运动。凹凸定律是滑动附属运动的特定描述,运动时凸面关节的滑动方向与自体运动方向是相反的,凹面关节的滑动方向与自体运动方向是相同的。

3. 患者女,67岁。冻结肩。患者首次来门诊进行康复,治疗师向患者解释相关病情并充分阐述了治疗过程,患者了解并决定配合治疗师进行康复治疗。治疗时,患者主动进行肩前屈时,治疗师被动辅助肱骨头向下滑动,并在患者达到最大前屈时治疗师给予适度的压力帮助患者达到新的角度。患者重复6次治疗,并且治疗组数为3组。请问根据CROCKS治疗原则,治疗师采取的以上动态关节松动术**忽略**的问题是
   A. 重复次数不合理

答案: 1. C　2. E　3. E

B. 不应施加压力
C. 患者与治疗师无法合作
D. 感觉到患者的移动,治疗师不该维持关节滑动
E. 治疗前没有与患者确认动态关节松动术的禁忌证

【解析】CROCKS治疗策略包括:禁忌、重复、加压、合作、知识、维持和感觉。治疗师并没有第一时间确认禁忌证,但合理实施了其他的治疗策略。

二、多选题

1. 关节松动术的治疗原则是
A. 总体来说,关节松动术是强调统一规范化的治疗技术动作
B. 手法治疗技术是基于治疗师的运动感知能力
C. 手法治疗分级的依据是关节活动范围和所受阻力
D. 相关的处方参数包含振动/持续牵伸、关节位置、力量、幅度、节律、频率和时间等
E. 实施治疗时操作者使用末端力量并逐步增大

【解析】关节松动术的治疗原则分为:总原则,即关节松动术并非强调规范化的治疗技术动作而是强调检查和评估技能的发展。手法治疗技术要求本着治疗师的运动感知能力,且手法治疗分级多依据关节活动范围和所受阻力。相关的处方参数包含振动/持续牵伸、关节位置、力量、幅度等,也包含节律、频率和时间。实施治疗时,操作者应使用核心力量而非末端力量,且使用力量应尽量最轻。

2. 关节松动术的推理体现在
A. 临床假设 B. 推理过程
C. 临床推理 D. 临床技能
E. 临床试验

【解析】关节松动术的推理包括临床假设、推理过程、临床推理。临床技能与临床试验并非推理的过程,多为临床推理后的研究与实施。

3. 动态关节松动术中的PILL原则指的是
A. P(pain free)无痛,应用动态关节时患者没有疼痛或疼痛减轻,治疗后不产生疼痛
B. I(instant change)即时效果,在治疗后关节疼痛或活动受限情况立刻改善
C. I(immobilization)适当制动,在治疗后采取相应的制动
D. LL(long lasting)长效,治疗后效果持久病情不复发或复发少
E. L(low resistance)阻力小,治疗过程给予最小阻力进行活动

【解析】PILL包含:P(pain free)无痛,应用动态关节时患者没有疼痛或疼痛减轻,治疗后不产生疼痛。I(instant change)即时效果,在治疗后关节疼痛或活动受限情况立刻改善。LL(long lasting)长效,治疗后效果持久病情不复发或复发少。

三、共用题干单选题

(1~3题共用题干)

患者男,37岁。主因右肘关节疼痛伴活动受限10年,加重1年,于3个月前行"右肘关节镜探查术,鹰嘴窝成形术,游离体取出,滑膜部分切除、粘连松解术"。术后居家自行恢复,效果不佳,为求进一步康复,于昨日入院。既往无特殊慢性病史。入院查体:右肘可见2cm术后瘢痕,无明显肿胀,肱二头肌、肱三头肌较对侧萎缩,皮温正常,术区压痛(-)。右侧伸肘肌群3级、

答案: 1. BCD 2. ABC 3. ABD

屈肘肌群 3 级，前臂旋前肌群 3 级，旋后肌群 3 级。屈腕肌群 4 级，伸腕肌群 4 级，其余上肢关节肌肉力量均为 5 级，左侧肌肉力量均为 5 级。关节主动活动范围：右肘 0°-伸 35°-屈 60°；关节被动活动范围：右肘 0°-伸 20°-屈 70°，左肘主被动活动范围 0°-伸 5°-屈 135°。

1. 为实施关节松动术，进行评估时，治疗师采取的评估总原则是
   A. 记录异常终末端感觉
   B. 完善相关的特殊检查
   C. 全面了解关节活动范围的疼痛
   D. 确认患者是否适合进行客观评估
   E. 诊断患者的功能障碍

【解析】治疗师的评估总原则：在评估过程中充分了解全关节活动范围的疼痛、末端疼痛、隐形疼痛和症状激惹水平。

2. 治疗师经过评估，患者肘关节活动时均感明显疼痛、VAS 评分静息下 2 分，运动至终末角度时增至 8 分，周围组织瘢痕增生，关节终末感阻滞，首次治疗时，治疗师更倾向于选择的手法类型是
   A. 全关节生理和/或附属运动
   B. 生理运动的中立位，实施附属运动
   C. 末端的生理和/或附属运动
   D. 伴随挤压的生理和/或附属运动
   E. 将僵硬的关节延展至可诱发疼痛的程度，再实施生理和/或附属运动

【解析】全关节活动范围的症状采取全关节生理和/或附属运动。长期疼痛则采取生理运动的中立位，实施附属运动。末端关节活动范围的症状采取末端的生理和/或附属运动。负重时的轻微疼痛则使用伴随挤压的生理和/或附属运动。伴随疼痛的关节周围僵硬，将僵硬的关节延展至可诱发疼痛的程度，再实施生理和/或附属运动。

3. 该患者首次进行治疗时，治疗师选择的治疗更为合理的是
   A. 肘关节伸直练习，松动时间 5 分钟一次，6 次
   B. 肘关节屈曲练习，松动时间 10 分钟一次，2 次
   C. 肩关节后伸练习，松动时间 3 分钟一次，6 次
   D. 肘关节屈曲练习，松动时间 1 分钟一次，10 次
   E. 肘关节伸直练习，松动时间 30 秒一次，2 次

【解析】首次治疗应在短时间内完成，每个关节一般治疗 2~3 次，每次 30 秒。

四、案例分析题

【案例】患者女，63 岁。于 2 个月前在马路上骑电动车摔倒，右膝着地，入院在骨科行“右膝关节镜探查清理、内外侧半月板修补、前交叉韧带重建术”。术后抗炎对症治疗，嘱患者归家右膝长腿支具固定 1 个月。术后 1 个月拆除护具，居家康复，居家练习效果欠佳，于今日收入医院康复科。诊断为“右膝关节运动功能障碍、右膝前交叉韧带重建术后，创伤后骨质疏松”。专科查体结果：患者意识清、步入病房、步态跛行、精神一般。右膝可见多处手术瘢痕，愈合良好，右膝无明显肿胀，股四头肌萎缩。右膝皮温不高，足背动脉良好，右膝髌腱处明显压痛，疼痛评分 VAS 静息下 5 分，活动下 9 分。髌骨活动度差，右膝浮髌试验（+），磨髌试验（+），Lachman 试验（－）。右膝 AROM：0°-伸 20°-屈 70°；右膝 PROM：0°-伸 10°-屈 80°。左膝 AROM：0°-伸 0°-屈 130°；左膝 PROM：0°-伸 0°-屈 135°。右下肢肌力：髂腰肌 4 级，股四头肌 3 级，腘绳肌 3 级，余下肌肉力量 4^+ 级，左下肢各个肌力均为 5 级。

答案：1. C　2. C　3. E

第1问:根据关节松动术原则,治疗师应主观评估的因素是

A. 家族病史　B. 既往病史
C. 头部CT结果　D. 职业
E. 自理能力　F. 超声检查结果

【解析】主观评估包括:紊乱的类型和性质、症状的区域、症状的行为、现病史、既往史。分析相关的主观结果评估患者的生命体征、症状、功能障碍是否影响关节松动术的使用。相关的家族病史、既往病史、职业、自理能力应进行评估,而头部CT与超声检查相关的结果是客观评估中考虑的重点。

第2问:根据关节松动术原则,治疗师还应采取的客观评估是

A. 膝关节平片结果
B. 步态分析结果
C. 夜间睡眠质量
D. 姿势评估结果
E. 异常关节终末感
F. 被动的附属运动测试

【解析】客观评估的原则包括:特殊检查、主动生理运动测试、被动生理运动测试、被动附属运动测试、被动的综合的生理和附属运动测试,以及以上测试的变形。夜间睡眠质量为主观评估考虑的因素。

第3问:无异常评估结果,治疗师对患者进行关节松动术治疗时应注意的是

A. 治疗师选择合理的治疗体位对患者治疗
B. 选择四级手法逐步过渡至一级手法
C. 自关节中立位开始治疗
D. 首先采取脊柱动态关节松动术治疗
E. 针对头部进行关节松动术治疗
F. 采用本体感觉性神经肌肉易化技术进行治疗

【解析】根据治疗原则,关节松动术要求治疗师采取合理的体位进行治疗,手法基本要求技术动作不固定,因人而异,手法由一级过渡至四级,且手法由中立位开始治疗。头部和脊柱的关节松动术非该患者现在优先考虑的治疗手段。本体感觉性神经肌肉易化技术在非关节松动术治疗时应用。

第4问:关节松动术治疗的过程中,治疗师的操作**错误**的是

A. 评估患者的疼痛变化
B. 使用治疗师核心力量施力
C. 最初采取小振幅、初始范围内运动
D. 当感受最大阻力和终末范围时采用更高一级松动术
E. 使用规范化单一松动技术进行治疗
F. 警惕异常的关节阻滞和发条感

【解析】根据治疗原则,治疗师需全面了解关节活动范围内的疼痛。并且技术动作是使用自身核心力量施力。治疗师关注异常的关节末端感觉包括关节阻滞和关节发条感。技术动作因人而异而非固定单一的松动技术。使用Ⅰ级小振幅、初始范围内的运动开始治疗。Ⅳ级为小振幅,终末范围内运动,无更高一级松动术。

答案:【案例】 1. ABDE　2. ABDEF　3. AC　4. DE

第十六章　心理治疗

一、单选题

1. 康复心理治疗的主要目的是
   A. 改善患者的生活质量
   B. 恢复或重建受损的心理功能
   C. 提供药物治疗
   D. 进行身体康复
   E. 增强社会交往能力

【解析】康复心理治疗旨在恢复或重建受损的心理功能,帮助患者更好地适应社会和生活。

2. 认知行为治疗的核心理论是
   A. 行为主义理论
   B. 自我理论
   C. 情绪障碍认知理论
   D. 系统脱敏法
   E. 合理情绪疗法

【解析】认知行为治疗的核心理论是情绪障碍认知理论,强调认知过程在情绪和行为调节中的作用。

3. 正念疗法中,正念的基本态度包括
   A. 自我关注
   B. 价值判断
   C. 不带评判的关注
   D. 强迫性思维
   E. 忽略身心现象

【解析】正念疗法的基本态度是不带评判的关注,即对当下经验的接纳和觉察。

二、多选题

1. 关于森田疗法,以下描述正确的是
   A. 以"顺其自然,为所当为"为核心理论
   B. 主要用于治疗身体疾病
   C. 适用于焦虑障碍和心境障碍的治疗
   D. 强调药物治疗
   E. 通过行为训练和生物反馈法进行

【解析】森田疗法的核心理论为"顺其自然,为所当为",适用于焦虑障碍和心境障碍治疗。

2. 以人为中心疗法的特点包括
   A. 强调治疗关系
   B. 侧重认知取向
   C. 适用于所有年龄段
   D. 主要用于治疗行为异常
   E. 重视来访者的主观世界

【解析】以人为中心疗法强调治疗关系,重视来访者的主观世界,促进自我理解和接纳。

3. 有效的抗抑郁治疗策略包括
   A. 认知行为治疗
   B. 正念疗法
   C. 药物治疗

答案: 1. B　2. C　3. C
1. AC　2. AE　3. ABCD

D. 电休克治疗
E. 音乐疗法

【解析】认知行为治疗、正念疗法、药物治疗和电休克治疗都是抗抑郁治疗的有效策略，它们可以单独或联合使用以改善抑郁症状。

4. 焦虑症患者的自助策略可能包括
A. 进行放松训练
B. 保持规律的睡眠
C. 避免咖啡因摄入
D. 参与社交活动
E. 定期进行体育锻炼

【解析】焦虑症患者可以通过放松训练、保持规律的睡眠、避免咖啡因摄入、参与社交活动和定期进行体育锻炼来帮助缓解焦虑症状。

三、共用题干单选题

(1~2 题共用题干)

患者女，30 岁。患有抑郁症，对未来感到绝望。

1. 在认知行为治疗中，治疗师首先应该采取的措施是
A. 提供药物治疗
B. 改变患者的不合理认知
C. 引导患者进行深度心理分析
D. 建立治疗关系
E. 采用合理情绪疗法

【解析】认知行为治疗中，首先需要改变患者的不合理认知，从而改善情绪和行为。

2. 在以人为中心疗法中，治疗师的主要任务是
A. 改变患者的行为
B. 强化患者的自我意识
C. 为患者提供建议和解决方案
D. 创建支持性和接纳性的治疗环境
E. 指导患者进行自我探索

【解析】以人为中心疗法中，治疗师需要创建支持性和接纳性的治疗环境，帮助患者自我探索和成长。

四、案例分析题

【案例】患者男，40 岁。长期工作压力大，最近经常感到焦虑和紧张。

第 1 问：根据患者的情况，最适合的治疗方法可能是
A. 正念疗法
B. 系统脱敏疗法
C. 认知行为治疗
D. 合理情绪疗法
E. 森田疗法
F. 动力性心理治疗

【解析】认知行为治疗针对焦虑和紧张症状效果显著，通过改变不合理的思维模式和行为来减轻患者的症状。

第 2 问：在进行认知行为治疗时，治疗师应首先关注的是
A. 患者的生理症状
B. 患者的不合理认知和思维模式
C. 患者的家庭背景
D. 患者的社会支持系统
E. 患者的工作环境
F. 患者的情绪管理能力

【解析】认知行为治疗的核心是关注并改变患者的不合理认知和思维模式，这对缓解焦虑和紧张症状至关重要。

答案： 4. ABCDE
1. B 2. D
【案例】 1. C 2. B

第 3 问:若选择正念疗法,患者应学习的是

A. 如何进行自我控制

B. 如何以非评判的态度观察自己的想法和感受

C. 如何避免焦虑情绪

D. 如何进行深呼吸放松

E. 如何通过药物控制情绪

F. 如何提高自我意识

【解析】正念疗法中,非评判的观察是关键要素,它帮助患者以客观和接纳的态度观察自己的想法和感受。

第 4 问:如果患者的焦虑症状没有缓解,接下来的治疗策略应该是

A. 增加药物剂量

B. 尝试不同类型的心理治疗

C. 进行家庭治疗

D. 探索患者的职业生涯和工作环境

E. 引入团体治疗

F. 开始进行生物反馈治疗

【解析】如果初步的治疗方法未能显著改善患者症状,尝试不同类型的心理治疗可能是下一步应采取的有效策略。

答案: 3. B　4. B

第十七章　作业治疗

一、单选题

1. 关于作业治疗临床推理的表述，**错误**的是
   A. 是作业治疗师以联系或逻辑的方式去思考和解决问题的方式和过程
   B. 仅用于作业治疗师对患者进行治疗的临床决策过程
   C. 是一系列的心理行为
   D. 贯穿于整个作业治疗程序中
   E. 是作业治疗师的专业知识和技能的体现

【解析】作业治疗临床推理不仅仅应用于对患者的临床决策过程中，也用于教学、发展和建立新的作业治疗服务、科室管理以及争取资源等方面。

2. 关于临床决策的表述，**错误**的是
   A. 是一种习惯性的且不可见的思维过程
   B. 是治疗师有意识地经过周全的深思熟虑而做出决断的过程
   C. 是治疗师按原则分步骤地处理信息的过程
   D. 决策过程与临床推理关系不大
   E. 决策过程既强调责任感和原则性，同时又要有灵活性

【解析】大多数情况下，临床决策过程是一种惯性且不可见的思维过程，与临床推理密不可分。

3. 关于作业治疗领域中对活动的选择的表述，**错误**的是
   A. 活动应该对个体有意义或有治疗价值，两者可以选择其一
   B. 在参与活动的过程中，个体需要与周围的环境产生互动
   C. 活动能唤起个体的各种功能
   D. 活动应该有具体的目的
   E. 活动需要个体的主动参与

【解析】在选择治疗活动时，活动必须兼备个人意义和治疗价值，两者缺一不可。

4. 传统的作业活动分析**没有**包括
   A. 将一项活动分成身体、认知和情感等不同的组成部分
   B. 确定在正常的情况下，个体执行某项活动时所需要的各方面的能力
   C. 治疗师结合患者具体的能力去判断是否能完成该项活动
   D. 判断该项活动对患者是否具有治疗特性或如何调整活动以适合患者的能力
   E. 用自上而下的分析方法去了解患者实际的作业表现

【解析】传统的作业活动分析更多是用自下而上的活动分析方法，即先从作业构成的部分着手进行活动分析，而并非从更切合患者现实生活的部分，即先从患者的实际作业表现的自上而下的活动分析方法。

答案： 1. B　2. D　3. A　4. E

5. 关于感觉统合的定义，描述**不正确**的是
   A. 是整理来自身体和环境感觉信息的神经学过程
   B. 在整合的基础上对感觉信息加以利用
   C. 大脑必须对感觉信息用恒定不变的方式加以分析和整合
   D. 整合包括选择、调节、比较与联系
   E. 整合的结果是身体能够在环境中得到有效的利用

【解析】Ayres 博士在感觉统合的定义中强调，大脑必须对不同感觉器官的空间和时相上的感觉输入信息进行灵活和不断变化的正确整合，才能使身体在环境中得到有效的利用。

6. 关于感觉统合失调的描述，**不正确**的是
   A. 感觉器官的异常导致信息的形成和输入障碍
   B. 个体的感觉信息处理、整合出现问题
   C. 大脑对感觉信息出现错误的感知
   D. 在感知错误的基础上导致行为的产生出现问题
   E. 感知上的错误影响概念的形成和/或运动的学习

【解析】Ayres 博士在感觉统合失调的表述中提到，感觉统合失调是因为个体的感觉信息处理、整合出现问题，使感觉信息不能按正常的方式进行处理，因而产生感知错误所导致。

7. 患儿男，3 岁。幼儿园老师反映，孩子在幼儿园不合群，不愿意和其他孩子玩有太多身体接触的游戏，不愿意帮老师搬动小桌椅，当课堂上要求他参与攀爬活动时会哭闹；家长也反映孩子不愿意背书包和拿重物。他可能的感觉统合失调是
   A. 前庭觉过敏　　B. 触觉过敏
   C. 本体觉过敏　　D. 前庭觉迟钝
   E. 本体觉迟钝

【解析】本体觉过敏的孩子常表现为不愿意移动，避免攀爬的活动，不喜欢身体负重或关节受压。

8. 作业治疗中，压力治疗的作用**不包括**
   A. 抑制瘢痕
   B. 改善水肿
   C. 舒缓心理压力
   D. 防治下肢静脉曲张
   E. 防治下肢深静脉血栓

【解析】作业治疗中的压力治疗指的是对人体体表施加压力的治疗技术，没有心理治疗中缓解心理压力的作用。

9. 压力治疗中，理想的压力为
   A. 5~10mmHg　　B. 10~15mmHg
   C. 15~20mmHg　　D. 24~25mmHg
   E. 25~30mmHg

【解析】压力治疗的有效压力范围为 10~40mmHg，理想的压力为 24~25mmHg，接近皮肤血管末端的压力。

10. 以下属于压力治疗禁忌证的是
    A. 增生性瘢痕
    B. 外伤性水肿
    C. 外伤及手术后瘢痕
    D. 心源性下肢水肿
    E. 下肢静脉曲张

【解析】心源性水肿进行加压治疗可能导致回心血量增加，加重心脏负荷，为压力治疗禁忌证，其他选项均为适应证。

11. 关于工作分析，以下说法最恰当的是
    A. 工作分析是采用整体法系统地对工作进行分析

答案： 5. C　6. A　7. C　8. C　9. D　10. D　11. E

B. 工作分析主要是分析工作步骤
C. 工作分析主要是分析工作要求
D. 工作分析必须应用标准化的工作分析量表或系统进行分析
E. 工作分析的内容包括工作内容、要求、强度、工具、需处理的材料等

【解析】工作分析是通过逐步分解指定的工作任务，系统分析具体工作内容、要求、强度、工具等，来收集工作职位信息的方法。常用工作分析方法除加拿大 GULHEMP 工作分析系统、美国的 DOT 系统、O*NET 在线工作分析系统外，也可以采用被评估对象的描述或现场工作分析等方法。

12. 以下**不属于**工作模拟评估内容的是
A. 现场工作评估
B. 器械模拟评估
C. Valpar 工作模拟样本评估
D. 模拟工作站评估
E. 模拟工作场所评估

【解析】常用工作模拟评估包括器械模拟评估、Valpar 工作模拟样本评估和模拟工作站评估(模拟工作场所评估)，而现场工作评估不属于模拟评估而是工作现场评估。

13. 以下**不属于**工作强化训练内容的是
A. 工作体能训练
B. 工作耐力训练
C. 工作模拟训练
D. 现场工作强化训练
E. 有氧工作能力训练

【解析】工作能力强化的内容包括工作体能训练和工作行为训练等，现场工作强化训练为综合的工作强化训练，工作耐力训练和有氧工作能力训练属于工作体能训练的内容，因而也是工作强化训练的内容。

14. 以下**不属于**自理性活动的是
A. 洗脸刷牙
B. 穿脱衣服
C. 如厕
D. 直肠控制
E. 进食

【解析】基础性日常生活活动包括自理性活动、功能性移动、括约肌控制和个人物品管理。自理性活动包括进食、个人卫生、穿脱衣服、如厕、洗澡；括约肌控制包括直肠控制、膀胱控制；功能性移动包括床上移动、转移、行走、上下楼梯等；个人物品管理包括助听器、矫形器、假肢等的管理。

15. 某老年患者，在家中需要使用助行器辅助行走，不喜欢躺着用毛巾擦浴，希望可以恢复淋浴，但是又害怕摔倒。作业治疗师首先应该做的是
A. 建议用浴缸洗澡而不是淋浴
B. 鼓励患者购买淋浴椅
C. 向患者演示如何使用淋浴椅提高洗澡的安全性
D. 向患者说明平衡功能训练可以提高他洗澡时的自信心
E. 由家人帮助淋浴

【解析】向患者宣教是作业治疗师的首要任务(选项 C)。通过描述和演示淋浴椅及如何使淋浴更安全，治疗师传达了这样的一个概念，即作业治疗是基于环境(浴室环境)和个体因素(安全洗澡的信心)的相互作用。治疗师随后会询问患者是否有购买淋浴椅的意愿(选项 B)。进入浴缸比淋浴更危险(选项 A)，所以这不是一个可行的选择。选项 D 解释说平衡功能训练会提高患者的信心水平，这是治疗师的主观意愿，患者可能不会接受，因为他非常害怕摔倒。提高患者日常自理活动的独立性和安全性是作业治疗

答案： 12. A 13. C 14. D 15. C

师的责任，由他人辅助完成弱化了 ADL 训练对于患者的重要性（选项 E）。

16. 作业治疗师准备为尺神经下端损伤的患者制作矫形器，则此矫形器应该包括的功能是
   A. 防止掌指关节过伸，允许近端指间关节屈曲
   B. 防止掌指关节过伸，允许掌指关节屈曲
   C. 允许掌指关节过伸，防止掌指关节屈曲
   D. 允许掌指关节的屈曲
   E. 允许掌指关节的过伸

【解析】尺神经在腕部水平损伤称为尺神经下端损伤，会损伤大部分的手掌面，小指和无名指呈现爪形手，即尺神经损伤引起支配的肌肉不平衡。配制的矫形器的主要作用是加强手部对萎缩无力的肌肉的支持，这些肌肉都是由尺神经支配的。选项 A、C、D、E 都是不合适的。

17. 一位患者接受作业治疗学习穿衣技巧，现在已经独立。为了使患者出院后在家能够独立穿衣，治疗师给患者家属最好的建议是
   A. 当患者要求帮助时，帮助患者完成穿衣活动的部分步骤
   B. 对完成的穿衣给予表扬，不要帮助患者穿衣服
   C. 提供改良的衣服降低穿衣难度
   D. 在需要的时候使用口头提示
   E. 给患者购买穿衣辅具

【解析】因为患者已经做到了穿衣独立，他不需要帮助（选项 A）、衣服适应（选项 C）、辅助器具（选项 E）或口头提示（选项 D）来完成穿衣活动。事实上，现在帮助患者可能会使其失去独立性，退回到依赖他的家属。应当给予患者更多参与活动的机会并对成功表现给予肯定（选项 B）。

18. 患儿，18 个月大，患有高张力症。其母诉说给患儿穿衣极为困难。当教父母如何给蹒跚学步的孩子穿鞋和袜子时，作业治疗师应该首先向母亲提出的建议是
   A. 屈曲孩子的臀部
   B. 屈曲孩子的膝盖
   C. 屈曲孩子的颈部
   D. 屈曲孩子的肘部
   E. 屈曲孩子的肩膀

【解析】屈曲臀部可以打破伸肌模式，并且与膝关节屈曲相结合，可以降低下肢的张力，从而有利于穿衣。首先屈曲更多的远端关节（选项 B、C、D、E）对于降低张力是无效的，并且可能导致所涉及关节的过度压力。

二、多选题

1. 关于作业治疗临床推理的类型，表述正确的是
   A. 叙事性推理
   B. 互动性推理
   C. 程序性推理和应用性推理
   D. 条件性推理和伦理道德上的推理
   E. 专业操守和法规推理

【解析】作业治疗临床推理中的伦理道德上的推理包含专业操守以及合法性的内容。

2. 临床决策的步骤包括
   A. 首先是对患者临床情况的了解
   B. 其次是确定与临床情况相关的规则
   C. 确定与临床决策相关的可用资源

答案： 16. B　17. B　18. A
1. ABCD　2. ABCDE

D. 找出可行的治疗方案并选择最佳治疗方案加以实施

E. 对决策的验证与调整

【解析】临床决策应包括以上原则性步骤，以体现临床决策过程中处理信息的思路。

3. 临床上对患者作业表现的观察分析应该包括

A. 在确保安全的情况下让患者执行具体的作业活动，治疗师进行观察

B. 找出患者作业表现中的困难之处

C. 将患者的能力与环境和作业活动要求进行比较

D. 可以暂时忽略患者对作业活动是否有良好的动机

E. 确定困难的来源以及可能的解决途径

【解析】临床上治疗师对患者的作业表现进行观察分析前，必须是在对患者执行作业活动的先决条件下进行评估的基础上进行的，也就是患者对作业活动是否有良好的动机和对要执行的任务是否有足够的了解，这两点对患者的作业表现有决定性的影响。

4. 作业表现是指在特定的环境中可以被观察到的活动，包括

A. 粗大运动和精细活动的模式

B. 自主的姿势控制

C. 思维或心理活动

D. 与他人的互动与交流

E. 环境中的危险因素

【解析】作业表现包括在特定环境中可以被他人观察到的活动和不容易被观察到的思维或心理活动，而环境中的危险因素是影响作业表现的因素而不是作业表现本身。

5. 针对视觉失认的训练包括

A. 让物体失认者识别常用物品、必需品

B. 让颜色失认者命名和辨别色卡的颜色

C. 让面孔失认者辨认其熟悉的名人、公众人物或家人、挚友等的照片

D. 把门铃附加闪灯

E. 指导用视觉外的正常感觉来代偿受损的视觉整合功能

【解析】把门铃附加闪灯是用视觉补偿听觉，属于针对听觉失认者的视觉代偿方法。

6. 视觉辨别功能障碍的作业治疗方法包括

A. 使衣服的纽扣与衣服的底色不同、楼梯边缘用颜色鲜艳的胶带标示以方便辨认

B. 从训练认识自己在空间中的位置开始，逐渐过渡到认识物体与物体间的定向关系，如复制作业

C. 反复进行地点定向、路线描述、在地图上确定位置等训练

D. 将同一物品以不同角度、多种规格进行辨识

E. 反复练习辨认距离和深度

【解析】视觉辨别功能障碍包括图形-背景分辨困难、空间定位障碍、空间关系障碍、地形定向障碍、物体恒常性识别障碍、距离与深度辨认障碍等，应针对具体的功能障碍采取相应的训练策略。

7. 患者男，50岁。因脑出血术后左侧肢体偏瘫入住康复医学科住院治疗。检查时发现患者存在结构性失用，可采用的作业治疗方法是

A. 临摹、绘制和搭建二维或三维的图形或立体结构模型

B. 练习摆餐具

C. 进行划消作业

答案： 3. ABCE 4. ABCD 5. ABCE 6. ABCDE 7. ABD

D. 在进行组装任务中事先将配件按顺序做出标记
E. 让患者佩戴棱镜进行训练

【解析】划消作业、佩戴棱镜进行训练多用于单侧忽略患者。

8. 感觉调节障碍的类型有
A. 感觉防御
B. 感觉失灵
C. 感觉不稳定
D. 感觉迟钝和分辨障碍
E. 感觉寻求

【解析】感觉调节障碍包括感觉防御、感觉迟钝和分辨障碍、感觉寻求3种类型。

9. 关于适应性行为，正确的表述包括
A. 以大脑对感觉信息进行正确的分析和整合为基础
B. 孩子能有稳定的情绪和足够的专注力在要进行的功能性活动上
C. 是大脑发出的一个行为指令
D. 是感觉统合的最终产物
E. 是所有技巧的综合

【解析】感觉统合理论中，大脑对感觉输入信息进行分析和整合后，发出一个更为复杂的行为指令，使得身体产生行为和学习，这就是所谓的适应性行为。是所有技巧的综合，为孩子参与有目的性的活动提供了必要的基础，使孩子能有稳定的情绪、足够的专注力去参与适当水平的学习活动，也就是感觉统合的最终产物——适应性行为。

10. 关于感觉统合障碍基础上的运动障碍，表述正确的有
A. 患儿通常会出现肌张力异常、平衡能力差、姿势控制和肢体协调性差等症状
B. 是大脑接收到运动空间中身体的不适当或不准确的感觉信息所致
C. 感觉统合基础上的运动障碍特指运动的计划和执行
D. 感觉统合基础上的运动障碍特指运动控制
E. 感觉统合基础上的运动障碍患儿大多会出现肌张力偏高

【解析】感觉统合障碍基础上的运动障碍是指患儿大脑接收来自身体的不适当或不准确的感觉信息，使得大脑对运动空间中的身体不能形成稳定、全面和准确的体象，因而导致运动计划和执行有目的性的动作的能力出现问题。患儿往往会表现出肌张力偏低、平衡能力差、姿势控制能力弱、协调性差等，从而导致动作笨拙、运动模式不成熟等。

11. 感觉统合失调的评估步骤包括
A. 病史的收集
B. 大脑的影像学检查，如头颅CT和MRI等
C. 选择适当的感觉统合评估工具进行评估
D. 临床观察
E. 结合临床观察对感觉统合评估结果进行分析

【解析】感觉统合失调的评估包括病史的收集、实施具体的感觉统合评估、临床观察和对评估结果进行分析等步骤，从而确定影响孩子功能技巧、行为及参加的具体感觉运动因素等一系列的过程。而大脑影像学检查对感觉统合失调评估没有直接的帮助。

12. 压力治疗的种类包括
A. 压力衣加压法
B. 绷带加压法
C. 压力面罩加压法

答案： 8. ADE 9. ABCDE 10. ABC 11. ACDE 12. ABCD

D. 贴布加压法
E. 压力垫加压法

【解析】压力治疗的种类主要包括压力衣加压法、绷带加压法、压力面罩加压法、贴布加压法4种，而压力垫为压力治疗的附件，本身不提供压力，不是压力治疗的方法。

13. 以下为压力治疗的适应证的是
A. 烧伤后增生性瘢痕
B. 淋巴回流障碍所致肢体水肿
C. 下肢深静脉血栓不稳定期
D. 脉管炎急性发作
E. 下肢静脉曲张

【解析】压力治疗的适应证包括增生性瘢痕、水肿、截肢残端塑形、下肢静脉曲张防治、下肢深静脉血栓的预防和稳定期深静脉血栓治疗；而下肢深静脉血栓不稳定期则是压力治疗的禁忌证，有栓子脱落的风险；脉管炎急性发作是由于缺血所致，加压会加重缺血，造成病情加重，为压力治疗的禁忌证。

14. 关于压力治疗中开始加压的时间，以下说法正确的是
A. 对于外伤或术后肿胀，压力治疗可在临床处理后即刻进行
B. 预防性加压治疗在确保安全情况下越早越好
C. 对于经常站立或坐位工作的人，没有发生静脉曲张时就可开始预防性压力治疗
D. 为预防瘢痕增生，在烧伤植皮术后马上就应开始加压
E. 为预防瘢痕增生，所有烧伤在创面愈合后尚未形成瘢痕之前就应开始加压

【解析】对于外伤或术后肿胀，压力治疗可在临床处理后即刻进行；预防性加压治疗在确保安全情况下越早越好。对于瘢痕，压力治疗应在烧伤创面愈合后尚未形成瘢痕之前就开始。一般10天内愈合的烧伤创面无需压力治疗，10~21天愈合的烧伤创面应预防性加压，21天以上愈合的烧伤创面必须行预防性加压，已削痂植皮的深Ⅱ度、Ⅲ度烧伤应预防性加压包扎。对于经常站立或坐位工作等下肢静脉曲张高危人群，没有发生静脉曲张时就可以进行压力治疗以预防下肢静脉曲张的发生。

15. 职业康复的主要作用包括
A. 增强工作能力
B. 培养良好的工作行为
C. 促进经济上独立
D. 改善关节活动范围
E. 改善心理功能和生活满意度

【解析】系统的职业康复可以强化躯体功能；改善心理功能和生活满意度；培养良好的工作行为；提高就业或再就业的能力；获得并保持工作，实现经济上的独立；维持职业健康与安全，预防职业伤害；最终促进社会参与和提高生活质量。而改善关节活动范围不是职业康复的作用。

16. 以下为职业康复工作内容的是
A. 职业训练
B. 职业培训
C. 职业指导
D. 工作安置
E. 职业安全与健康维持

【解析】职业康复的工作内容包括职业评定、职业训练、职业培训、职业指导、工作安置、职业安全与健康维持。

17. 以下为功能性能力评估(FCE)内容的是
A. 躯体功能评估　B. 生理功能评估

答案： 13. ABE　14. ABC　15. ABCE　16. ABCDE　17. ACDE

C. 智能评估　　D. 社会心理评估
E. 工作行为评估

【解析】功能性能力评估的内容包括躯体功能评估、智能评估、社会心理评估、工作行为评估等内容。

18. 以作业为目的的治疗理念以调适性介入为主,为提高患者的作业表现,可通过对作业活动反复训练,并同时使用的方法是
A. 辅助器具
B. 环境调适
C. 适应性策略
D. 身体功能的改善
E. 表现技能的改善

【解析】以作业为目的的治疗理念是通过直接训练作业活动,让患者可以学习完成角色所需要的日常生活活动。主要采用的介入途径是调适性介入,并以矫治性介入途径为辅。调适性介入首先注重作业表现,而缺损的身体功能和表现技能也会随之改善,使用的方法包括辅助技术、环境调适和适应性策略(选项 A、B、C);而矫治性介入主要通过提升缺损的身体功能和表现技能来进一步改善作业表现(选项 D、E)。

19. ADL 训练的目标除提高独立性外,还包括
A. 可行性　　B. 科学性
C. 有意义　　D. 安全性
E. 合理性

【解析】ADL 训练的目标可以体现在日常活动表现的程度和质量上,包括独立性、安全性及合理性。

20. 手部抗痉挛矫形器主要作用是抵抗手屈肌痉挛,降低屈肌张力。可以使用的患者是
A. 骨折　　B. 脑卒中
C. 脊髓损伤　　D. 颅脑损伤
E. 脑瘫

【解析】脑部受损(选项 B、D、E 均属于这类人群)导致的上运动神经元损伤容易出现上肢及手屈肌张力的增高,可使用手部抗痉挛矫形器。骨折不会出现肌张力的问题,脊髓损伤不会引起手部屈肌张力增大。

21. 矫形器若使用不当,可能达不到预期的效果,甚至适得其反。以下使用矫形器的做法正确的是
A. 促进功能性活动的动态矫形器可白天使用,夜间使用固定或保护作用的矫形器
B. 骨折术后应尽早使用固定和保护类的矫形器
C. 手部矫形器可选择网眼较稀疏的,便于透气
D. 稳定的中段骨折可选择不跨关节固定的矫形器
E. 1 个患者尽可能只配制 1 个矫形器,以节约费用

【解析】手部矫形器应选择网眼稍密的;视病情和需要确定矫形器的类型、作用和数量,常常静态与动态矫形器联合使用,白天使用动态矫形器以扩大关节活动范围、改善功能性活动,夜间使用静态矫形器维持治疗效果。

22. 穿衣钩适用的人群是
A. 手指抓握功能差者
B. 手粗大功能尚可而肩、肘关节活动度受限者
C. 认知功能障碍者
D. 坐位平衡较差且不能弯腰或旋转者
E. 下肢功能障碍无法站立者

答案: 18. ABC　19. DE　20. BDE　21. ABD　22. BD

【解析】穿衣钩通常有较长的柄,可以减少穿衣过程中对肩、肘关节、躯干的活动范围的需求。

三、共用题干单选题

(1~3题共用题干)

患儿男,5岁。足月顺产,出生时无窒息病史。1岁半时因还不会走路,到儿童医院就诊,诊断为精神运动发育迟缓,患儿一直在私营机构接受训练。如今患儿能独自行走,上普通幼儿园,但上课时经常用手去触摸和干扰周围的同学,尤其喜欢抓女同学的长头发,老师有意识将他与其他小朋友分开,他就用手去玩弄各种物品,甚至上课时沉迷于玩自己的鞋和袜子,难以专心听老师讲课。幼儿园老师反映,孩子手部精细能力比同龄孩子差,图画课时经常不按要求涂画,而是到处乱涂乱画,写阿拉伯数字经常会把3写反,分不清6和9,且握笔姿势怪异,经常将铅笔芯写断,要不就是将纸写穿了,老师让他用橡皮擦擦干净重写,他经常将纸擦烂。

1. 患儿最有可能的障碍是
   A. 精细活动发育迟缓
   B. 粗大运动发育迟缓
   C. 智力障碍
   D. 触觉防御
   E. 寻求触觉刺激

【解析】触觉调节障碍中寻求触觉刺激孩子常会沉迷于抓捏、挠刮等动作,不断触摸物品寻求触觉刺激,往往因为这些感觉需求而导致不专心和精细活动发育迟缓。这类孩子与他人交往时往往表现过分热情,常以一种令人困扰的方式去触摸别人。

2. 下列最适合该患儿的评估是
   A. GMFM　　B. FMFM
   C. 智力评估　　D. 感觉统合评估
   E. WeeFIM

【解析】该患儿的表现更像是感觉统合障碍导致的粗大运动和精细运动发育迟缓,为了找到问题的根源,目前最适合的评估应该是感觉统合评估。

3. 鉴于该患儿在幼儿园上课时的表现,给幼儿园老师最适合的建议是
   A. 上课时,结构化地给孩子提供足够的感觉刺激,以提升他的专注力
   B. 上课时尽量避免给孩子感觉刺激,以减少他不专注的行为
   C. 上课时尽量给予他足够的感觉刺激,以满足孩子对感觉的需求
   D. 这孩子只适合上个训课
   E. 上课时尽量让他单独坐,避免干扰其他孩子

【解析】对于有感觉寻求倾向的孩子,为了提高专注力和自我控制能力,活动的策略应该是提供结构化和强度足够的感觉刺激,变化要有规律和遵循程序,且指令要清晰。

(4~6题共用题干)

患者男,35岁。已婚,高中文化,卡车司机。3个月前工作时发生车祸,致右下肢胫腓骨骨折,经手术及康复治疗,目前恢复尚可,骨折临床愈合,右膝右踝关节活动范围轻度受限,生活自理,可独立步行,为重返工作岗位转介到职业康复部门进行职业康复。

4. 作为接诊的职业康复人员,首先进行的是
   A. 制定职业康复方案,为进行具体职业治疗做好准备
   B. 进行工作分析,详细分析该患者作为卡车司机的工作任务、要求、强度等情况

答案: 1. E　2. D　3. A　4. C

C. 职业访谈，了解基本情况、病史、伤前工作情况、康复目标和期望等
D. 工作模拟评估，看是否能进行卡车司机的具体工作
E. 功能性能力评估，了解其身体、认知、心理、社会等功能情况

【解析】职业康复的过程包括职业访谈、职业能力评估、职业康复方案制定、职业干预、工作安置和职业健康与安全等过程。接诊后首先应该进行职业访谈，了解基本病史、伤前工作大体情况、康复目标和期望等。

5. 经过功能性能力评估和工作分析，该患者具备了卡车司机的基本体能、智能等条件，但不能确定能否胜任卡车司机工作，此阶段应进行的评估是
A. 功能性能力评估
B. 工作分析
C. 工作环境评估
D. 工作模拟评估
E. 现场工作评估

【解析】功能性能力评估及工作分析显示其具备了卡车司机的基本工作体能和要求，但不能确定能否胜任工作，需进行工作模拟评估，模拟工作中的主要工作任务并分析，看是否具备开卡车的能力和要求，有无受伤或致伤的风险，特别是对于司机这样有一定危险性的工作，更需先进行相应模拟而不是直接进行工作。

6. 经过职业评估及工作分析，并进行了工作强化训练、工作模拟训练，该患者已具备了卡车司机的基本条件和要求，下一阶段职业康复的主要工作是
A. 职业访谈　　B. 职业评估
C. 职业训练　　D. 工作安置
E. 随访

【解析】已经进行了职业评估、职业训练，且该患者具备了卡车司机的能力和要求，下一步的主要工作是进行职业安置，与工作单位协调重返工作计划、试工、在岗培训、工作安全预防等工作。

(7~8 题共用题干)

患者男，45 岁。T_{12} 水平完全性脊髓损伤内固定术后 20 天，一直卧床，生命体征稳定。

7. 开始进行站立训练时，较适合采取的是
A. 站立床训练
B. 平行杠内站立训练
C. 助行架站立训练
D. 腋拐站立训练
E. 肘拐站立训练

【解析】患者术后一直卧床，开始站立训练时应注意避免出现直立性低血压的情况，为了适应从卧位到站立的不同体位，可以选择可以调节角度的站立床，从小角度开始，逐步增加至直立站立位。

8. 患者日后佩戴普通的长腿支具，若想步行稳定、速度较慢则应进行
A. 三点步　　B. 四点步
C. 摆至步　　D. 摆过步
E. 交替拖地步

【解析】摆至步是开始步行训练时常用的方法，步行稳定，在不平的路面也可进行，但速度较慢，适用于双下肢完全瘫痪而使下肢无法交替移动的患者。

四、案例分析题

【案例 1】患者男，65 岁，已退休。15 天前突发脑出血，病情稳定，为求进一步恢复，现转至康复科。

答案： 5. D　6. D　7. A　8. C

第1问:以下最常用于评定患者自理能力的量表是

A. Brunnstrom 评定量表
B. MBI 评定量表
C. SF-36
D. WHOQOL-100
E. Lawton IADL 量表
F. 脊髓独立性评定量表
G. FAI 评定量表

【解析】MBI 是改良 Barthel 指数的简称,是最常用的评定自理能力的量表。Brunnstrom 评定量表是运动控制评定方法、SF-36 和 WHOQOL-100 是生活质量评定方法、Lawton IADL 量表和 FAI 评定量表是工具性日常生活活动的评定方法、脊髓独立性评定量表是用于评定脊髓损伤患者的自理能力的评定方法。

第2问:作业治疗师评定患者的穿衣活动时,发现患者能够独立完成穿脱上衣,需要家属帮助穿脱患侧裤腿、患侧鞋子和患侧袜子,其余步骤可独立完成。采用改良 Barthel 指数评定时,穿衣项目得分为

A. 0分 B. 1分 C. 3分
D. 5分 E. 8分 F. 10分

【解析】穿脱衣服包括的衣服种类有上衣、裤子、袜子和鞋子,评定时可分开进行打分,取最低的分数代表该项活动的最终得分。可独立完成穿脱上衣得10分、需要家属帮助穿脱患侧裤腿得5分,需要家属帮助穿脱患侧鞋子得5分,需要家属帮助穿脱患侧袜子得5分,因此穿脱衣服最终得分为5分。

第3问:进行 BADL 训练时,建议的活动训练顺序是

A. 转移→进食→个人卫生→如厕→脱衣服→穿衣服→洗澡
B. 个人卫生→进食→转移→如厕→脱衣服→穿衣服→洗澡
C. 脱衣服→穿衣服→进食→个人卫生→转移→如厕→洗澡
D. 如厕→个人卫生→进食→转移→脱衣服→穿衣服→洗澡
E. 进食→个人卫生→转移→如厕→脱衣服→穿衣服→洗澡
F. 个人卫生→脱衣服→穿衣服→进食→转移→如厕→洗澡

【解析】选项E的顺序是基于自我照顾活动独立性的正常发育过程,由简单到复杂,符合 ADL 训练的原则。

第4问:患者因患侧下肢无法主动屈髋屈膝,导致穿脱患侧裤筒困难,为了实现患者独立完成穿脱裤子的期望,作业治疗师可以教导的适应性策略是

A. 先穿健侧再穿患侧
B. 先穿患侧再穿健侧
C. 将患侧下肢"跷二郎腿"放置在健侧下肢上方
D. 使用穿衣钩辅助穿脱患侧裤筒
E. 仰卧位躺在床铺上穿
F. 站立位下穿

【解析】先穿患侧再穿健侧可以预留更多空间使穿患侧裤筒更加容易(选项B)。患者的患侧下肢无法主动屈髋屈膝,可以采取利用健侧上肢或双上肢帮助将患侧下肢屈髋屈膝"跷二郎腿"放置在健侧下肢上方的适应性方法。

【案例2】患者男,20岁,无业。2个月前误被他人砍伤致左手不规则挫裂、离断,皮肤大面积撕脱,就诊于当地医院行"神经、肌腱断裂修复"。术后固定,左手指关节僵硬活动受限、感觉明显减退。

答案:【案例1】 1. B 2. D 3. E 4. BC

第 1 问:作业治疗师进行手指关节活动度检查,发现示指和中指的 MP 关节屈曲时,能被动伸直 PIP 和 DIP 关节;但 MP 关节伸展时,不能完全伸直 PIP 和 DIP 关节。请问该患者紧张的肌肉是

A. 第 1、2 蚓状肌　　B. 掌侧骨间肌
C. 背侧骨间肌　　D. 手外在屈肌
E. 手外在伸肌　　F. 指伸肌

【解析】手内肌和手外肌紧张试验是手指关节活动度检查的重要内容。手内肌主要包括蚓状肌和骨间肌,当 MP 关节屈曲时,能被动屈曲 PIP 和 DIP 关节;但 MP 关节伸展时,不能完全屈曲 PIP 和 DIP 关节,可以判断为手内肌紧张(可排除选项 A、B、C)。手外在伸肌主要包括桡侧腕长伸肌、桡侧腕短伸肌、指伸肌、尺侧腕伸肌等,当 MP 关节伸展时,能被动屈曲 PIP 和 DIP 关节;但 MP 关节屈曲时,不能完全屈曲 PIP 和 DIP 关节,可以判断为手外在伸肌紧张(可排除选项 E、F)。

第 2 问:为了精准判断神经损伤的部位和严重程度,可以采用的检查是

A. Tinel 征
B. 2PD 检查
C. 肌电图检查
D. 单丝纤维检查
E. MMT 徒手肌力测试
F. 改良 Ashworth 评定

【解析】通过肌电图检查可以明确神经损伤的部位和严重程度。

第 3 问:检查发现患者存在较严重的正中神经损伤,患者可能存在的功能障碍包括

A. 拇指无法对指、对掌
B. 前臂旋前不能
C. 屈肘肌力减退
D. 腕掌屈肌力减退
E. 拇指、示指、中指的远节掌面感觉障碍
F. 拇指、示指不能屈曲
G. 拇指内收不能
H. 虎口范围减小

【解析】腕部以下正中神经损伤通常表现为鱼际肌萎缩,手掌平坦,不能对指、对掌,虎口范围减小,拇指、示指、中指的远节掌面感觉障碍。在前臂及肘部以上正中神经损伤时,还会涉及前臂旋前肌、腕掌屈肌的运动。拇指内收肌由尺神经支配。

第 4 问:以下矫形器可辅助患者完成书写活动的是

A. 手功能位矫形器
B. 拇对掌矫形器
C. 扩虎口矫形器
D. 腕背伸矫形器
E. 拇指伸直矫形器
F. 2~5 指掌指关节 8 字形矫形器

【解析】患者腕部损伤导致正中神经损伤,患者无法完成对指、对掌动作,可以为其配制拇对掌矫形器辅助患者完成拇指抓握物体的活动。

【案例 3】患者女,21 岁,大三学生。右利手,专业为美术设计。5 个月前外出旅行途中意外发生车祸导致脑外伤,颅脑 CT 示“左侧额顶颞叶硬膜下血肿”。术后病情稳定转至康复科行综合康复训练。

第 1 问:为了获取患者的康复需求,作业治疗师最常用的评估方法是

A. MBI　　B. COPM
C. FAI　　D. SF-36
E. MTT　　F. Lawton IADL
G. WHOQOL-100

答案:【案例 2】 1. D　2. C　3. AEH　4. B　【案例 3】 1. B

【解析】加拿大作业表现测量(COPM)是一种“以患者为中心”的评估个体能力和康复需求的工具。

第2问:患者表示期望重返校园,完成学业。患者遇到的主要困难是右手指尖捏力弱,笔常常掉落。以下辅具可以促进患者完成持笔画画的是

A. 用乒乓球加粗的笔
B. 带C形夹的笔
C. 万能袖套
D. 笔杆子细的笔
E. 使用弹力绷带将笔绑在手上
F. 拇对掌矫形器

【解析】可以通过加粗笔来促进患手捏力差的握笔表现。

第3问:作业治疗师在评估时发现,患者从坐到站较困难,需要家人中等量帮助。以下辅具可以降低马桶如厕时站起与坐下的难度的是

A. 坐便器
B. 马桶加高的坐垫
C. 轮椅式便池
D. 扶手
E. 助行架
F. 防滑垫

【解析】马桶加高可以减少身体重心前移及髋膝关节屈伸的角度及力量(选项B)。扶手与助行架可通过双上肢的力量辅助坐站转移。

第4问:患者希望能步行重返校园,为了提高患者步行的速度和实用性,推荐使用的助行器和使用方法是

A. 手杖三点步
B. 手杖两点步
C. 助行架两点步
D. 助行架四点步
E. 前臂支撑拐四点步
F. 肘拐两点步

【解析】手杖两点步:手杖、患侧足→健侧足,步行速度快、实用性强,适用于偏瘫程度较轻、平衡功能较好的患者以及恢复后期的患者。

答案: 2. A 3. BDE 4. B

第十八章　言语治疗

一、单选题

1. 下列属于言语训练的实用交流能力训练内容的是
   A. 词汇理解
   B. 运用手势、笔谈的训练
   C. 句法能力训练
   D. 失用训练
   E. 复述训练

【解析】其他三项属于言语能力训练。

2. 下列**不属于**影响失语症康复因素的是
   A. 损伤及医疗救治因素
   B. 康复治疗因素
   C. 个人因素
   D. 家庭因素
   E. 社会因素

【解析】影响失语症康复的因素包括损伤及医疗救治因素、康复治疗因素、个人因素和社会因素。

3. 以下为言语治疗禁忌证的是
   A. 构音障碍
   B. 口吃
   C. 失语症
   D. 精神障碍
   E. 语言发育迟缓

4. 患者男，69岁。脑外伤后半年，采用失语成套测验，结果患者在极少的帮助或无帮助下，可以讨论几乎所有的日常问题，但言语或理解能力较弱，某些谈话出现困难或不可能。该患者的失语症严重程度分级为
   A. 3分　　B. 0分　　C. 2分
   D. 1分　　E. 4分

【解析】0分：无有意义言语或听理解能力。1分：所有言语交流通过不连续的言语表达，大部分需要听话人推测、询问和猜测，可交流的信息范围有限，听话人在言语交流中感到困难。2分：在听话人的帮助下，可能进行熟悉话题的交谈。患者常常不能表达自己的思想，患者与检查者都感到进行言语交流的困难。3分：在极少的帮助或无帮助下，患者可以讨论几乎所有的日常问题，但由于言语或理解能力较弱，某些谈话出现困难或不可能。4分：言语流利和可观察到的理解障碍，在思想表达和表达语言的形成上无明显限制。5分：极小的、可分辨出的言语障碍；患者主观上可能感到有些困难，但听话人不能明显觉察到。

5. 参与构音的器官**不包括**
   A. 肺　　B. 声带
   C. 舌　　D. 下颌
   E. 食管

【解析】参与构音的器官包括肺、声带、软腭、舌、下颌、口唇等。

答案： 1. B　2. D　3. D　4. A　5. E

6. 改良 Frenchay 构音障碍评定法的 8 大项目**不包括**
   A. 反射性功能检查
   B. 硬腭功能检查
   C. 呼吸功能检查
   D. 唇功能检查
   E. 喉功能检查

【解析】改良 Frenchay 构音障碍评定法的 8 大项目包括反射性功能检查、呼吸功能检查、唇功能检查、下颌功能检查、软腭功能检查、喉功能检查、舌功能检查和言语检查。

7. 声母训练最先开始于
   A. b-p-m　　B. b-d-h
   C. p-t-h　　D. j-q-x
   E. z-zh-j

【解析】声母要先从双唇音开始，最后发较难的音(软腭音、齿音、舌齿音等)。

8. 以下频率为中频的刺激范围是
   A. 10~100Hz
   B. 0~1 000Hz
   C. 1 000~100 000Hz
   D. 20~300kHz
   E. 300kHz 以上

9. 生物反馈训练适用于
   A. 意识障碍者
   B. 认知功能障碍者
   C. 粘贴电极片有伤口者
   D. 神经性吞咽障碍患者
   E. 学习能力差者

10. 球囊扩张适用于
   A. 环咽肌功能障碍者
   B. 口鼻黏膜充血者
   C. 头颈部癌症复发者
   D. 病情未稳定者
   E. 未控制的高血压患者

二、多选题

1. Wernicke 失语综合征的重点训练内容是
   A. 口语命名、文字称呼
   B. 文字、构音训练
   C. 听理解
   D. 会话、复述
   E. 图片描述训练

【解析】Wernicke 失语，特征为不能理解自己和他人言语的意义，但自身有语言表达能力。临床表现为话语多而杂乱、难以听懂、对答不切题，多伴有阅读和书写功能障碍。患者无自知力。因此应重点训练听理解、会话、复述能力。

2. 训练中属于书写训练的是
   A. 字卡和图卡匹配
   B. 听词与看词后书写
   C. 字词描红
   D. 抄写
   E. 听理解训练

3. 流畅性失语包括
   A. 命名性失语症
   B. 感觉性失语
   C. 运动性失语
   D. 经皮质感觉性失语
   E. 经皮质运动性失语

【解析】运动性失语，即 Broca 失语，表现为口语表达困难，是一种非流利性的口语，讲话费力、找词困难、发音困难，仅限于实质词，听理解能力较好，复述、命名、阅读、书写均不同程度受损。

答案： 6. B　7. A　8. B　9. D　10. A
1. CD　2. BCD　3. ABD

4. 复述相对好的有
   A. 传导性失语
   B. 经皮质感觉性失语
   C. 经皮质运动性失语
   D. 命名性失语
   E. 完全性失语

【解析】传导性失语，口语表达清晰，听理解正常，但不能复述，或者以错语复述，自发语因为找词困难有较多的语音错语，命名、朗读时也会出现错语，伴书写障碍。

5. 下列属于运动性构音障碍分类的是
   A. 弛缓型构音障碍
   B. 痉挛型构音障碍
   C. 单侧上运动神经元型构音障碍
   D. 运动不及型构音障碍
   E. 运动过度型构音障碍

【解析】运动性构音障碍根据神经解剖和言语声学特点分为6种类型：痉挛型（中枢性运动障碍）、弛缓型（周围性构音障碍）、失调型（小脑系统障碍）、运动过强型（锥体外系障碍）、运动过弱型（锥体外系障碍）、混合型（运动系统多重障碍）。

6. 功能性构音障碍常见的构音**错误**有
   A. [g]→[d]
   B. [k]→[t]
   C. [zh]→[z]
   D. [l]→[n]
   E. 非鼻音发成了鼻音

【解析】功能性构音障碍常见的构音错误：①[g]→[d]、[k]→[t]，如“哥哥”说成“的的”；②[zh]→[z]、[ch]→[c]、[sh]→[s]，如“知”发成“滋”，“吃”说成“次”，“是”发成“四”；③[l]→[n]；④非鼻音发成了鼻音。

7. 下列是韵母音位构音异常的是
   A. 韵母鼻音化
   B. 韵母中位化
   C. 韵母遗漏
   D. 韵母替代
   E. 韵母歪曲

【解析】韵母音位构音异常包括韵母鼻音化、韵母中位化、韵母遗漏、韵母替代。

8. 气道保护手法训练包括
   A. 门德尔松手法
   B. 声门上吞咽法
   C. 超声门上吞咽法
   D. 用力吞咽法
   E. Shaker 训练

9. 下列属于肠内营养途径的是
   A. 胃造瘘术
   B. 间歇插管技术
   C. 留置鼻饲管
   D. 静脉补液
   E. 留置空肠管

10. 口腔感觉刺激技术，适用于
   A. 吞咽失用的患者
   B. 食物感觉失认的患者
   C. 口腔期吞咽启用延迟的患者
   D. 口腔感觉降低的患者
   E. 咽期吞咽启动延迟的患者

11. 口腔感觉刺激技术的具体方法包括
   A. 温度刺激技术
   B. 嗅觉刺激
   C. 味觉刺激
   D. 深感觉刺激
   E. K点刺激

答案： 4. BCD　5. AB　6. ABCDE　7. ABCD　8. ABCD　9. ABCE　10. ABCDE　11. ABCDE

三、共用题干单选题

（1~3 题共用题干）

患者男，49 岁，小学文化程度。职业：食堂管理员兼经理。右利手。

2022 年 5 月 11 日晚 9 时聊天时突然感到心慌、头晕，两眼右侧视物不清，说话含糊，右上肢发麻，10 分钟后好转。2 天后话多，答非所问，但无肢体活动障碍。

失语检查(病后10天)：说话问答为0分。但说话不费力、无构音障碍、无语调障碍、有文法结构。有音位错语、词义错语和新语。属于流利型口语，不能表达意思，信息量为 1 分。

1. 考虑该患者的失语症类型是
   A. Wernicke 失语
   B. Broca 失语
   C. 表达性失语
   D. 命名性失语
   E. 混合性失语

【解析】Wernicke 失语，特征为不能理解自己和他人言语的意义，但自身有语言表达能力。临床表现为话语多而杂乱、难以听懂、对答不切题，多伴有阅读和书写功能障碍。患者无自知力。

2. 制订失语症治疗处方时的注意事项**不包括**
   A. 全面评估、重点突出、目标明确、简便易行
   B. 在口语、书面语等多方面受损的情况下，治疗重点和目标应首先放在书面语的康复训练上
   C. 口语训练同时辅以相同内容的朗读和书写，可以强化疗效
   D. 治疗所用语言素材要适合患者文化水平、生活习惯和个人兴趣，做到先易后难、循序渐进
   E. 掌握治疗节奏。患者情绪低落时，应缩短治疗时间，更换治疗方式，或者间断治疗；当患者取得进步时，应予以鼓励，坚定其信心；出现差错时，应即时用适当方式反馈给患者，并进行纠正

【解析】制订失语症治疗处方时可参考以下方面：针对重点、口语优先、满足生活、辅以读写、适合兴趣、控制情绪、鼓励反馈、积极环境、示范暗示、由易到难、家庭巩固、多种代偿。同时须注意：①全面评估、重点突出、目标明确、简便易行。②在口语、书面语等多方面受损的情况下，治疗重点和目标应首先放在口语的康复训练上。③口语训练同时辅以相同内容的朗读和书写，可以强化疗效。④治疗所用语言素材要适合患者文化水平、生活习惯和个人兴趣，做到先易后难、循序渐进。⑤掌握治疗节奏。患者情绪低落时，应缩短治疗时间，更换治疗方式，或者间断治疗；当患者取得进步时，应予以鼓励，坚定其信心；出现差错时，应即时用适当方式反馈给患者，并进行纠正。⑥选择适宜的交流环境，激发患者言语交流的欲望和积极性。

3. 关于失语症的 Schuell 刺激疗法的主要原则，下列说法**不正确**的是
   A. 利用强的听觉刺激
   B. 适当的语言刺激
   C. 反复利用感觉刺激
   D. 多途径的语言刺激
   E. 刺激可不引出反应

【解析】失语症的 Schuell 刺激疗法的主要原则包括利用强的听觉刺激、适当的语言刺激、反复利用感觉刺激、多途径的语言刺激、刺激应引出反应、强化正确反应及修正刺激。

答案： 1. A 2. B 3. E

(4~5题共用题干)

患者男,62岁。因"突发左侧肢体无力2天"入院。现患者病情稳定,查体:血压130/80mmHg,心肺检查无异常。神经系统:神志清,无明显认知功能障碍,构音含糊,说话缓慢费力,吞咽呛咳,左侧鼻唇沟稍浅,伸舌偏左,软腭抬升差,咽反射减弱。

4. 这位患者的构音障碍属于
   A. 运动过多型构音障碍
   B. 运动失调型构音障碍
   C. 运动过少型构音障碍
   D. 痉挛型构音障碍
   E. 弛缓型构音障碍

【解析】上运动神经元损伤导致的构音障碍一般都是痉挛型构音障碍(中枢性运动障碍),此患者说话时缓慢费力,鼻音过重,舌交替运动差。

5. 针对患者的鼻咽闭锁功能差,采用相关训练。下列训练**不正确**的是
   A. 推掌疗法
   B. 用力叹气
   C. 伸舌训练
   D. 重复发爆破音与开元音"pa、da"
   E. 用冰块或细软毛刷直接刺激软腭

【解析】鼻咽腔闭锁功能训练(软腭训练)可采取以下方法:①用力叹气促进软腭抬高;②"推掌疗法",两手掌相对推,同时发出"啊"音,随着一组肌肉的突然收缩,使其他肌肉趋向收缩,从而增加腭肌的功能;③重复发爆破音与开元音"pa、da";重复发摩擦音与闭元音"si、shu";重复发鼻音与元音"ma、ni";④发音时将镜子、手指或纸巾放在鼻孔下观察是否有漏气;⑤利用压舌板或冰棉棒在软腭游离缘中份将软腭向后上方做推挤动作。

(6~8题共用题干)

患者男,52岁。小脑梗死,吞咽障碍1年余,右侧偏瘫,体力耐力较差,咽腔测压结果显示患者上咽腔压力不足,吞咽呼吸协调性差。吞咽造影显示患者存在两种以上质地食物的渗漏和误吸,吞咽时环咽肌开放不充分,咽部残留较多,左转头,吞咽效率高于右侧,咽部残留可通过咳嗽清除,诊断为重度口咽期吞咽障碍。

6. 患者环咽肌开放不完全,最适合采取的治疗措施是
   A. 冰刺激　　B. 嗅觉刺激
   C. 味觉刺激　　D. K点刺激
   E. 球囊扩张技术

7. 球囊扩张每天的治疗强度为
   A. 5~8个　　B. 1~3个
   C. 10~20个　　D. 20~30个
   E. 30个以上

8. 现在患者为间歇置管进食状态,未尝试经口进食,按照FOIS分级,患者属于
   A. 1级　　B. 2级
   C. 3级　　D. 4级
   E. 5级

四、案例分析题

【案例1】患者男,62岁。脑梗死后出现言语障碍,主要表现为语量少,讲话费力,发音和语调障碍和找词困难等,复述、命名、阅读及书写均有不同程度受损。既往史:长期糖尿病、高血压病史,长期吸烟。

第1问:下列说法**不正确**的是
   A. 发病后2个月内接受康复训练比3个月后接受训练效果好

答案: 4. D　5. C　6. E　7. A　8. A
【案例1】 1. D

B. 智商越高,文化程度越高的患者,其预后较好
C. 左利手者的愈合较右利手者为佳
D. Wernicke 失语的预后较 Broca 失语好
E. 多语种患者,其母语及常用语言恢复好于其他语种
F. 合并认知障碍影响恢复
【解析】Wernicke 失语预后较差。

第 2 问:Broca 区在
A. 缘上回 B. 角回
C. 三角部 D. 岛盖部
E. 颞上回 F. 眶部皮质
【解析】在脑解剖学上,Broca 区位于左侧额下回后部,并分为 3 个部分:岛盖部、三角部、眶部皮质(BA44、BA45、BA47)。

第 3 问:失语症的临床表现有
A. 构音障碍 B. 听理解障碍
C. 自发言语障碍 D. 阅读障碍
E. 书写障碍 F. 言语失用
【解析】失语症的临床表现有构音障碍、听理解障碍、自发言语障碍、阅读障碍、书写障碍。

第 4 问:Frenchay 构音障碍评定法中**不包括**
A. 反射 B. 呼吸
C. 肌张力 D. 喉
E. 言语 F. 舌
【解析】Frenchay 构音障碍评定法包括反射、呼吸、唇、颌、软腭、喉、舌、言语。

【案例 2】患儿女,3 岁 4 个月。左侧完全性唇腭裂,唇裂修补术后 2 年半,腭裂修补术后 6 个月。患儿智力正常,无瘘孔和舌系带过短,无腺样体增殖、扁桃体炎、鼻炎等上呼吸道疾病,没有中耳疾病,无听力障碍等其他疾病。

第 1 问:为确认患儿软腭运动情况,下一步可进行的检查是
A. 纤维喉镜
B. 客观声学测量
C. 嗓音测试
D. 鼻流量测试
E. 共振峰测试
F. 汉语构音能力测试
G. 腭电图仪检查
【解析】纤维喉镜直接观察到患者发音时软腭及各咽壁的运动情况,是目前诊断腭咽闭合功能最重要、最常用的工具。鼻流量测试可分析声音的共振能量,从而反映过高鼻音的程度,较全面地反映患者发音时的腭咽部生理状态。腭电图仪检查通过在硬腭部贴敷含有多个电极的软质人工腭,发音时描记舌腭接触的运动轨迹,并转化为电信号产生腭图显示在视屏上,从而能观察到发音过程中的舌腭接触关系,识别异常构音方式和位置。

[提示]经纤维喉镜检查和客观声学测量发现该患儿无软腭短小、咽腔深大等问题,但发音时软腭运动不明显。
第 2 问:为促使腭咽闭合功能尽快建立,可进行的治疗为
A. 软腭按摩
B. 软腭哼鸣训练
C. 软腭抬高训练
D. 重复发摩擦音与闭元音“si、shu”
E. 重复发鼻音与元音“ma、ni”,吹气球法
F. 用力叹气
【解析】以上选项均可提高腭咽闭合能力,达到改善或消除鼻音功能亢进的目的。

[提示]汉语构音能力测试发现该患儿不能产生全部压力性辅音。

答案: 2. CD 3. ABCDE 4. C 【案例 2】 1. ADG 2. ABCDEF

第 3 问:下列声母发音正确率最高的是

A. b B. p
C. m D. f
E. d F. t

【解析】患儿无法产生压力性辅音,压力性辅音主要包括塞音、擦音和塞擦音。b、p、d、t 属于塞音,f 属于擦音,因此 A、B、D、E、F 选项都发音不正确。

第 4 问:该患儿可能出现的言语症状有

A. 喉摩擦音 B. 咽喉爆破音
C. 腭化构音 D. 侧化构音
E. 鼻腔构音 F. 声门爆破音

【解析】声门爆破音是腭咽闭合不全患者中最容易发生的一种异常语音。在语音病理学中被称之“腭裂语音”的代表音,其音声特点是:语音清晰度低,在发某些辅音时,声音似从咽喉部硬挤出。喉摩擦音是发音时舌根和咽喉摩擦而形成的异常语音。在临床上以[s]、[ci]、[t]、[d]的音最容易被检查。咽喉爆破音语音清晰度低,它的发音过程几乎是通过舌根和咽后壁的闭锁和开放来完成的。在发[k]、[g]等音最容易被检查。腭化构音发音时患者的舌背呈卷曲状。摩擦音、鼻音等都可出现腭化构音。侧化构音是气流从患者的口腔一侧或两侧流出。比较典型的是将[ki]发成[gi]。鼻腔构音发音时的构音点在鼻腔。临床上最常见的是将[gu](估)发成[ku](哭)。与[i]、[u]相关的音比较容易出现鼻腔构音。

【案例 3】患者女,64 岁。晨起被发现人事不省,口周有呕吐物,既往无高血压,糖尿病,高血脂病史,建议进一步检查。

第 1 问:对患者下一步应进行的检查是

A. 脑部平片 B. 脑部平扫 CT
C. 腹部增强 CT D. 腹部 MRI
E. 头部增强 MRI F. 胸部 CT

[提示]头部 CT 发现患者左侧小脑出血。

第 2 问:首先考虑的疾病是

A. 脑卒中 B. 慢性胃炎
C. 动脉粥样硬化 D. 下肢血栓
E. 认知障碍 F. 失语症

第 3 问:电子喉镜检查时,进食低稠食物 10ml,食物进入气道,附着在声带上,咳嗽后清除良好。按照渗漏-误吸分级标准,患者属于

A. 1 级 B. 2 级
C. 3 级 D. 4 级
E. 5 级 F. 6 级

第 4 问:吞咽造影检查时,患者配合指令较差,合并有认知障碍,可采取的合理的辅助措施包括

A. 字卡提示
B. 半卧位姿势
C. 将食物放入舌前区域
D. 每次吞咽后用力咳嗽
E. 一口量约 3ml
F. 一口量约 5ml

答案: 3. C 4. ABCDEF **【案例 3】** 1. B 2. A 3. D 4. ABCDE

第十九章　康复工程

一、单选题

1. 对于轮椅坐姿**不正确**的是
   A. 坐姿端正，双眼平视
   B. 双手握住轮椅扶手，肘关节保持在屈曲 150°左右
   C. 臀部紧贴后靠背
   D. 大小腿之间的角度为 110°~130°
   E. 内收肌痉挛患者，需在两膝间安放软垫以预防压疮

【解析】患者轮椅坐姿上身应稍向前倾，两肩放松，双手握住轮椅的扶手，肘关节保持在屈曲 120°左右。

2. **不适合**脑外伤患者使用的辅助器具是
   A. 手杖
   B. 粗柄勺
   C. 腰围
   D. 改用尼龙搭扣的上衣
   E. 洗澡椅

【解析】采用康复治疗后、许多脑外伤患者的运动功能可得到不同程度的恢复，但有少量患者由于各种原因得不到完全的恢复，为了防止畸形和便于日常生活，需采用辅助器具。常用的辅助器具有矫形器，包括踝足矫形器，分指板等，以及帮助日常生活的辅助器具，如手杖、拾物器、勺柄、提鞋辅助具等。脑外伤患者一般不会有腰部的问题，故而不需要使用腰围。

3. 脑卒中患者在康复训练初期使用的最好的拐杖是
   A. 单足拐杖
   B. 多足拐杖
   C. 三足拐杖
   D. 四足拐杖
   E. 前臂杖

【解析】四足拐杖由于有四足，所以更为稳定，对于脑损伤的偏瘫患者在刚开始进行步行训练时，可以提供较好的稳定性。但是在不平的路面上行走时，容易造成摇晃不稳的现象。

4. 矫形器的主要功能**不包括**
   A. 矫正
   B. 稳定支持
   C. 代偿与助动
   D. 固定与矫正
   E. 维持步行平衡

【解析】矫形器的基本作用：固定和保护作用、稳定和支持作用、预防和矫正畸形、代偿和助动作用。辅助保持身体平衡是助行器的主要作用。

5. 下肢矫形器的适用范围**不包括**
   A. 下肢无力
   B. 以代偿缺失肢体的功能为目的
   C. 下肢骨骼及关节发育不全
   D. 截瘫

答案： 1. B　2. C　3. D　4. E　5. B

E. 膝关节控制能力弱

【解析】假肢才是以代偿缺失肢体的功能为目的。

6. 下列**不属于**对下肢假肢进行适应性检查的是
   A. 假肢对线检查
   B. 步态检查
   C. 残肢畸形的检查
   D. 接受腔适配情况检查
   E. 悬吊情况的检查

【解析】对下肢假肢的评定内容主要包括:接受腔适合程度的评定、悬吊能力的评定、对线的评定、假肢长度的评定,以及步态评定等内容。对残肢的畸形进行评估是假肢装配前的评定内容。

7. 关于单侧大腿截肢者假肢侧的迈步训练,说法**错误**的是
   A. 将假肢后退一步,使假肢承重
   B. 健肢后退一步,完全承重
   C. 在假肢足尖接触地面的状态下,将体重移向健肢侧
   D. 向前迈出假肢,使其足跟落在健肢脚尖前方
   E. 为使膝关节保持伸展位,臀大肌要用力防止膝猝屈

【解析】假肢迈步训练的步骤是:假肢后退一步,使假肢承重;患者在假肢足尖接触地面的状态下将体重移向健肢;迈出假肢,使其跟部落在健肢脚尖前面。健肢迈步训练的步骤是:健肢后退一步,完全承重;患者将体重移向假肢,腰挺直迈出健肢,尽量使迈步距离大些;提起假肢跟部,使脚尖部位承重,弯曲假肢膝关节。

8. 患者女,52岁。在3岁时被诊断为小儿麻痹症,现右小腿肌肉萎缩、畸形,跛行步态。最适合的矫形器为
   A. 踝足矫形器
   B. 膝矫形器
   C. 膝踝足矫形器
   D. 髋膝踝足矫形器
   E. 截瘫行走器

【解析】膝踝足矫形器适用于膝关节变形,下肢肌肉无力的情况,如脑瘫、脊髓灰质炎后遗症(小儿麻痹症)等。

9. 患者男,76岁。半年前因肿瘤导致右侧大腿近端截肢,现寻求假肢适配服务。其最适合的假肢膝关节为
   A. 承重自锁膝关节
   B. 四连杆膝关节
   C. 带伸膝结构的膝关节
   D. 带锁膝关节
   E. 单轴气压膝关节

【解析】患者年龄较大,选择带锁的假肢膝关节,更为稳定可靠。

二、多选题

1. 脊柱矫形器的适用范围包括
   A. 需要减少椎体承重
   B. 代偿失去的功能
   C. 促进椎体骨折愈合
   D. 矫正畸形、预防畸形发展
   E. 辅助脊柱运动

【解析】脊柱矫形器的作用主要为限制脊柱的运动,辅助稳定病变关节,减少椎体承重,减轻局部疼痛,促进病变的愈合,矫正和防止畸形发展。临床上广泛用于颈部烧伤、颈腰部扭伤、颈腰椎椎间盘突出症、脊椎骨

答案: 6. C 7. B 8. C 9. D
1. ACD

折、特发性脊柱侧凸、脊柱手术前后和脊柱关节炎等疾病。

2. 残肢痛是指截肢后肢体残留部分的疼痛,引发残肢痛的原因可能有
   A. 局部缺血
   B. 瘢痕粘连、神经粘连
   C. 骨端骨刺形成
   D. 神经瘤
   E. 心理、精神因素

【解析】残肢痛是所有截肢患者早期的一大困扰,需要检查分析引起的原因、部位、程度、发作的时间和可能的诱因。残肢痛的原因较多,如残肢有神经纤维瘤、有骨刺和瘢痕增生、有血液循环障碍等,均可引起残端痛,造成假肢穿戴困难。

3. 在制作下肢假肢前,残肢检查的内容应包括
   A. 残肢关节的活动度
   B. 残肢的肌力情况
   C. 残肢的肌电信号
   D. 残肢的皮肤情况
   E. 残肢的长度

【解析】残肢的条件将在一定程度上决定假肢的装配方式,同时也会直接影响假肢装配和穿戴假肢后的代偿功能,所以对残肢进行系统的评定尤为重要。对残肢的评估内容包括:残肢外形、残肢畸形、残肢皮肤和软组织情况、残肢长度、关节活动范围、肌力检查、残肢痛和幻肢痛等。残肢的肌电信号是属于上肢假肢装配时的评估内容。

4. 矫形器临床适配流程包括
   A. 矫形器的处方
   B. 矫形器装配前的治疗
   C. 矫形器制作
   D. 指导患者及家属使用矫形器
   E. 患者的随访

【解析】在制作和使用矫形器前,需要经过临床检查、制订矫形器处方、穿戴矫形器前后的训练、调整和维修等过程。其适配过程具体包括:处方前检查、矫形器处方、矫形器装配前的治疗、矫形器制作、初检、矫形器的使用训练、终检、随访。

三、共用题干单选题

(1~2 题共用题干)

患者男,37 岁,农民。主诉右腕下垂,活动受限,指端麻木 3 个月。查体:手腕下垂,指不能伸,手背及前臂皮肤感觉减退。

1. 对该患者的临床诊断考虑是
   A. 臂丛神经损伤
   B. 正中神经损伤
   C. 尺神经损伤
   D. 桡神经损伤
   E. 肌皮神经损伤

【解析】垂腕主要是桡神经损伤的表现。

2. 适合该患者的矫形器为
   A. 最大伸展位矫形器
   B. 腕伸展矫形器
   C. 莫伯格矫形器
   D. 抗痉挛矫形器
   E. 片簧式矫形器

【解析】桡神经损伤后可使用腕伸展矫形器。

(3~5 题共用题干)

患儿女,10 岁。因车祸导致右踝及以

答案: 2. ABCD 3. ABDE 4. ABCDE
1. D 2. B

下部位严重损伤,骨科医师判断损伤部位组织无法修复存活,需要进行小腿截肢。

3. 结合患儿的实际情况,并从装配假肢后的功能来考虑,该患儿小腿截肢的最理想部位是
   A. 右踝关节处
   B. 小腿中下 1/3 处
   C. 小腿 1/2 处
   D. 小腿中上 1/3 处
   E. 膝关节下 1/4 处

【解析】小腿假肢应尽可能保留长度,长残肢杠杆力量好,有很好的控制假肢的能力。该患者踝关节已严重损伤,为防止残肢感染,应从小腿中下 1/3 处截肢。

4. 装配小腿假肢过程中,患儿在步行过程时出现假肢侧膝关节过度屈曲,可能的原因是
   A. 接受腔前倾角过大
   B. 接收器后倾角过大
   C. 接受腔相对于假脚过于偏向外侧
   D. 接受腔相对于假脚过于靠后
   E. 接受腔内收角度过大

【解析】若是小腿假肢从足跟着地到站立中期之间出现膝关节过度屈曲,可能的原因有足背过度背屈或接受腔过度前倾、接受腔安装过度向前等;若是小腿假肢从站立中期到脚尖离地期之间出现膝关节过度屈曲,可能的原因有接受腔相对于假肢过于偏前、足部过度背屈或接受腔过度前倾等。

5. 若该患儿在适配假肢 2 年后,反馈残肢末端疼痛,最可能的原因是
   A. 局部缺血
   B. 瘢痕粘连、神经粘连
   C. 骨端骨刺形成
   D. 神经瘤
   E. 心理、精神因素

【解析】儿童截肢患者最常见的并发症为残肢骨突末端的骨质增生,形成骨刺,导致残肢末端与接受腔内部挤压,引起残肢末端疼痛。

答案: 3. B　4. A　5. C

第二十章　我国传统疗法

一、单选题

1. 中医康复学在治疗原则上既不同于现代康复学，也与中医临床学有区别。其是在中医学基本理论指导下，针对功能障碍采取的治疗措施，中医康复学的治疗原则**不包括**

   A. 整体康复　　B. 辨证康复
   C. 功能康复　　D. 综合康复
   E. 单一康复

【解析】中医康复学的治疗原则包括整体康复、辨证康复、功能康复、综合康复，单一康复与整体康复、综合康复相对立，不是中医康复学的治疗原则。

2. 推拿治疗疾病对部分内、外、妇、儿科疾病具有卓著的治疗效果，但其范围主要是

   A. 伤科疾病　　B. 疾病预防
   C. 养生保健　　D. 传染性疾病
   E. 五官科疾病

【解析】推拿治疗疾病的范围主要是以伤科疾病（主要指运动系统之软组织疾病）为主。

3. 艾灸疗法的作用原理**不包括**

   A. 局部温热刺激效应
   B. 辐射效应
   C. 药化效应
   D. 经络调节作用
   E. 清热解暑

【解析】艾灸是用艾叶作为主要材料，在人体的腧穴或病变部位进行热灼和熏烤，通过其药物作用及热刺激来激发人体经气的活动以调整人体紊乱的生理生化功能，其作用原理包括局部温热刺激效应、辐射效应、药化效应、经络调节作用，并无清热解暑作用。

4. 下列情况可以采用拔罐治疗的是

   A. 急重症、慢性全身虚弱性疾病及接触性传染病者
   B. 毒蛇咬伤以及丹毒、红丝疔者
   C. 严重心脏病、心力衰竭者
   D. 血小板减少性紫癜、白血病及血友病等出血性疾病者
   E. 急性外伤性骨折、瘰疬、严重水肿者

【解析】拔罐疗法适应证较广，临床可应用于内、外、妇、儿等各科病症，多用于风湿痛、腰背肢体痛、胃痛、头痛、高血压、感冒、咳嗽、目赤肿痛、毒蛇咬伤以及丹毒、红丝疔等。选项A、C、D、E均为拔罐治疗的禁忌证。

5. 进行精神康复的首要前提是

   A. 注重建立良好的医患关系
   B. 情志疗法的开展
   C. 选择正确的情志疗法
   D. 药物治疗
   E. 暗示疗法

答案： 1. E　2. A　3. E　4. B　5. C

【解析】选择正确的情志疗法是进行精神康复的首要前提。整体观念是选择正确方法的指导思想，而辨证论治是选择正确的情志疗法的有力保证。

6. 关于熏蒸疗法，下列说法**错误**的是
   A. 冬季熏蒸时应注意保暖和避免吹风
   B. 熏蒸时患者应注意与药液保持一定的距离，以感觉皮肤舒适为宜，避免被蒸气烫伤
   C. 全身熏蒸时间不宜过长，不宜超过 20 分钟
   D. 熏蒸时若发现患者皮肤过敏，应立即停止熏蒸，并给予对症处理
   E. 对于应用熏蒸疗法无效或病情加重者，应继续熏蒸治疗观察疗效

【解析】对于应用熏蒸疗法无效或病情加重者，应停止熏蒸治疗，改用其他治疗方法。

二、多选题

1. 中医康复学的适用对象是常见的病残诸证，主要包括
   A. 残疾者　B. 慢性病患者
   C. 急性伤病患者　D. 年老体弱者
   E. 健康人

【解析】由于中医康复医疗的对象主要是具有身心功能障碍者，包括病残者、伤残者和各种急慢性病患者以及年老体弱者等。

2. 中医康复学的特点包括
   A. 整体康复与辨证康复相结合
   B. 预防康复与临床康复相结合
   C. 形体康复与精神康复相结合
   D. 自然康复与自疗康复相结合
   E. 内治康复与外治康复相结合

【解析】中医康复学的特点包括整体康复与辨证康复相结合、预防康复与临床康复相结合、形体康复与精神康复相结合、自然康复与自疗康复相结合、内治康复与外治康复相结合。

3. 刮痧的作用原理包括
   A. 调整阴阳　B. 疏通经络
   C. 活血止痛　D. 温补脾肾
   E. 辐射效应

【解析】刮痧的作用原理包括调整阴阳、疏通经络、活血止痛。温补脾肾、辐射效应为艾灸治疗作用。

4. 关于针刺治疗，下列说法正确的是
   A. 患者在过度饥渴、暴饮暴食、醉酒及精神过度紧张时，禁止针刺
   B. 患有严重过敏性、感染性皮肤病，以及出血性疾病（如血小板减少性紫癜、血友病等）者禁用
   C. 对于破伤风、癫痫发作期、躁狂型精神分裂症发作期等患者，针刺时不宜留针
   D. 针刺治疗在康复领域主要用于慢性病、老年病及各种疾病后遗症的康复治疗
   E. 任何疾病均可采用针刺治疗

【解析】选项 A、B、C 为针刺治疗的禁忌证，选项 D 为针刺治疗的适应证，选项 E 的说法太绝对。

5. 饮食疗法作用的基本原理是“药食同源”。关于其治疗作用，说法正确的是
   A. 滋养作用　B. 调整作用
   C. 防衰作用　D. 抗病作用
   E. 长寿作用

【解析】中医学认为饮食的滋养是人类维

答案：6. E
1. ABCD　2. ABCDE　3. ABC　4. ABCD　5. ABCD

持生命的基础。中医学认为人体要达到"阴平阳秘"的正常生理状态，必须保持机体阴阳协调平衡，这是养生最重要的法则。《素问·至真要大论》曰："谨察阴阳所在而调之，以平为期"。对于因阴阳失调所导致的病理状态，可以利用饮食的性味来进行调整。饮食养生是防衰益寿的重要环节。《养老奉亲书》曰："高年之人，真气耗竭，五脏衰弱，全仰饮食以资气血"。饮食的调配能增加人体的抗病能力。《黄帝内经·素问》曰："正气存内，邪不可干"。选项E的说法太绝对。

三、共用题干单选题

（1~2题共用题干）

患者男，32岁，工人。腰痛3年，加重1天。3年前在剧烈活动时腰部扭伤，经医师按摩疼痛缓解，此后又因抬举重物而复发腰痛。1天前再次劳累后感觉腰部疲乏、酸痛，不能仰卧，弯腰俯身时腰部有断裂感。诊见舌红、苔薄、脉弦，腰肌紧张、可触及痛点，X线片检查未发现异常。

1. 对该患者早期**不宜**采用的治疗方法是

A. 推拿治疗　　B. 针刺治疗

C. 艾灸治疗　　D. 熏蒸疗法

E. 主动运动

【解析】该患者此次腰痛为急性腰痛，早期需要休息，不能剧烈运动，早期不宜主动运动。

2. 关于腰痛推拿治疗，下列手法操作顺序正确的是

A. 放松手法、复位手法和强壮手法

B. 复位手法、强壮手法和放松手法

C. 强壮手法、复位手法和放松手法

D. 放松手法、强壮手法和复位手法

E. 复位手法、放松手法和强壮手法

【解析】临床上一般将其归类为放松手法、复位手法和强壮手法三大类。治疗过程先通过滚法、揉法、点按法、摇法等手法放松肌肉；再采取拔伸、按压、背法、扳法等复位手法，调整小关节紊乱，使关节、肌腱恢复正常的位置；最后采取摩擦、拍打、叩击等强壮手法，强壮肌肉韧带，巩固关节。

（3~6题共用题干）

患者男，54岁。农民，初中学历。左侧肢体活动不利3个月。头颅磁共振提示右侧基底节区腔隙性梗死。专科检查：简易精神状态量表25/30分；Barthel指数评分75/100分，生活基本自理。

3. 该患者存在右侧肢体活动不利，假如该患者日常生活自理，能够独立步行，但是存在左侧肌力弱，耐力差，中医传统运动疗法可以采用的最合适的方法是

A. 易筋经　　B. 太极拳

C. 八段锦　　D. 五禽戏

E. 真气运行

【解析】易筋经最主要的特点是结合了人体的呼吸吐纳、形体锻炼和情志调节，特别是在增强锻炼者肌肉力量、提高其平衡功能方面，易筋经的锻炼可发挥明显的作用。

4. 该患者存在右侧肢体活动不利，假如该患者日常生活自理，能够独立步行，但是存在平衡功能欠佳，中医传统运动疗法可以采用的最合适的方法是

A. 易筋经　　B. 太极拳

C. 八段锦　　D. 五禽戏

E. 真气运行

【解析】太极拳作为一种全身肌肉收缩与放松交替的动力性运动，以"一动无不动"的全身性活动改善患者的肢体血供，向中枢神经系统输入大量的信息增加大脑皮质的活动，改善脑部血供，促进脑侧支循环的建

答案： 1. E　2. A　3. A　4. B

立,促进神经系统功能再造,从而形成新的大脑通路,对于功能障碍后的康复具有良好的预后作用。太极拳在治疗脑卒中患者的运动功能,尤其是平衡功能及步态上起到突出的作用。

5. 该患者存在右侧肢体活动不利,假如该患者伴有记忆力减退,中医传统运动疗法可以采用的最合适的方法是
   A. 易筋经　　B. 太极拳
   C. 八段锦　　D. 五禽戏
   E. 真气运行

【解析】八段锦的康复治疗经过连续训练后认知功能障碍患者的执行能力、注意力、记忆力、反应速度等认知功能有明显改善。

6. 该患者存在右侧肢体活动不利,假如该患者伴有脑卒中后抑郁,中医传统运动疗法可以采用的最合适的方法是
   A. 易筋经　　B. 太极拳
   C. 八段锦　　D. 五禽戏
   E. 真气运行

【解析】通过练习五禽戏,可增加人与人之间接触的机会,减少功能障碍患者抑郁及有关身心疾病的发生率。

四、案例分析题

【案例 1】患者男,39 岁。自诉腰痛,怕冷,整天无力、犯困,尿频尿急,前列腺增生,中医属肾阳不足。艾灸治疗方案:肾俞、太溪、中极、三阴交、气海、足三里。施灸时,患者腰部冒冷汗,有肠胃动,灸完即感觉人有力气,也精神些。

第 1 问:患者艾灸治疗的原理**不包括**
   A. 局部温热刺激效应
   B. 辐射效应
   C. 药化效应
   D. 经络调节作用
   E. 清热解毒
   F. 温通气血

【解析】艾灸治疗主要有温热效应,可以达到温经通络、温补气血等作用,但是并无清热解毒作用。

第 2 问:关于患者艾灸前的注意事项,表述**不正确**的是
   A. 与受灸者充分沟通很重要
   B. 注意施灸时的周围环境,需安静、温度适宜、空气流动适宜,但不要感觉到风动
   C. 受灸者不可过饥、过饱
   D. 患者不可神色慌张、匆匆忙忙
   E. 无论什么状态都可以做艾灸
   F. 无需充分准备

【解析】选项 E、F 的描述太绝对。

第 3 问:关于患者艾灸中的注意事项,表述正确的是
   A. 在艾灸过程中不用担心烫伤,出现灼热无需换艾炷或将热源抬高
   B. 艾灸时患者可以活动
   C. 施灸顺序为先上后下、先头身后四肢、先背(阳)后腹(阴)、先阳经后阴经
   D. 在施灸过程中,若患者出现腹泻,无需理会
   E. 若患者出现口干、咽干等,无需理会艾灸频数
   F. 艾灸中可以进食食物

【解析】在艾灸过程中须防烫伤,一旦患者出现灼热感须进行调整,如换艾炷或将热源抬高。艾灸时患者须静心平躺。施灸顺序为先上后下、先头身后四肢、先背(阳)后腹(阴)、先阳经后阴经。在施灸过程中,若

答案: 5. C　6. D
【案例 1】 1. E　2. EF　3. C

患者出现腹泻,则须调整所灸的穴位;若患者出现口干、咽干等,可降低艾灸频数,同时检查艾灸顺序是否正确。

第 4 问:关于患者艾灸后的注意事项,表述**不正确**的是

A. 忌生冷辛辣饮食,忌烟酒

B. 清淡饮食,以易消化有营养为主

C. 忌施灸部位直对风扇或空调吹

D. 忌立即洗浴和熏蒸

E. 可适当饮温水,但水温不可过低

F. 艾灸后,阳气旺盛,无需保暖

【解析】忌生冷辛辣饮食,忌烟酒;清淡饮食,以易消化有营养为主;忌施灸部位直对风扇或空调吹,注意保暖;忌立即洗浴和熏蒸;可适当饮温水,但水温不可过低。

第 5 问:患者腰痛肾阳不足,如果针刺治疗,则应选取的合适的穴位是

A. 督脉穴、夹脊穴、足太阳膀胱经穴

B. 手太阳经穴

C. 手厥阴经穴

D. 手少阳经穴

E. 手阳明经穴

F. 手少阴经穴

【解析】督脉穴、夹脊穴、足太阳膀胱经穴均循行于腰背部,在这些经脉取穴治疗腰痛肾阳不足可以达到温肾强腰的作用。

【案例 2】患者女,50 岁。肩痛,以夜间为甚,常因天气变化及劳累而诱发,肩关节活动功能障碍。肩部肌肉萎缩,肩前、后、外侧均有压痛,外展功能受限明显,出现典型的"扛肩"现象。X 线检查阴性,病程久且可见骨质疏松。

第 1 问:该患者肩痛可,**不宜**采用的康复治疗有

A. 针刺　　B. 推拿

C. 拔罐　　D. 熏蒸

E. 艾灸　　F. 刮痧

G. 甩肩活动

【解析】肩关节周围炎属中医学痹证范畴,为中老年人的常见病。患病后主要表现为肩部的疼痛和肩关节活动功能障碍。静止痛是本病的特征,活动后可减轻,日轻夜重。局部多有明显压痛点。由于疼痛,肩关节外展和内旋等活动明显受限,甚至不能做穿衣、梳头、摸背、洗脸等动作,严重影响人们的正常生活和工作。甩肩活动有可能进一步引起肩关节损伤,加重肩痛。

第 2 问:该患者肩痛,X 线检查阴性,需进一步进行的检查为

A. 磁共振　　B. CT

C. 增强 CT　　D. 超声

E. 肌电图　　F. 脑电图

【解析】磁共振对于软组织成像较好,超声对于浅表肌肉骨骼显像好,并且可以动态检查;CT、增强 CT、肌电图、脑电图无法了解肩周肌肉软组织情况。

第 3 问:该患者肩痛,如采用拔罐治疗,关于操作流程的表述正确的是

A. 一手握住罐体腰底部稍倾斜

B. 另一手拇指或示指按住罐口边缘的皮肤,使罐口与皮肤之间形成空隙,当空气进入罐内,则罐自动脱落

C. 水罐起罐时,应防止水(药)液漏出,若吸拔部位呈水平面,应先将拔罐部位调整为侧面后再起罐

D. 精神紧张、疲劳、饮酒后,以及过饥、过饱、烦渴时禁用

E. 精神分裂症、抽搐、高度神经质及不合作者不能行拔罐

答案: 4. F　5. A　【案例 2】1. G　2. AD　3. ABCDE

F. 拔罐后不用注意肩部保暖

【解析】选项 A、B、C 为拔罐操作要点：一手握住罐体腰底部稍倾斜，另一手拇指或示指按住罐口边缘的皮肤，使罐口与皮肤之间形成空隙，当空气进入罐内，则罐自动脱落。水罐起罐时，应防止水(药)液漏出，若吸拔部位呈水平面，应先将拔罐部位调整为侧面后再起罐。选项 D、E 为拔罐禁忌证；选项 F 描述不正确。

第 4 问：该患者肩痛经治疗明显改善，但肩部肌肉萎缩，增强肩部肌肉力量较为合适的中医传统功法是

A. 易筋经　　B. 太极拳
C. 八段锦　　D. 五禽戏
E. 真气运行　　F. 吐纳

【解析】易筋经是动功功法的一种。该功法重视姿势呼吸与意念的锻炼，按人体任督脉之运行进行练习锻炼，气脉流注合度，无迟钝偏倚现象，是针灸医师行气布气的基础训练功法，也是老、弱、病、残者的康复手段。易筋经最主要的特点是结合了人体的呼吸吐纳、形体锻炼和情志调节，特别是在增强锻炼者肌肉力量、提高其平衡功能方面，易筋经的锻炼可发挥明显的作用。

答案：4. A

附录一　康复医学与治疗技术模拟试卷(副高级)

一、单选题

1. 以下疼痛涉及“周围敏化”和“中枢敏化”过程的是
   A. 病理性疼痛　B. 中枢性疼痛
   C. 急性疼痛　D. 慢性疼痛
   E. 外周性疼痛

2. 在压疮愈合评估表中,若创面组织类型是肉芽组织,则评分为
   A. 5 分　B. 4 分　C. 3 分
   D. 2 分　E. 1 分

3. 目前尿动力学检查中评估神经源性膀胱最为准确的方法是
   A. 充盈期膀胱压力容积测定
   B. 逼尿肌漏尿点压测定
   C. 影像尿动力学检查
   D. 压力-流率测定
   E. 盆底肌电图

4. 根据流行病学调查,一生中经历腰痛的人员占总人口的比例约为
   A. 30%　B. 50%　C. 60%
   D. 80%　E. 90%

5. 患者女,56 岁。右肘疼痛 1 个月,加重伴右手无力 1 周。查体:右侧 Mill 征(+),右中指抗阻伸指试验(+)。对其可能的诊断是
   A. 右网球肘
   B. 右桡管综合征
   C. 右肌皮神经卡压综合征
   D. 右肘骨关节炎
   E. 类风湿关节炎

6. 患者女,66 岁。行 DXA 骨密度检查提示 T 值≤-2.5,诊断为骨质疏松症。可给予患者的物理因子治疗**不包括**
   A. 超短波
   B. 高能量激光
   C. 低频脉冲电磁场
   D. 低功率 He-Ne 激光
   E. 超声波中药导入

7. 患者女,60 岁。有颈椎病病史 10 年,加重 2 个月。2 个月前出现胸腹部束带感及走路踩棉感。颈椎 MR 显示:颈 5/6 椎间盘向后方明显突出,相应节段脊髓及硬膜囊受压明显。以下处理**错误**的是
   A. 建议患者尽量少低头及长时间伏案
   B. 行颈椎牵引治疗
   C. 可行颈部高频电疗、磁疗等治疗
   D. 建议患者前往骨科就诊,咨询手术治疗事宜
   E. 耐受下行颈肩部功能锻炼

8. 以下关于生活质量量表的表述,**错误**的是
   A. SF-36 属于普适性量表
   B. WHOQOL-100 属于专用量表
   C. 生活质量指数起初是用于癌症和其他慢性病患者的

D. SA-SIP30 是适用于脑卒中患者的专用量表
E. AIMS2 是用于评价关节炎患者的专用量表

9. 类风湿关节炎最重要的破坏性因素是
A. 血管翳形成 B. 类风湿结节
C. 滑膜炎 D. 关节强直
E. 韧带炎

10. 最常见的脊柱侧凸是
A. 先天性脊柱侧凸
B. 特发性脊柱侧凸
C. 继发性脊柱侧凸
D. 功能性脊柱侧凸
E. 神经肌肉性脊柱侧凸

11. 关于植物状态,下列说法**错误**的是
A. 认知功能丧失,无意识活动,不能执行指令
B. 保持自主呼吸和血压
C. 有睡眠-觉醒周期
D. 存在有目的性的眼球跟踪活动
E. 下丘脑和脑干功能基本保存

12. Villalta 用于评估慢性静脉疾病的血栓形成后综合征(PTS)的 5 个症状、6 个体征**不包括**
A. 疼痛、痉挛、沉重感、感觉异常、瘙痒
B. 皮肤水肿、皮肤硬化
C. 过度色素沉着、皮肤发红
D. 静脉扩张、小腿按压痛
E. 肌肉萎缩

13. 脑瘫粗大运动功能分级系统根据患儿运动功能的表现分为
A. 3 级 B. 4 级
C. 5 级 D. 6 级
E. 7 级

14. 癌症的康复**不包括**
A. 预防性康复 B. 恢复性康复
C. 治疗性康复 D. 支持性康复
E. 姑息性康复

15. 运动再学习技术中,**不提倡**使用的技巧是
A. 语言刺激 B. 视觉反馈
C. 适当代偿 D. 手法指导
E. 丰富学习环境

16. 以下**不属于**工作强化训练内容的是
A. 工作体能训练
B. 工作耐力训练
C. 工作模拟训练
D. 现场工作强化训练
E. 有氧工作能力训练

17. 脊髓损伤的 ASIA 分级中,B 级损伤的特征是
A. 完全性损伤,鞍区无运动/感觉功能
B. 损伤平面以下保留感觉功能但无运动功能
C. 损伤平面以下运动功能保留,关键肌肌力≥Ⅲ级
D. 损伤平面以下保留部分运动功能
E. 正常,运动/感觉功能正常

18. 反射性交感性营养不良在 X 线下的典型表现是
A. 患骨皮质增厚 B. 斑片状骨质疏松
C. 软组织萎缩 D. 微骨折
E. 病理性骨折

二、多选题

1. 康复医学主要应用的范围是
A. 神经系统疾病
B. 儿童疾病
C. 骨关节肌肉系统疾病
D. 心肺系统疾病
E. 老年病

2. 临床路径的制定程序包括
A. 计划准备阶段
B. 路径制定阶段
C. 路径实施阶段
D. 路径评价改进阶段
E. 路径研讨阶段

3. 临床评定痉挛的量表包括
A. Adductor Tone Rating
B. Berg Balance Scale
C. Composite Spasticity Scale
D. Modified Ashworth Scale
E. Spasm Frequency Scale

4. 从语言链的角度看,口语言语交流障碍包括
A. 听觉功能障碍
B. 语言中枢处理障碍
C. 言语表达障碍
D. 视觉功能障碍
E. 触觉功能障碍

5. 压疮发生的主要原因是
A. 压力
B. 剪切力
C. 摩擦力
D. 压力、剪切力或摩擦力联合作用
E. 压力、剪切力或摩擦力单独作用

6. 心肺运动试验的适应证包括
A. 外科手术风险评估
B. 下肢血栓
C. 心脏移植的患者筛选
D. 运动耐力的评估
E. 急性肺栓塞

7. 常用的躯体性或基础性 ADL 评定量表有
A. 改良 Barthel 指数评定量表
B. 功能独立性评定(FIM)量表
C. PULSES 量表
D. 功能活动问卷(FAQ)
E. Katz 指数评定量表

8. 排尿日记需记录的数据是
A. 排尿时间表　　B. 频率-尿量表
C. 膀胱日记　　D. 尿液颜色
E. 排尿习惯

9. 颈椎病患者常见的康复问题有
A. 感觉障碍　　B. 运动障碍
C. ADL 障碍　　D. 心理障碍
E. 认知障碍

10. 骨质疏松症的定义包括
A. 全身性骨量降低
B. 骨组织微结构损坏
C. 骨脆性增加
D. 骨重建增多
E. 易发生骨折

11. 结构性脊柱侧凸包括
A. 先天性脊柱侧凸
B. 特发性脊柱侧凸
C. 神经肌肉性脊柱侧凸
D. 间充质病变合并脊柱侧凸
E. 姿势不正所致脊柱侧凸

12. 关于 Gerstmann 综合征,描述正确的是
A. 病变部位主要累及优势半球缘上回、角回及至枕叶的移行部位
B. 手指失认
C. 左右分辨不能
D. 失写
E. 失算

13. 患者女,25 岁。双睑下垂 2 年,有时出现复视和眼球活动受限,晨轻暮重,近几个月出现四肢无力,2 天前感冒发热,

今日出现呼吸困难。对其最可能的诊断是

A. 动眼神经麻痹
B. 重症肌无力
C. 急性炎症性脱髓鞘性多发性神经病
D. 多发性硬化
E. 重症肌无力危象

14. 阿尔茨海默病的康复治疗原则有

A. 个体化治疗
B. 综合康复
C. 以提高生存质量为目标
D. 重点改善生活自理和参加休闲活动的能力
E. 为照料者提供痴呆的康复知识和精神支持

15. 对患者进行心功能评定,常用的试验方案包括

A. 踏车运动试验
B. 活动平板试验
C. TUG 试验
D. 2 分钟踏步试验
E. 30 秒椅子站立试验
F. 手摇车试验
G. 肺活量试验

16. 中频电的作用包括

A. 镇痛作用
B. 促进局部血液循环
C. 消炎作用
D. 软化瘢痕、松解粘连
E. 引起肌肉收缩

17. TMS 的治疗作用有

A. 改善脑卒中后受损的运动功能
B. 改善认知功能相关的神经网络
C. 调节大脑神经元的功能
D. 改善中枢性异常肌张力
E. 增强患者的肌力

18. 关于平衡训练中维持平衡的机制,描述正确的是

A. 本体感觉输入
B. 大脑平衡反射调节系统
C. 小脑共济协调系统
D. 踝调节机制、膝调节机制、跨步调节机制 3 种姿势性协同运动
E. 听觉调节系统

19. CIMT 技术的常用系统化治疗技术包括

A. 限制技术
B. 塑形技术
C. 行为技术
D. 易化技术
E. 神经肌肉促通技术

20. 关于作业治疗临床推理的类型,描述正确的是

A. 叙事性推理
B. 互动性推理
C. 程序性推理和应用性推理
D. 条件性推理和伦理道德上的推理
E. 专业操守和法规推理

三、共用题干单选题

(1~3 题共用题干)

龙贝格征(Romberg sign),又称闭目难立征,要求患者双足并拢站立,两手向前平伸,再闭目。

1. 龙贝格征主要用来评定的是

A. 视觉功能　　B. 平衡功能
C. 协调功能　　D. 感觉功能
E. 运动功能

2. 假设对患者进行检测:睁眼时站立稳,闭眼时站立不稳,提示患者可能的协调障碍种类为

A. 感觉性共济失调
B. 大脑性共济失调

C. 小脑性共济失调
D. 前庭性共济失调
E. 遗传性共济失调

3. 假设患者睁眼和闭眼时都不稳,则患者可能的协调障碍类型为
A. 感觉性共济失调
B. 大脑性共济失调
C. 小脑性共济失调
D. 前庭性共济失调
E. 遗传性共济失调

(4~5 题共用题干)
患者男,20 岁。打篮球时扭伤左膝关节,伤后左膝疼痛明显。MRI 显示 3 度信号。
4. 关于半月板损伤,术后康复描述正确的是
A. 术后 1 天开始股四头肌等长训练
B. 术后 24 小时后进行持续被动运动
C. 患者训练时必须佩戴支具
D. 术后 1 周进行行走负重练习
E. 踝泵运动可以促进血液循环,防止深静脉血栓

5. 半月板损伤患者,关节镜下由内向外缝合修复术后 3 个月内,应限制的被动运动是
A. 伸直位
B. 屈曲 10°
C. 屈曲 30°
D. 屈曲 60°
E. 屈曲 90°

(6~9 题共用题干)
患者男,43 岁。腰痛 3 天来门诊就诊。
6. 作为医生,最需要追问的患者病史资料是
A. 是否有腰痛史
B. 是否由外伤引起
C. 是否服用止痛药
D. 是否有夜间痛
E. 是否有二便障碍

7. 患者既往体健,本次腰痛无明显诱因,疼痛不影响睡眠,二便正常,可初步**排除**的是
A. 腰椎间盘突出症
B. 腰肌筋膜炎
C. 腰椎压缩性骨折
D. 坐骨神经痛
E. 非特异性腰痛

8. 该患者仅有腰痛,没有下肢症状。查体:腰活动受限且活动加重疼痛,腰部无明显压痛点。双下肢感觉、肌力、反射正常。双侧直腿抬高试验提示轻度受限。可初步诊断为
A. 特异性腰痛
B. 非特异性腰痛
C. 坐骨神经痛
D. 腰肌筋膜炎
E. 腰肌劳损

9. 对该患者**不应**采取的治疗措施为
A. 卧床休息制动
B. 腰部痛区热疗
C. 腰部痛区电疗
D. 腰部痛区外用消炎止痛药
E. 针灸按摩治疗

(10~11 题共用题干)
患者女,45 岁。近 2 周出现双手腕关节、掌指关节、指间关节对称性肿胀、疼痛伴活动障碍,多于晨起后加重,伴僵硬感持续约 2 小时,活动后关节肿胀及活动度好转。
10. 根据病史,对该患者最可能的诊断是
A. 骨性关节炎
B. 痛风性关节炎
C. 系统性红斑狼疮
D. 强直性脊柱炎
E. 类风湿关节炎

11. 以下理疗最能有效缓解该患者症状的是
A. 短波
B. 激光
C. 红外线
D. 紫外线
E. 中频

(12~14 题共用题干)

患者男,52 岁。脑卒中后左侧偏瘫 1 年,主因左足内翻影响走路就诊。查体:左下肢改良 Ashworth 评定分级为 1+ 级,踝阵挛阳性,步行时左足呈尖足内翻,但站立时足跟能完全着地。

12. 下面治疗措施最为合理的是
   A. 徒手牵伸跟腱
   B. 口服巴氯芬
   C. 行肌腱移行手术
   D. 腓肠肌注射肉毒毒素
   E. 胫前肌予以电刺激

13. 尖足内翻患者适宜行手术治疗的情况是
   A. 合并明显挛缩,且难以配用短下肢支具而影响患者步行能力者
   B. 高龄,体力差者
   C. 过度用力时出现尖足内翻者
   D. 伴有明显上肢痉挛者
   E. 严重平衡功能障碍者

14. 在痉挛引起尖足内翻的治疗手段中,效果持续时间长的是
   A. 徒手牵伸
   B. 冷敷
   C. 局部注射肉毒毒素/手术
   D. 冲击波
   E. 生物反馈

四、案例分析题

【案例 1】患者女,70 岁。自觉双侧掌部疼痛伴皮温升高半年,伸指时疼痛加重。第三、四、五掌骨浅层掌腱膜可触及条形软性纤维性结节。轻度按压痛,双手未见屈曲畸形,活动正常。

第 1 问:对该患者的诊断可能为
   A. 骨-筋膜室综合征
   B. Volkmann 挛缩
   C. Dupuytren 挛缩
   D. 老年退行性病变
   E. 掌指关节感染
   F. 风湿性关节炎

第 2 问:该疾病的发病机制为
   A. 半胱天冬酶系统介导的细胞凋亡
   B. 分泌基质金属蛋白酶
   C. 成纤维细胞活化
   D. Ⅰ型胶原蛋白会被Ⅲ型胶原蛋白取代
   E. 胶原在上皮等结缔组织中过度表达和积累
   F. 泛素蛋白连接酶调节

第 3 问:导致症状出现的网状纤维的主要成分是
   A. Ⅰ型胶原蛋白　　B. Ⅱ型胶原蛋白
   C. Ⅲ型胶原蛋白　　D. Ⅳ型胶原蛋白
   E. Ⅴ型胶原蛋白　　F. Ⅵ型胶原蛋白

第 4 问:**不属于**该疾病治疗措施的为
   A. 拉伸
   B. 按摩
   C. 非侵入性针头腱膜切开术
   D. 胶原酶注射
   E. 肌腱延长术
   F. 肌腱移位术

【案例 2】患者女,33 岁。颅脑损伤术后 2 个月余。家属代述患者对自己的物品丢三落四、不被提醒时经常忘记服药,但患者谈论以前的工作或受伤前的事情无明显障碍。

第 1 问:该患者存在的认知功能损害是
   A. 言语失用　　B. 理解障碍
   C. 记忆力障碍　　D. 定向力障碍
   E. 注意力障碍　　F. 思维障碍

第 2 问:针对该患者的记忆力障碍,进行评估时应选用的量表是
   A. MMSE　　B. MoCA

C. NCSE　　D. RBMT
E. LOTCA　　F. BCoS

第3问:认知障碍的治疗方法有
A. 药物治疗　　B. 认知训练
C. 运动训练　　D. 无创性脑刺激
E. 针灸、太极拳　　F. 高压氧治疗

第4问:关于电脑辅助认知训练,下列叙述正确的是
A. 训练指令准确,时间精确,训练标准化
B. 训练题材丰富,针对性及趣味性强,选择性高
C. 评估与训练结果反馈及时,有利于患者积极主动参与
D. 可有效节约人力资源
E. 采用专门设计的认知康复训练软件,具有针对性、科学性
F. 患者更乐意接受,训练效果较好

【案例3】某患者发生车祸致右脑硬脑膜下血肿、胸椎骨折、右前臂骨折。
第1问:为明确患者目前感觉功能障碍情况,需要检查评定的项目有
A. 左上肢皮肤定位觉
B. 左上肢针刺觉
C. 右上肢重量觉
D. 右上肢针刺觉
E. 右下肢图形觉
F. 右下肢轻触觉
G. 双下肢针刺觉

第2问:如果要为患者进行右上肢的浅感觉检查,以下检查用具需要使用的是
A. 大头针
B. 棉签
C. 装冷热水的试管
D. 音叉
E. 不同质地的布
F. 钥匙和钱币
G. 测距离的尺

第3问:评定结果发现患者右前臂外侧针刺觉减退,为了明确感觉障碍的存在,建议完善的检查是
A. 头 CT　　B. 脑电图
C. X线检查　　D. 右前臂超声
E. 右上肢血管造影　　F. 右上肢肌电图
G. 右上肢 MRI

第4问:如果患者在感觉检查过程中出现前后结果不一致,可能的原因有
A. 没有和患者沟通好,患者不配合
B. 检查体位不舒适,患者不耐烦
C. 没有让患者建立"正确"标准,无法参比
D. 先检查健侧,再检查患侧
E. 检查时患者偷偷睁眼
F. 使用暗示性提问
G. 检查手法不规范
H. 没有告诉患者检查费用

【案例4】患者男,25岁。投掷标枪时突发右肩疼痛。查体:肱骨大结节压痛,肩关节外展受限,肩外展范围小于45°,疼痛弧征阳性。
第1问:根据患者的临床表现和查体结果,诊断可能为
A. 肩袖损伤　　B. 肩关节脱位
C. 肩关节周围炎　　D. 肱骨干骨折
E. 肌筋膜炎　　F. 颈椎病

第2问:检查发现患者冈上肌损伤,下列试验为阳性的是
A. Jobe 试验
B. Napoleon 试验
C. 回落试验
D. 号手征
E. 抬离试验
F. 垂臂外展抗阻试验

第 3 问:为明确肩袖是否完全断裂,可采取的检查是

A. 布鲁卡因局部痛点封闭后,嘱患者做患侧肩关节主动前屈动作
B. 布鲁卡因局部痛点封闭后,嘱患者做患侧肩关节主动后伸动作
C. 布鲁卡因局部痛点封闭后,嘱患者做患侧肩关节主动内收动作
D. 布鲁卡因局部痛点封闭后,嘱患者做患侧肩关节主动外展动作
E. 布鲁卡因局部痛点封闭后,嘱患者做患侧肩关节主动内旋动作
F. 布鲁卡因局部痛点封闭后,嘱患者做患侧肩关节主动外旋动作

第 4 问:根据患者的损伤情况进行肩袖修补术,术后 1 天可进行的练习是

A. 扩胸练习　B. 含胸练习
C. 摆动练习　D. 耸肩练习
E. 负重耸肩练习　F. 张手握拳练习

【案例 5】患者男,58 岁。颈痛 5 年,右上肢麻木 2 年。6 个月前出现右手无力、持物不稳,且自觉右手笨拙,用筷子、写字存在障碍,3 个月前出现走路不稳、踩棉花感。查体发现右手内在肌肌力 4 级,右侧 Hoffmann 征阳性,Babinski 征阳性。颈椎 MRI 提示颈椎曲度反弓,颈 3~7 节段间盘突出,椎管继发性狭窄,硬膜囊明显受压。

第 1 问:对该患者的诊断是

A. 颈型颈椎病
B. 神经根型颈椎病
C. 脊髓型颈椎病
D. 交感神经型颈椎病
E. 椎动脉型颈椎病
F. 混合型颈椎病
G. 肩袖损伤
H. 臂丛神经损伤

第 2 问:针对该患者的情况,下一步应采取的治疗措施有

A. 健康指导:避免长时间低头、伏案,预防跌倒等
B. 用推拿、正骨等方法进行颈椎曲度的快速矫正
C. 颈椎牵引
D. 颈椎封闭注射治疗
E. 长时间佩戴颈托
F. 积极补充钙剂
G. 手术治疗

第 3 问:如果选择手术治疗,那么应该选择的术式是

A. 射频消融术
B. 星状神经节阻滞术
C. 针刀松解术
D. 颈前路固定融合术
E. 颈后路椎管扩大融合术
F. 颈椎间盘置换术

第 4 问:颈椎病术前康复涉及的内容有

A. 康复评定
B. 康复宣教
C. 药物或理疗缓解疼痛等症状
D. 耐受下进行颈椎功能锻炼
E. 肢体肌力训练
F. 手功能训练
G. 感觉功能训练
H. 平衡功能训练
I. 步态训练

第 5 问:颈椎后路手术常见的并发症有

A. 颈 5 神经根麻痹
B. 轴性症状
C. 声音嘶哑
D. 饮水呛咳
E. 脑脊液漏

F. 足下垂
G. 认知障碍
H. 肩手综合征
I. 异位骨化

【案例6】患者女,80岁。以“无明显诱因咳嗽后突发腰部疼痛伴活动受限1天”为主诉就诊。查体:胸12、腰1棘突压痛阳性,腰肌紧张,腰椎活动受限,双下肢肌力正常,大小便正常。

第1问:患者下一步应进行的检查是
A. 胸腰椎CT检查
B. 骨密度检查
C. 胸腰椎X线检查
D. 腰椎MRI检查
E. B超检查
F. 骨代谢标志物测定

[提示]患者行胸腰椎X线检查发现,腰1椎体楔形变。

第2问:此时对该患者的诊断可能是
A. 腰椎间盘突出症
B. 骨质疏松症
C. 腰椎压缩性骨折
D. 脊髓损伤
E. 腰椎滑脱症
F. 腰肌劳损

第3问:针对骨质疏松症,可给予患者的药物是
A. 硫酸氨基葡萄糖
B. 碳酸钙 D_3
C. 维生素D
D. 阿仑膦酸钠
E. 骨化三醇
F. 降钙素
G. 塞来昔布
H. 依托考昔

第4问:最终患者确诊为腰椎压缩性骨折,骨质疏松症,下一步应采取的康复治疗有
A. 超短波有氧运动
B. 经皮电刺激治疗
C. 功能性近红外光谱技术(fNIRS)
D. 重复经颅磁刺激
E. 低频脉冲电磁场
F. 使用Compex刺激仪
G. 偏振光
H. 中频电刺激负重训练

【案例7】患者男,21岁。1年前外伤致右上臂毁损,行右上臂截肢术。现右上臂中上1/3远端缺如,残肢无皮肤破溃,残肢痛明显,右肩关节活动受限,右上臂残肢肌肉萎缩。

第1问:对患者进行评估与治疗,以康复协作组的形式进行工作,康复协作组成员包括
A. 医师
B. 护士
C. 物理治疗师
D. 作业治疗师
E. 假肢技师
F. 心理医师
G. 社会工作者

第2问:患者残肢痛明显,可采取的治疗方法包括
A. 蜡疗
B. 超短波疗法
C. 紫外线疗法
D. 按摩
E. 关节活动度训练
F. 肌力训练

第3问:关于测量上臂残端长度的方法,表述正确的是
A. 测量点为从腋窝前缘到残肢末端,应在肩峰下30cm
B. 测量点为从腋窝前缘到残肢末端,应在肩峰下16~24cm
C. 测量点为从腋窝前缘到残肢末端,应在肩峰下12cm

D. 测量点为从肩峰到残肢末端,应在腋窝前缘下 30cm
E. 测量点为从肩峰到残肢末端,应在腋窝前缘下 16~24cm
F. 测量点为从肩峰到残肢末端,应在腋窝前缘下 15cm

第 4 问:如果要佩戴假肢,该患者的主要肌群力量至少达到
A. 0 级　B. 1 级　C. 2 级
D. 3 级　E. 4 级　F. 5 级

【案例 8】患者女,40 岁。车祸后四肢活动不利伴大小便失禁,无意识丧失等。
第 1 问:对患者下一步应进行的检查包括
A. 血常规　B. 腰椎 CT
C. 头颅 CT　D. 下肢静脉超声
E. 腹部增强 MRI　F. 颈椎 MRI
G. 颈椎 CT

[提示]患者经影像学检查发现 $C_{5/6}$ 骨折脱位伴相应水平椎管狭窄、脊髓内异常信号。
第 2 问:对患者下一步需要尽快进行的治疗和处理措施包括
A. 保持平卧位制动、搬运
B. 尽快手术复位减压
C. 颈托固定后适当坐起活动
D. 泌尿系超声检查
E. 给予激素冲击、营养神经药物治疗
F. 瘫痪肢体肌肉电刺激促进力量恢复

[提示]患者经手术治疗后病情平稳。进一步详细查体发现左侧拇指近节背侧及以下针刺觉、轻触觉减弱,右侧肘横纹外侧及以下针刺觉、轻触觉减弱,双侧屈肘肌肌力 4 级,双侧腕伸肌肌力 2 级,余关键肌肌力 0 级,直肠深压觉存在,肛门自主收缩消失。
第 3 问:该患者的神经损伤平面和 AIS 分级分别为
A. C_3、A 级　B. C_4、B 级
C. C_5、A 级　D. C_5、B 级
E. C_6、C 级　F. C_6、D 级

第 4 问:关于脊髓损伤的描述正确的是
A. 只进行骶部查体就可以判断 AIS 分级
B. 骶反射存在提示为不完全性脊髓损伤
C. AIS 分级一旦确定后不会再变化
D. 脊髓休克期一般持续数周至数月,但也有可能更长
E. 发生脊髓损伤后 1 小时内是抢救的黄金时期
F. 脊髓损伤是指外伤导致的脊髓结构和功能损害

【案例 9】某中年女性患者,急性起病,突发意识不清 37 天。查体可见睡眠-觉醒周期,无视觉追踪、听觉追踪,无痛觉定位,无遵嘱动作,四肢未见明显主动活动,右侧肢体肌张力高。
第 1 问:患者当前处于的状态是
A. 深昏迷
B. 浅昏迷
C. 植物状态
D. 微意识状态
E. 脱离最小意识状态
F. 清醒

第 2 问:如果需要对患者的意识水平进行评估,下一步可进行的检查是
A. CRS-R 量表评估
B. 诱发电位评估
C. 脑电图评估
D. 功能神经影像学评估
E. 腰椎穿刺脑脊液生化检查
F. 脊髓电刺激技术

第 3 问:结合患者当前病情,下一步可采取的治疗措施有
A. 脊髓电刺激技术

B. 脑深部电刺激技术
C. 经颅磁刺激技术
D. 经颅直流电刺激技术
E. 正中神经刺激技术
F. 常规康复治疗

第 4 问:结合患者当前的病情,作为医生,此时与患者家属进行沟通的方式应为
A. 帮助患者家属树立必要的信心
B. 打消家属治疗积极性
C. 帮助家属制定符合其意愿的治疗决策
D. 分析患者可能的预后结局
E. 让家属了解治疗过程中可能产生的费用
F. 诱导家属做出决策

【案例 10】患者男,65 岁。近 2 年出现右上肢抖动,动作迟缓,面容呆板,行走起步困难。既往体健,无慢性疾病史。查体:面具脸,右手静止性震颤,四肢肌力正常,右侧肢体肌张力增高,齿轮样。头颅 MRI 无异常发现。
第 1 问:目前对该患者最可能的诊断是
A. 老年性震颤　B. 甲状腺功能亢进
C. 帕金森病　D. 特发性震颤
E. 肝豆状核变性　F. 帕金森综合征

第 2 问:该病最可能的发病机制是
A. 纹状体内多巴胺受体功能增强
B. 纹状体内 γ-氨基丁酸含量增加
C. 纹状体内多巴胺含量减少
D. 纹状体内乙酰胆碱含量增加
E. 纹状体内乙酰胆碱受体功能减低
F. 黑质单胺氧化酶减少
G. 黑质多巴胺脱羧酶增多

第 3 问:符合 PD 康复评定的项目有
A. 运动功能评定
B. 言语功能评定
C. 认知功能评定
D. 精神情绪评估
E. 疲劳测试
F. 日常生活能力评定

第 4 问:对该患者的诊断为帕金森病,可以应用于该患者的康复治疗项目有
A. rTMS
B. 步态训练
C. 平衡功能训练
D. 手功能训练
E. 放松训练
F. 关节活动度训练

【案例 11】患者男,55 岁。确诊为阿尔茨海默病 2 年。近期家属发现患者出现新的症状,经常叫不上物品的名字,或者叫错,如摸着手机说“就是这个这个……”。
第 1 问:该患者的功能障碍为
A. 定向力障碍
B. 记忆障碍
C. 判断障碍
D. 失用症
E. 失认症
F. 注意力障碍

第 2 问:下列关于失认症的描述正确的是
A. 对单侧忽略
B. 疾病失认
C. 视觉失认
D. 触觉失认
E. 结构失用
F. 无意义图形再认

第 3 问:如果患者进食时仅吃右侧的食物,其功能障碍为
A. 单侧忽略
B. 疾病失认
C. 视觉失认

D. 触觉失认
E. 结构失用
F. 无意义图形再认

第 4 问:如果该患者出现进食时只吃右边食物的症状,**不能**评估该症状的方法是
A. 面容识别测试
B. 划杠试验法
C. 临摹图画法
D. 平分直线法
E. 空间想象测试
F. 划消试验法

第 5 问:关于该患者可能涉及的康复训练,下列说法**不正确**的是
A. 对忽略侧提供触摸、挤压、拍打、擦刷或冰刺激等感觉刺激
B. 将患者急用物品放置忽略侧,让患者越过中线拿取
C. 嘱患者头偏向忽略侧进行文字读取
D. 在忽略侧用移动的颜色鲜艳的物体或手电筒光提醒患者注意
E. 在患者忽略侧读数字,让患者听到数字 1 后拍手
F. 训练患者对忽略侧进行有意识的扫描

参考答案与解析

一、单选题

1. E　外周性疼痛的病理、生理机制是由于中毒、缺血或压迫造成的周围神经损伤,触发了神经内的炎症反应。邻近组织的修复过程和炎症反应导致伤害性初级传入感受器的高兴奋性,这一过程称为外周敏化。之后,中枢性神经元对这些伤害性感受器产生应答,从而使自身的兴奋性得到功能性提高,这一过程称为中枢敏化。
2. D　创面组织类型:①4 分,坏死组织; ②3 分,腐肉;③2 分,肉芽组织;④1 分,上皮组织;⑤ 0 分,闭合或新生组织。
3. C
4. D　关于腰痛的流行病学调查数据报道,一生中经历过腰痛的人约占总人口的 80%。
5. A　网球肘是前臂伸肌起点无菌性炎症,Mill 征(+)是其典型体征。
6. D　高能量激光、低频脉冲电磁场、超声波中药导入可增加骨量、减少骨吸收,促进骨形成,提高骨沉积。对骨质疏松症或骨折引起的疼痛可选择超短波治疗。低功率 He-Ne 激光的主要作用是消炎和促进表皮生长,患者无类似情况,可暂不选择。
7. B　患者有长年颈椎病病史,近期出现躯干束带感和下肢运动障碍,结合影像学结果,考虑脊髓型颈椎病诊断成立。神经受压明显的脊髓型颈椎病是颈椎牵引的禁忌证,而平时注意减少颈肩部刺激、耐受下行功能锻炼是可行的。当然,有明显运动障碍的脊髓型颈椎病也是手术指征。
8. B　WHOQOL-100 是普适性量表。该量表是由世界卫生组织领导 15 个国家和地区研制的跨国家、跨文化的普适性、国际性量表。评定内容包括生理、心理、独立性、社会关系、环境和精神支柱、宗教、个人信仰等共 24 个方面。
9. A　血管翳是一种以血管增生和炎性细胞浸润为特征的肉芽组织增生,可以和软骨交界处的血管、单个核细胞及成纤维细胞侵入软骨内,导致软骨变性和降解,是类风湿关节炎最重要的破坏性因素。
10. B　特发性脊柱侧凸是最常见的脊柱畸形,约 80% 的脊柱侧凸为特发性脊柱侧凸。
11. D　植物状态患者无意识活动,不存在有目的性的眼球跟踪活动。
12. E　Villalta 评估静脉疾病的血栓形成后综合征(PTS)的 5 个症状为疼痛、痉挛、沉重感、感觉异常、瘙痒,6 个体征为皮肤水肿、皮肤硬化、过度色素沉着、皮肤发红、静脉扩张、小腿按压痛,按其严重程度打分,有助于识别 PTS 患者并及时给予治疗。
13. C　脑瘫粗大运动功能分级系统根据患儿运动功能的表现分为 5 级, I 级为最佳, V 级为最差。
14. C　癌症的康复分为四类:①预防性康复;②恢复性康复;③支持性康复;④姑息性康复。
15. C　运动再学习技术强调在治疗时使用语言刺激、视觉反馈、手法指导以及丰富学习环境等技巧学习正常运动,通常不提倡适当代偿。
16. C　工作能力强化的内容包括工作体能训练和工作行为训练等,现场工作强化训练为综合的工作强化训练,工作耐力训练和有氧工作能力训练属于工作体能训练的内容,因而也是工作强化训练的内容。

17. B　B 级为不完全性损伤,保留感觉但无运动功能。选项 A 为 A 级(完全性损伤),选项 C 为 C 级(部分运动功能),选项 D 为干扰项(B 级无运动功能),选项 E 为 D 级。

18. B　急性期反射性交感性营养不良的 X 线表现为斑片状骨质疏松,慢性期进展为骨质脱失。软组织萎缩为临床体征。

二、多选题

1. ABCDE　康复医学是与临床医学并列的第三医学,临床医学涉及的各个专科都需要康复医学从功能维护与提高的视角予以加强。

2. ABCD　临床路径的制定过程主要包括计划准备、临床路径制定、临床路径实施、临床路径评价改进 4 个阶段。

3. ACDE　临床上,Adductor Tone Rating,Composite Spasticity Scale,Modified Ashworth Scale,Spasm Frequency Scale,都属于评估痉挛的量表,而 Berg Balance Scale 用于评估平衡。

4. ABC　语言链中任何一个环节障碍都会引起语言交流障碍。从语言链的角度看,口语言语交流障碍有 3 大类障碍:听觉功能障碍、语言中枢处理障碍、言语表达障碍。

5. ABCDE　压疮发生的危险因素包括压力、剪切力和摩擦力;潮湿环境;局部皮温升高;营养不良;运动障碍;体位受限;手术持续时间长;高龄;吸烟;使用医疗器具;合并心脑血管疾病等。

6. ACD

7. ABCE　功能活动问卷(FAQ)为工具性 ADL 评定量表。

8. ABC

9. ABCD　颈椎病患者的常见康复问题有:①感觉障碍,颈肩部及上肢均可出现疼痛、酸胀不适、麻木等感觉障碍,程度及持续时间不尽相同。②运动功能障碍,神经根型颈椎病可因上肢活动牵拉到神经根而诱发或加重症状,从而限制正常的肢体活动;另外,神经根或脊髓受压迫可导致相应肢体肌力下降甚至肌肉萎缩,也可以导致肌张力异常,继而出现肢体运动功能减退。③日常生活活动能力(ADL)下降,颈椎病患者因复杂多样的临床症状,包括四肢、躯干和头颈部不适等,而使日常生活和工作受到不同程度的影响,甚至穿衣、进食、修饰、提物、个人卫生、站立行走及二便控制等基本活动受到限制。④心理障碍,尽管颈椎病的临床症状可以得到缓解,但症状可能反复发作,时轻时重,部分患者可能出现悲观、恐惧和焦虑的心理障碍。认知障碍是颅脑伤病常见的康复问题,与颈椎病无关。

10. ABCE　骨质疏松症是一种以骨量降低、骨组织微结构损坏、骨脆性增加、易发生骨折的全身性骨病。

11. ABCD　结构性脊柱侧凸包括先天性脊柱侧凸、特发性脊柱侧凸、神经肌肉性脊柱侧凸、间充质病变合并脊柱侧凸、骨软骨营养不良合并脊柱侧凸。

12. ABCDE　Gerstmann 综合征病变部位主要累及优势半球缘上回、角回及至枕叶的移行部位。主要症状包括手指失认、左右分辨不能、失写、失算等。

13. BE　重症肌无力是一种神经肌肉接头传递障碍的获得性自身免疫性疾病,临床表现为骨骼肌易疲劳,活动后症状加重,休息和应用胆碱酯酶抑制剂治疗后症状明显减轻。当出现呼吸肌受累,以致不能完成正常的换气功能,称为重症肌无力危象。

14. ABCDE 阿尔茨海默病(Alzheimer disease,AD)是一种进行性发展的神经退行性疾病,临床表现为认知和记忆功能不断恶化,日常生活能力进行性减退,伴有各种神经精神症状和行为障碍。

15. ABF 心功能评定常用的试验方案包括活动平板试验、踏车运动试验、手摇车试验。

16. ABCD

17. ABCD 经颅磁刺激(transcranial magnetic stimulation,TMS)通过改善脑区的血液循环,调整脑代谢及神经元的兴奋性,促进脑卒中患者受损的运动功能改善,改善认知功能相关的神经网络功能;兴奋患侧半球或抑制健侧半球,调节大脑神经元的功能活动;抑制皮质脊髓通路的过度活动改善中枢性异常肌张力。

18. ABC 人体平衡维持机制:一般参与人体平衡的 3 个重要环节为感觉输入、中枢整合和运动控制。感觉输入系统包括前庭系统、视觉调节系统、躯体本体感觉系统;中枢整合系统包括大脑平衡反射调节系统和小脑共济协调系统;运动控制即肌群力量的控制,主要通过踝调节机制、髋调节机制、跨步调节机制 3 种姿势性协同运动模式来实现。

19. ABC 强制性运动疗法(constraint induced movement therapy,CIMT)不是单一的治疗技术,而是一系列的行为学技术和康复治疗技术结合的系统化治疗技术,主要包含限制技术、塑形技术和行为技术。

20. ABCD 作业治疗临床推理中的伦理道德上的推理包含专业操守以及合法性的内容。

三、共用题干单选题

1. C 龙贝格征(Romberg sign)是一种评定协调功能的非平衡性协调试验。

2. A 感觉性共济失调患者双下肢的感觉障碍,不能向中枢输入正确感觉,导致闭目时站立不稳,但睁眼时因为有视觉代偿机制调节,可以保持站立稳定。

3. C 因为小脑性共济失调包括传入神经和传出神经均受损,所以其特点为既有躯干感觉平衡障碍导致的闭目时站立不稳,也有肢体运动控制不稳导致的睁眼时站立不稳,所以其龙贝格征检查结果为睁眼和闭目时站立都不稳。

4. D 患者术后 2 周内不负重行走。

5. E 半月板损伤患者,关节镜下由内向外缝合修复术后 3 个月内应避免下蹲和屈膝超过 90°。

6. B 中年男性,急性发作,首先确定是否有创伤诱因,以确定进一步体格检查策略和影像学检查的必要性。

7. C 按照关于腰痛的指南,对腰痛患者诊治应首先排除特异性腰痛,即根据是否存在红色预警信号排除肿瘤、感染、骨折等造成的严重病理情况。

8. B 根据关于腰痛的指南,排除特异性腰痛后,没有下肢症状和阳性体征的患者,归类为非特异性腰痛。

9. A 鼓励患者尽量避免卧床是所有指南的推荐内容,研究表明卧床制动将导致心肺功能下降、关节挛缩、韧带变细、骨密度降低、肌肉萎缩等一系列负面变化,使患者的功能水平下降。

10. E 患者为中年女性,双手对称性肿胀伴活动受限,晨僵持续时间超过 1 小时,是风湿性疾病典型表现。骨性关节炎常累及大关节,晨僵时间短,运动后加重,休息后缓解。系统性红斑狼疮常有特异性面部红斑。强直性脊柱炎多见于青年男性。

11. A 短波属于高频,通过非热效应可减轻局部炎症,消除肿胀,减轻关节疼痛。
12. D 该患者尖足内翻系由腓肠肌痉挛引起的。徒手牵伸跟腱只可短时缓解痉挛,缺乏长期效果;口服巴氯芬适于较大范围的肌张力增高,且副作用大;肌腱移行术用于跟腱挛缩且保守治疗效果不佳者;胫前肌予以电刺激也没有持续改善足内翻的效果。腓肠肌注射肉毒毒素是最适合的方法。
13. A 单纯的痉挛引起尖足内翻多采用局部药物阻滞或佩戴短下肢支具。对合并明显挛缩,且难以配用短下肢支具而影响患者步行能力者,采用跟腱延长术和肌腱移行术等,可明显改善患者的步行能力。
14. C 局部注射肉毒毒素、苯酚/手术等可改善尖足内翻效果持续数月或更长时间;而其他治疗只是短时有效。

四、案例分析题

【案例1】

第1问:C 该患者症状表现为双侧掌腱膜的病变,而迪皮特朗(Dupuytren)挛缩主要侵犯掌腱膜,可表现为掌腱膜上的纤维化结节,故推测对该患者的诊断为Dupuytren挛缩。

第2问:D 在Dupuytren挛缩中,Ⅰ型胶原蛋白会被Ⅲ型胶原蛋白取代,导致纤维化侵入真皮,从而发生挛缩。

第3问:C Ⅲ型胶原蛋白被认为是网状纤维的主要成分。

第4问:EF 可采用拉伸和按摩早期干预Dupuytren挛缩,也可通过非侵入性针头腱膜切开术,切断纤维以缓解挛缩,还可以使用胶原酶注射,向病变组织中注射胶原酶,利用胶原酶来分解胶原,同时施加压力使手指收缩以促进组织的破裂。肌腱延长术和肌腱移位术属于Volkmann挛缩的治疗措施。

【案例2】

第1问:C 记忆减退是认知障碍患者的早期表现,表现为对日期、年代、专有名词、术语等的回忆发生困难,记忆损害中常首先表现为近期记忆障碍。

第2问:D MMSE、MoCA、NCSE是认知障碍筛查量表,LOTCA、BCoS是成套量表,RBMT是记忆力评定专项量表。

第3问:ABCDEF 认知障碍的治疗方法有药物治疗、认知训练、运动训练、无创性脑刺激(TMS、tDCS等)、中国传统疗法(针灸、太极拳等)、其他(高压氧治疗)。

第4问:ABCDEF 电脑辅助训练模式采用专门设计的认知康复训练软件,具有针对性、科学性;训练难度可自动分等级,循序渐进,具有挑战性;训练指令准确,时间精确,训练标准化;训练题材丰富,针对性及趣味性强,选择性高;评估与训练结果反馈及时,有利于患者积极主动参与。电脑辅助训练模式不仅可充分利用多媒体的优势,而且可有效节约人力资源,患者也更乐意接受,训练效果较好。

【案例3】

第1问:ADFG 右脑硬脑膜下血肿压迫大脑皮质,可能引起右脑支配的左侧肢体的复合觉障碍,A是复合觉检查;胸椎骨折可能引起双下肢的深浅感觉障碍,故检查F、G,而E是复合觉;右前臂骨折可能引起右上肢深浅感觉障碍,故检查D,而C是复合觉检查。

第2问:ABC 音叉适用于测量深感觉的振动觉,而不同质地的布适用于测量复合觉的材质识别觉,钥匙和钱币适用于测量复合觉的实体觉,测距离的尺适用于测量复合觉的两点辨别觉。

第3问:F 肌电图检查可以明确右上肢的感觉神经传导速度是否异常。

第4问:ABCEFG 正常感觉检查应该先检查健侧,再检查患侧,然后双侧对比,这样不会造成结果不一致;检查费用的告知与评定结果不相干。

【案例4】

第1问:A 根据患者的症状和体征,突发疼痛且肱骨大结节压痛,肩关节外展受限,疼痛弧征阳性,最可能的诊断是肩袖损伤。

第2问:AF 空杯试验(Jobe试验)和垂臂外展抗阻试验,主要用于检查冈上肌的情况。抬离试验和拿破仑试验(Napoleon试验)用于鉴别肩胛下肌的损伤。号手征用于检查小圆肌的肌力情况。回落试验用于检查冈下肌肌肉。

第3问:D 判断肩袖是否完全断裂的方法:用1%布鲁卡因10ml封闭压痛点,麻醉后若患者可以主动外展肩关节,表明肩袖未撕裂或仅为部分撕裂;若封闭后,肩关节仍不能主动外展,则表明肩袖严重撕裂或完全断裂。

第4问:F 肩袖修补术后1天,患者可以进行握拳练习,促进血液循环,加快肿胀消退,防止上肢静脉血栓。选项A、B、C、D在术后3天,根据患者情况才可开始训练。术后2~3周可进行负重耸肩练习。

【案例5】

第1问:F 患者首先出现颈痛症状,继而出现根性表现,即右上肢麻木及右手肌力下降,同时有精细运动功能障碍,且下肢症状也比较明显,即走路不稳和踩棉花感,结合影像学(明显的颈椎退变导致神经受压),考虑患者同时存在颈型、神经根型和脊髓型颈椎病,可诊断为混合型颈椎病。

第2问:AG 患者颈椎病诊断明确,且已经出现运动障碍,包括右手无力、精细活动障碍,以及下肢走路不稳和踩棉花感,影像学提示神经受压明显,因此已经达到手术指征,应建议患者接受手术治疗。当然不管是否进行手术,都应对其进行健康宣教,尤其应注意避免跌倒,否则可能会造成脊髓损伤的严重后果。此种情况下采取暴力的手法、牵引都是禁忌证。长时间佩戴颈托也不合理,封闭治疗和补充钙剂并不相关。

第3问:E 颈椎后路手术的主要特点是:在尽可能减少颈椎后部结构损伤的前提下,直接扩大椎管,直接解除脊髓后方的压迫,并通过脊髓向后漂移实现脊髓前方的间接减压。后路手术主要用于多节段脊髓型颈椎病(包括伴有多节段后纵韧带骨化)患者或合并发育性、继发性椎管狭窄症的颈椎病患者。该患者为颈椎多节段退变,且继发明显椎管狭窄,因此是比较好的适应证。

第4问:ABCDEFGHI 颈椎术前康复包括康复评定(疼痛、颈椎功能、平衡功能、ADL、生活质量、心理评估等)、康复宣教(术后康复计划、颈托佩戴方法、疼痛自评方法、呼吸及咳嗽排痰指导、轴向翻身和起床指导等)和康复治疗(肢体肌力训练、手功能训练、感觉功能训练、平衡功能训练和步态训练等)。

第5问:ABE 颈椎后路手术常见的并发症包括颈5神经根麻痹、轴性症状、脑脊液漏等;而声音嘶哑、饮水呛咳、术区血肿等是颈椎前路手术常见的并发症;其他几个选项为干扰或无关内容。

【案例6】

第1问:C 患者为老年女性,突发腰部疼痛及腰部活动受限,首先考虑腰椎压缩性骨折,骨质疏松症。首先应完善的检查是胸腰椎 X 线检查。

第 2 问:BC 根据患者发病年龄及影像学表现,考虑为骨质疏松症,腰椎压缩性骨折。

第 3 问:BCDEF 骨质疏松症的药物治疗包括补充钙剂和维生素 D,使用抗骨质疏松症药物等。抗骨质疏松症药物包括骨吸收抑制剂(阿仑膦酸钠,降钙素)和骨形成的促进剂等。塞来昔布和依托考昔为非甾体抗炎药,与骨质疏松症无关。

第 4 问:ABEH 骨质疏松症的运动疗法包括有氧运动、抗阻训练(如负重练习)、全身振动训练等。低频脉冲电磁场可增加骨量、减少骨吸收,促进骨形成,提高骨沉积。对骨质疏松症或骨折引起的疼痛可选择超短波、中频电刺激,以及经皮电刺激治疗。

【案例 7】

第 1 问:ABCDEFG 截肢康复是以截肢康复协作组的形式进行工作的。它需要一组具有截肢康复各方面知识和技能的工作者共同为截肢者服务。如物理治疗师从生物力学角度分析患者穿戴假肢后的力线问题;作业治疗师对患者进行日常生活活动训练及重返岗位的职业训练;伴随患者的心理问题需要心理医师全面指导。康复协作组的主要组成如下。①医师:经过专科训练,掌握截肢理论和技能的外科医师或康复医师;②护士:经过专科训练;③物理治疗师、作业治疗师;④假肢技师;⑤心理医师;⑥社会工作者。

第 2 问:ABCD 疼痛一般有两类,一类是幻肢痛,即患者感到已被切除的肢体有痉挛、挤压、烧灼样的疼痛感,发生率为 5%~10%,幻肢痛原因不明;另一类是残端痛,应查明这类疼痛的原因,常见的为神经瘤。可用蜡疗、超短波疗法、紫外线疗法、按摩等方法治疗。

第 3 问:B 残肢长度对假肢种类的选择,对假肢的控制能力、悬吊能力、稳定性、代偿功能等均有影响。上臂残端长度测量方法为测量从腋窝前缘到残肢末端的距离,应在肩峰下 16~24cm。

第 4 问:D 患者的主要肌群力量至少达 3 级才能佩戴假肢。对每块肌肉的肌力使用 5 级 6 分法进行分级。

【案例 8】

第 1 问:FG 患者外伤后出现四肢无力伴大小便失禁,考虑颈脊髓损伤可能性大,应行颈椎 CT 及 MR 检查,明确颈椎有无骨折脱位,以及是否存在颈脊髓损伤。

第 2 问:ABE 脊柱外伤发生后应立即制动,保持脊柱稳定,在平卧位下进行搬运,避免搬运时对脊髓造成二次损伤。早期给予激素冲击、营养神经药物治疗等具有一定的神经保护作用。在条件允许的情况下,应尽快进行手术治疗,恢复脊柱序列和稳定性,解除脊髓压迫。

第 3 问:B 根据查体结果,右侧感觉平面位于 C_5,左侧感觉平面位于 C_4,双侧运动平面均为 C_5,则神经损伤平面定位于 C_4。骶部有感觉保留无运动保留,AIS 分级为 B 级。

第 4 问:D AIS 分级应在确定神经损伤平面后,根据平面以下包括骶部的感觉和运动查体结果进行判断,随着治疗的进行和神经功能的恢复,AIS 分级也会随之变化。骶反射用于判断脊髓休克期是否结束,不用于脊髓损伤完全性的判断。脊髓损伤发生 6 小时后,灰质内出血开始增加,神经组织破坏加剧,因此伤后 6 小时内是治疗的最佳时间窗。脊髓损伤既包括外伤引起的损伤,也包括非创伤性因素(如感染、肿瘤等)引起的损伤。

【案例 9】

第 1 问:C 植物状态的患者下丘脑和脑干功能基本保存,保持自主呼吸和血压。有睡眠-觉醒周期,认知功能丧失,无意识活动,不能执行指令。

第 2 问:ABCD 床旁行为学评估、神经电生理评估及功能神经影像学可以对患者的意识水平进行评估;腰椎穿刺脑脊液生化检查适用于急性期意识障碍的患者;脊髓电刺激是治疗方法,不能进行意识水平的评估。

第 3 问:CDEF 尽管患者意识障碍时间超过 28 天,但患者处于相对早期阶段,可优先使用常规康复方法及无创神经调控的技术尝试帮助患者改善意识,如若经无创神经调控治疗效果不佳,可尝试有创神经调控的手段。

第 4 问:ACDE 在进行新诊疗方法临床探索时,医生应提供有证据的信息,包括治疗的受益、风险以及干预的不确定水平。一定要向家属提供即将实施治疗的临床证据以及可能的风险。切记,不可利用家属救治心切,而"恶意"诱导其作出决定。

【案例 10】

第 1 问:C 患者表现为运动迟缓、肌强直、静止性震颤,无警示及绝对排除标准,最可能的诊断为帕金森病。

第 2 问:C 帕金森病(Parkinson disease,PD)患者的黑质多巴胺(dopamine,DA)能神经元及黑质-纹状体通路的神经纤维变性,导致纹状体中 DA 递质显著减少,而 ACh 含量却无变化,ACh 的兴奋作用相对增加,两者的动态平衡遭到破坏,ACh 系统功能相对亢进。

第 3 问:ABCDEF

第 4 问:ABCDEF 患者有肌强直、运动功能障碍,上述治疗均可进行。

【案例 11】

第 1 问:E 失认是认知功能减退后阿尔茨海默病(AD)患者不能通过知觉认识自己熟悉的东西。

第 2 问:ABCD 结构失用是失用症特点。无意义图形再认是记忆测试方法。

第 3 问:A 单侧忽略为较常见的行为认知障碍之一。患者的各种初级感觉完好无损,却不能对大脑损伤灶对侧身体或空间呈现的刺激做出反应。

第 4 问:AF 面容识别主要用于视觉失认测试。划消试验法用于注意力的评估。

第 5 问:E 选项 E 为注意力训练,不是偏侧忽略的训练方法。

附录二　康复医学与治疗技术模拟试卷（正高级）

一、多选题

1. 实施临床路径的目的包括
   A. 规范医疗行为　B. 减少变异
   C. 降低成本　D. 提高质量
   E. 减少患病率

2. 1986年国际疼痛学会将疼痛定义为“一种与实际的或潜在的损害有关的不愉快的情绪体验”。这一定义概括了主观和客观的感受，造成疼痛的多因素包括
   A. 躯体　B. 行为
   C. 心理　D. 认知
   E. 挫折

3. 下列属于关节挛缩的分类的是
   A. 关节源性挛缩
   B. 肌源性挛缩
   C. 神经源性挛缩
   D. 软组织源性挛缩
   E. 遗传源性挛缩

4. 认知功能损害的领域有
   A. 注意力障碍
   B. 记忆力障碍
   C. 执行功能障碍
   D. 思维障碍
   E. 抑郁

5. 步态分析中步行的空间参数有
   A. 步长　B. 步幅
   C. 步宽　D. 足偏角
   E. 支撑相时间

6. 康复心理评定的方法包括
   A. 观察法　B. 会谈法
   C. 调查法　D. 心理测验法
   E. 提问法

7. 生活质量的多维度主要包括
   A. 身体机能状态
   B. 心理功能
   C. 社会满意度
   D. 健康感觉
   E. 与疾病相应的自觉症状

8. 下列选项中，属于肩袖损伤特殊体征的是
   A. 疼痛弧征阳性
   B. 拿破仑试验阳性
   C. Dugas 征阳性
   D. Jobe 试验阳性
   E. 肩峰下空虚

9. 腰痛的分类方法有
   A. 按病程分为急性、亚急性、慢性
   B. 按相关指南分为特异性、坐骨神经痛、非特异性
   C. 按影像学检查分为腰椎管狭窄症、腰椎间盘突出症、压缩性骨折
   D. 按疼痛特点分为持续性痛、间歇性痛
   E. 按疼痛性质分为经典疼痛、神经病理性疼痛、社会心理性疼痛

10. 患者女,21 岁。外伤导致腕部损伤,诊断为腕管损伤。可能损伤的结构有
A. 指浅屈肌腱 B. 指深屈肌腱
C. 拇长伸肌腱 D. 拇长屈肌腱
E. 正中神经

11. 关于纤维肌痛综合征的诊断,描述正确的是
A. WPI≥7
B. SSS≥5
C. 身体的 5 个区域内至少 4 个区域疼痛
D. 弥漫性症状至少持续 3 个月
E. 排除其他疾病

12. 用于评价类风湿关节炎病情的指标有
A. 关节压痛计数
B. 关节肿胀计数
C. 红细胞沉降率
D. C 反应蛋白
E. 类风湿因子

13. 截肢康复的定量评定包括
A. 使用重心测试仪进行残端承受能力测试
B. 红外热像检查
C. 应用步态分析仪进行步态分析
D. 躯体一般情况的评定
E. 残肢皮肤情况的评定

14. “脊髓独立性评定”的子量表包括
A. 自我照护
B. 呼吸和括约肌管理
C. 移动
D. 认知
E. 社会活动

15. 网球肘主要临床表现是
A. 肘关节内侧疼痛
B. 初起时表现为握物无力,尤其在屈肘时手不能拿重物
C. 检查时发现在肱骨外上髁、桡骨头及二者之间有局限性、极敏锐的压痛,在肱骨外上髁压痛最明显
D. Mills 征阳性
E. 肘关节自主屈伸活动受限

16. 微意识状态患者可能出现的特征是
A. 存在睡眠-觉醒周期
B. 视觉追踪
C. 听觉追踪
D. 痛觉定位
E. 高级情感反应

17. 关于帕金森病康复,描述正确的是
A. 康复流程基于 ICF 分类
B. 应用洼田饮水试验进行吞咽功能评定
C. 对 H-Y 分期 2.5 的患者进行平衡功能训练
D. 患者存在“开-关”现象,“开”期时,运动障碍功能训练更佳
E. 重度流涎可采用唾液腺肉毒毒素注射治疗

18. 有关 COPD 的病因及发病机制,下列说法正确的是
A. 吸烟是最主要的致病因素
B. 与氧化应激有关
C. 与 α_1-抗胰蛋白酶缺乏有关
D. 与免疫炎症机制有关
E. 感染是主要致病因素之一

19. 下列**不属于**外周静脉病的并发症的是
A. 下肢深静脉血栓
B. 锁骨下动脉盗血综合征
C. 肢体坏疽
D. 间歇性跛行
E. 频繁的丹毒发作

20. 烧伤创面早期渗出和组织水肿,患者大量丢失的是
  A. 水分 B. 蛋白质
  C. 电解质 D. 红细胞
  E. 白细胞

21. 根据《中国脑性瘫痪康复指南(2015)》,脑性瘫痪的分型包括
  A. 痉挛型四肢瘫 B. 肌张力低下型
  C. 共济失调型 D. 不随意运动型
  E. 混合型

22. 恶性肿瘤康复治疗的主要目的是
  A. 增进食欲 B. 延长存活时间
  C. 消除心理障碍 D. 改善功能
  E. 提高生活质量

23. 关于紫外线疗法,表述正确的是
  A. 一个生物剂量(MED)是指紫外线在一定距离垂直照射,皮肤出现最弱红斑反应需要的时间
  B. Ⅰ级红斑量在照射后6~8小时可出现红斑反应,24小时内消退
  C. 紫外线可以用于局部照射治疗及全身照射治疗
  D. 光敏患者、肿瘤局部属于紫外线疗法的禁忌证
  E. 紫外线治疗无需进行眼部防护

24. 下列物理疗法可用来治疗恶性肿瘤的是
  A. 光敏疗法
  B. 激光疗法
  C. 冷冻疗法
  D. 高强度聚焦超声热消融疗法
  E. 直流电抗癌药物离子导入疗法

25. 以下关于牵引技术描述正确的是
  A. 颈椎牵引的牵引力为体重的15%~20%最佳
  B. 腰椎牵引对腰椎列线不正的现象无改善作用
  C. 腰椎牵引可使腰椎间隙增大,主要是腰3、4、5,骶1间隙
  D. 在颈椎10°伸展位到20°屈曲位的运动过程中,$C_{5\sim6}$椎间孔矢状面径可增加2.5mm
  E. 牵引技术只有将牵引方式、牵引时间、牵引体位、牵引重量、牵引角度根据实际病情科学组合,才能发挥牵引技术的作用

26. 下列属于气道廓清技术的是
  A. 体位引流 B. 振动
  C. 叩击 D. 俯卧位通气
  E. 呼气正压技术

27. 新Bobath技术的理论核心包括
  A. 作为神经系统与运动系统疾病所致功能障碍的治疗方法
  B. 控制不必要的运动,可牺牲患者参与ADL的权利
  C. 促进患者ADL动作所需的正常且适宜的肌肉活动
  D. 需要多角度、多方位治疗
  E. 所有治疗都有助于24小时管理

28. 针对视觉失认的训练包括
  A. 让物体失认者识别常用物品、必需品
  B. 让颜色失认者命名和辨别色卡的颜色
  C. 让面貌失认者辨认其熟悉的名人、公众人物或家人、挚友等的照片
  D. 将门铃附加闪灯
  E. 指导用视觉外的正常感觉来代偿受损的视觉整合功能

29. 关于适应性行为,描述正确的包括
  A. 以大脑对感觉信息进行正确的分析和整合为基础

B. 使孩子在要进行的功能性活动中能有稳定的情绪和足够的专注力
C. 是大脑发出的一个行为指令
D. 是感觉统合的最终产物
E. 是所有技巧的综合

30. 压力治疗的种类包括
A. 压力衣加压法
B. 绷带加压法
C. 压力面罩加压法
D. 贴布加压法
E. 压力垫加压法

31. 慢性阻塞性肺疾病(COPD)康复治疗的核心目标是
A. 增强肋间内肌活动
B. 重建腹式呼吸模式
C. 提高膈肌活动能力
D. 强化辅助呼吸肌训练
E. 提高最大摄氧量

32. 脑卒中偏瘫患者的关键肌肉训练应包括
A. 髋、膝、踝伸肌
B. 肩带提肌
C. 肩外展/外旋肌
D. 腕、指伸肌及拇外展肌
E. 腰大肌

33. 慢性疼痛的心理学控制方法包括
A. 生物反馈疗法
B. 放松疗法
C. 行为疗法
D. 神经阻滞术
E. 药物依赖管理

34. 脊髓损伤后膀胱自主性反射障碍的损伤部位是
A. T_1 以上　B. T_6 以上
C. 马尾损伤　D. $S_{2\sim4}$ 节段
E. 骶髓

35. 肩关节周围炎康复训练的正确原则是
A. 循序渐进,逐步抗阻训练
B. 急性期需完全制动
C. 慢性期需手法松解粘连
D. 需结合牵拉治疗
E. 急性期需冰敷

36. 脑卒中后上肢痉挛的康复治疗中,推荐的干预措施包括
A. 肉毒素注射痉挛肌
B. 长期制动痉挛关节
C. 运动再学习训练
D. 高频电刺激痉挛肌
E. 关节松动术缓解挛缩

二、案例分析题

【案例1】患者男,46岁。1周前因脑卒中“意识障碍2小时”收治入院。现已病情稳定,为进一步康复,已转入康复医学科进行进一步治疗。查体发现患者意识好转,查体配合;患者右侧肢体力弱,右肩周肌力2级,可触及盂肱关节间隙约一指宽,伴有肩周疼痛,NPRS 7分;右手肿胀伴疼痛,右手NPRS 7分。患者可在少量辅助下于室内行走,行走时右足下垂。生活方面需要大量照顾。患者体内心脏起搏器安装已5年,既往高血压病3级,脂代谢紊乱。

第1问:针对该患者右侧上肢进行的物理因子治疗,下列可排除的是
A. 脉冲短波疗法　B. 电刺激镇痛疗法
C. 热疗　D. 冷疗
E. 运动治疗　F. 手法治疗
G. 针灸

第2问:该患者肩周疼痛,目前较为合适的分类为
A. 中枢性疼痛　B. 神经性疼痛
C. 急性疼痛　D. 慢性疼痛
E. 外周性疼痛　F. 幻痛

第3问:假设该患者经过较长时间(超过3个月)的康复治疗,患侧肢体获得了一定的恢复,但右侧上肢仍然存在较为明显的麻木、疼痛,则此时应该考虑其疼痛为

A. 中枢性疼痛　B. 神经性疼痛
C. 急性疼痛　D. 慢性疼痛
E. 外周性疼痛　F. 幻痛

第4问:针对该患者的疼痛评定,若采用疼痛阈值方面的方法评定,首先**不考虑**的是

A. 机械伤害感受阈
B. 电刺激痛阈
C. 热痛阈
D. 冷痛阈
E. McGill 法测量
F. 压力棒法感受阈测量

【案例2】患者男,35岁。颈椎骨折术后10天。患者10天前从3米高处坠落致颈椎骨折,入骨科行手术内固定治疗,术后一般情况稳定后为进一步康复转科。查体:生命体征平稳,精神好,双侧屈肘力量5级,伸腕力量4级,伸肘力量3级,双手指屈肌不能,双下肢运动感觉丧失。球肛门反射存在,肛门感觉运动消失,留置尿管,大便失禁。

第1问:根据该患者的情况,运动平面定位在

A. C_4　B. C_5
C. C_6　D. C_7
E. C_8　F. T_1
G. 目前无法评估

第2问:患者于转入康复科当晚突发头痛、大汗,测血压190/100mmHg,心率60次/min。此时优先应采取的措施是

A. 检查尿管是否通畅
B. 了解大便情况,如有无粪石
C. 急查尿常规及血常规排除尿路感染
D. 立即予以口服降压药物如硝苯地平
E. 急查颅脑CT
F. 肌内注射阿托品

第3问:对于该患者出现的尿潴留进行训练,可采取的方法包括

A. 盆底电刺激
B. 间歇导尿
C. 增加膀胱出口阻力
D. 生物反馈,调节合适的饮水量
E. 排尿反射训练
F. 逼尿肌肉毒素注射

【案例3】患者女,66岁。脑卒中后四肢活动不利4个月余。气管切开状态,留置尿管、胃管。既往有糖尿病、冠状动脉粥样硬化性心脏病、高血压。入院时院外带入骶尾部压疮,创面为6.7cm×7.5cm×2.5cm,9钟点至1点钟方向潜行最深约2.5cm,大量红色渗液,伤口边缘增厚,周围皮肤色素沉着。

第1问:按照国际NPUAP-EPUAP压疮分级系统,该患者的压疮属于

A. 1期压疮
B. 2期压疮
C. 3期压疮
D. 4期压疮
E. 5期不可分期压疮
F. 6期深部组织压疮

第2问:下列**不属于**Braden评估项目的是

A. 感觉　B. 潮湿
C. 活动　D. 移动
E. 营养　F. 摩擦力/剪切力
G. 既往史

第3问:关于压力性损伤的记录与反馈,描述**错误**的是

A. 宽(身体纵轴)×长(身体横轴)×深(伤口深度)
B. 窦道(潜行)使用时钟描述法
C. 持续的伤口评估,评估应为1次/d,或在伤口变化时随时评估

D. 描述与记录要准确详细、成员之间描述要一致,尽量使用专业术语
E. 压疮评估内容包含发生部位,伤口大小,潜行,分期,渗出液的颜色、量及性状,感染情况,疼痛,敷料情况,换药次数
F. 当伤口有感染征象时,进行细菌培养有助于确定病因
G. 伤口周边皮肤温度高提示可能已发生感染,伤口周边皮肤温度低可能提示局部组织循环障碍

第 4 问:针对该患者的压力性损伤的预防和治疗措施包括
A. 皮肤防护
B. 体位安置与减压
C. 选择合适的创面治疗方法
D. 健康教育
E. 营养支持
F. 血糖控制

【案例 4】患者女,64 岁。因“高血压脑出血,左侧肢体瘫痪 1 年余”入住康复医学科。入院后,初步接诊患者,发现患者言语清晰、对答切题、饮水无呛咳。
第 1 问:该患者需要完善的相关评定是
A. 运动功能评定　B. 日常生活能力评定
C. 认知功能评定　D. 病理心理评定
E. 言语功能评定　F. 吞咽功能评定
G. 平衡功能评定　H. 疼痛评定

第 2 问:患者家属反映患者近 1 个月不与人交流,也不愿进食,整天躺在床上,不愿出门。情绪低落,不愿配合康复治疗,时常说“不中用了,死了算了”。根据患者目前的情况,需要进行的心理测验是
A. SDS
B. SCL-90
C. 汉密尔顿抑郁量表
D. SAS
E. 汉密尔顿焦虑量表
F. MMPI

第 3 问:该患者 SCL-90 总分为 12 分,其中抑郁因子 2.8 分,焦虑因子 2.5 分,人际关系敏感 3 分,敌对因子 2.7 分。结合患者心理测验结果,考虑患者存在
A. 抑郁症　B. 社交恐惧症
C. PTSD　D. 适应障碍
E. 人格障碍　F. 强迫症状

第 4 问:该患者完成抑郁自评量表(SDS)的测评,诊断考虑抑郁症,则其 SDS 总分高于
A. 15 分　B. 21 分
C. 25 分　D. 31 分
E. 41 分　F. 5 分

【案例 5】患者男,34 岁。高处坠落致胸椎骨折,术后 1 周仍存在大小便不能控制、双下肢无主动运动等功能障碍,入院行康复治疗。
第 1 问:该患者 ADL 评定应关注的是
A. 大便　B. 小便
C. 修饰　D. 做饭
E. 床-椅转移　F. 穿衣
G. 管理财务

[提示]对患者进行 ADL 评定时发现,洗漱前为患者准备水和毛巾后,患者能完成所有洗漱活动。
第 2 问:该患者洗漱项 FIM 评分为
A. 1 分　B. 2 分
C. 3 分　D. 4 分
E. 5 分　F. 6 分
G. 7 分

第 3 问:FIM 评定项目包括
A. 自理活动　B. 括约肌控制
C. 转移　D. 行走
E. 交流　F. 社会认知

第4问:患者住院康复数周后,FIM 评分达72分,其功能独立分级为
A. 完全独立
B. 基本独立
C. 极轻度依赖或有条件的独立
D. 轻度依赖
E. 中度依赖
F. 重度依赖
G. 极重度依赖
H. 完全依赖

【案例6】患者女,41岁,办公室职员。腰痛伴有右臀部疼痛半年,疼痛为间歇性,久坐出现,站立行走消失。疼痛初起时无明显外伤,自认为与骑车有关。
第1问:根据病史,体格检查应包括
A. 腰椎活动范围与疼痛
B. 双侧直腿抬高试验
C. 双下肢感觉、肌力、反射
D. 坐位耐受检查直至疼痛出现
E. 腰椎反复运动试验
F. SLUMP 试验
G. 双髋关节活动范围与疼痛

第2问:体格检查发现患者站立位腰椎各方向活动正常,未诱发疼痛。双侧直腿抬高试验阴性,右侧诱发腰部不适。腰部无明显压痛点。根据以上临床表现,可以给予的初步临床诊断为
A. 特异性腰痛　B. 坐骨神经痛
C. 非特异性腰痛　D. 力学性腰痛
E. 腰椎间盘突出症　F. 腰肌劳损

第3问:若患者要求行进一步检查,则可进行的检查是
A. 腰椎平片　B. 腰椎 MRI
C. 腰椎 CT　D. 右髋平片
E. 右髋 MRI　F. 右髋 CT
G. 双下肢肌电图　H. 尿动力检查

第4问:对该患者应采取的适合的治疗方式为
A. 正确坐姿与恰当的持续时间指导
B. 腰部中频理疗
C. 腰部热磁振理疗
D. 口服非甾体消炎止痛药
E. 外用非甾体消炎止痛药
F. 坐位腰椎反复屈曲自我练习
G. 坐位腰椎反复伸展自我练习
H. 卧位腰椎反复屈曲自我练习
I. 卧位腰椎反复伸展自我练习

【案例7】患者男,24岁。被刀砍伤1小时。查体:右侧拇指近端完全离断,离断残指,相对完整,无损毁。
第1问:对患者下一步应进行的处理是
A. 清创直接缝合术
B. 断指再植手术
C. 残端直接缝合术
D. 先吻合动静脉→修复肌腱→闭合创口
E. 先固定骨骼→修复肌腱和神经→闭合创口
F. 先修复肌腱神经→吻合动静脉→固定骨骼→闭合创口
G. 先固定骨骼→修复肌腱→吻合动静脉→修复神经→闭合创口

[提示]患者接受断指再植手术,手术顺利,返回病房。
第2问:患者术后,对肢体存活影响最大的因素是
A. 血管吻合的质量
B. 骨支架建立是否稳固
C. 皮肤对合缝合的好坏
D. 肌腱缝合的质量
E. 神经缝接的质量
F. 康复护理的好坏

第3问:患者断指再植术后30小时,发现再植拇指指甲发绀,指腹肿胀,毛细血管反应

存在,皮温正常。可能的原因和正确的处理是

A. 静脉痉挛或是栓塞
B. 动脉痉挛或是栓塞
C. 创口感染
D. 再灌注损伤所致
E. 创口有活动性出血
F. 松开敷料,抬高患指,解痉抗凝
G. 积极进行患指运动训练
H. 积极对症止血

第4问:关于断指术后康复原则,描述正确的是

A. 术后固定是治疗的重要措施
B. 尽可能延长固定时间
C. 尽快消肿,松解组织粘连
D. 尽早开展运动手法训练
E. 术后可以立即开展作业治疗
F. 可以使用红外线减少水肿
G. 抬高患指,保持患指各关节处于休息位
H. 术后关节活动度和肌力恢复到一定程度,可以进行作业治疗

【案例8】患者女,56岁。右侧臀部、髋部疼痛8个月余,加重伴右侧腹股沟及大腿前方疼痛、活动时弹响3个月。躯干右旋时可诱导症状发作,俯卧位起床困难。查体:右腹股沟中点下方压痛并可触及弹响,右髋屈曲内收到外展外旋伸直时可闻及右髋前方弹响,右股神经张力试验(+)。

第1问:对患者进一步查体,应重点进行的是

A. 髋关节撞击试验
B. Slump试验
C. Ober试验、Noble试验
D. 滚筒试验、Thomas试验
E. Trendelenburg征
F. 大步走试验

第2问:为了确诊,对患者应进行的进一步检查是

A. 腹部平片　　B. 骨盆平片
C. 腹部CT　　D. 腰椎MRI
E. 腹部MRI　　F. 盆腔肌骨超声

[提示]超声显示右侧髂腰肌增厚、回声减轻、纹理紊乱,动态扫查时可见髂腰肌与其下方髂耻隆起摩擦。

第3问:对患者首先考虑的诊断是

A. 右髂腰肌撞击综合征
B. 右髂腰肌腱炎
C. 右髂前下棘撞击综合征
D. 右股神经综合征
E. 右盆腔肿瘤
F. 右髂耻滑囊炎

第4问:明确诊断后,对该患者可采取的下一步治疗是

A. 手法放松髂腰肌
B. 冲击波治疗
C. 超声引导下局部注射治疗
D. 股神经滑移治疗
E. 髂腰肌拉伸练习
F. 核心稳定性练习及运动控制练习
G. A+B+D+E+F

【案例9】患者女,23岁。半年来逐渐出现晨起腰痛,伴僵硬感,晨僵持续时间约1小时,活动后减轻,有时夜间疼痛影响睡眠,近2个月出现下肢膝、踝关节肿胀。否认下肢麻木、放射痛,否认健身习惯。

第1问:对该患者下一步应进行的检查是

A. 腰椎正侧位　　B. 腰椎CT
C. 腰椎MRI　　D. 血常规
E. 红细胞沉降率　　F. 肿瘤标志物
G. 类风湿因子　　H. 抗核抗体
I. CRP

第2问:对该患者最可能的诊断是

A. 腰椎间盘突出症

B. 腰肌劳损　C. 腰椎管狭窄
D. 类风湿关节炎　E. 强直性脊柱炎
F. 脊柱侧弯　G. 系统性红斑狼疮

第3问:对该患者需要完善的康复评定项目是
A. VAS　B. 关节活动度
C. MMSE　D. Barthel 指数
E. SF-36　F. 洼田饮水试验
G. MMT

第4问:以下治疗可能对该患者有帮助的是
A. 非甾体抗炎药　B. 泼尼松
C. 艾拉莫德　D. 甲氨蝶呤
E. 抗生素　F. 超短波
G. 柳氮磺吡啶

【案例10】患者女,25岁。1年前外伤致右小腿毁损,行右小腿截肢术。现残肢无皮肤破溃,残肢痛明显,佩戴临时假肢时,站立相的早期膝过度屈曲。
第1问:该患者产生异常步态的假肢原因包括
A. 跖屈不足
B. 足跟垫或跖缓冲器过硬
C. 接受腔屈曲过度
D. 接受腔对线太靠前
E. 袖皮带螺丝的位置太靠后
F. 接受腔内收不足
G. 跖屈过度

第2问:患者残肢痛明显,可采取的治疗方法包括
A. 蜡疗　B. 超短波疗法
C. 紫外线疗法　D. 按摩
E. 关节活动度训练　F. 肌力训练

第3问:该患者产生异常步态的解剖原因包括
A. 膝屈曲挛缩　B. 股四头肌无力
C. 残肢前面远端痛　D. 伸肌痉挛
E. 膝骨关节炎　F. 跖屈不足

第4问:如果要佩戴假肢,该患者的主要肌群力量至少应达到
A. 0级　B. 1级
C. 2级　D. 3级
E. 4级　F. 5级

【案例11】患者女,11岁。发现双肩不平1个月。无外伤史。无家族史。查体见右肩高,向前弯腰试验阳性,躯干旋转角度5°,双下肢等长,四肢肌力肌张力正常。
第1问:对患者下一步应进行的检查是
A. X线　B. CT
C. 增强CT　D. MRI
E. 增强MRI　F. 超声

[提示]患者行全脊柱X线检查发现:胸段脊柱侧弯,Cobb角15°。
第2问:此时首先考虑的疾病是
A. 早发性脊柱侧凸
B. 特发性脊柱侧凸
C. 继发性脊柱侧凸
D. 功能性脊柱侧凸
E. 神经肌肉性脊柱侧凸
F. 非结构性脊柱侧凸

第3问:对该患者需进行的康复评定包括
A. 临床评定　B. 影像学评定
C. 肺功能评定　D. 平衡功能评定
E. 心肺功能评定　F. 心理功能评定
G. 生活质量评定

第4问:患者评定结果显示轻度脊柱侧凸,肺功能正常,平衡功能较差,心肺运动耐力可。应采取的康复治疗方法为
A. 定期随访
B. 平衡功能训练

C. 呼吸功能训练
D. 脊柱侧凸特定运动疗法
E. 支具治疗
F. 手法治疗
G. 手术治疗
H. 家庭康复治疗

【案例12】患者女,34岁。突发左侧肢体活动不利伴反复饮水呛咳1周、发热2天。查体:体温38℃,痰多,气促,双肺中小水泡音。神清,构音障碍,饮水呛咳,左侧肢体偏瘫。头颅CT提示延髓出血。

第1问:患者肺感染最可能的原因是

A. 构音障碍　B. 吞咽功能障碍
C. 偏瘫　D. 卧床
E. ADL下降　F. 参与能力下降

[提示]患者存在反复饮水呛咳,考虑有吞咽功能障碍。

第2问:对吞咽功能障碍进行临床筛查,可采取的方法是

A. 洼田饮水试验
B. 吞咽造影录像检查
C. 吞咽纤维内镜检查
D. 食管测压检查
E. 血氧饱和度检查
F. 反复唾液吞咽试验

第3问:进一步行仪器检查,包括

A. 耶鲁吞咽筛查方案
B. 反复唾液吞咽试验
C. 食管测压检查
D. 血氧饱和度检查
E. 吞咽造影录像检查
F. 吞咽纤维内镜检查

第4问:吞咽功能障碍的治疗方法有

A. 传统吞咽障碍治疗方法
B. 口腔训练
C. 神经肌肉电刺激
D. 生物反馈疗法
E. 环咽肌失迟缓治疗技术
F. 护理机器人

【案例13】患者女,45岁,教师。因"进行性四肢无力伴吞咽困难5个月"就诊。患者4个月前出现四肢无力,上、下楼费力,下蹲后站起困难,逐渐不能独立行走,梳头不能。4个月前出现抬头费力。1个月前出现构音、吞咽困难,时有胸闷、气短。无"晨轻暮重"现象,无皮疹及红斑。病情进展缓慢,进行性加重。体格检查:神志清楚,语速慢,发音欠清晰,吞咽障碍,四肢肌张力低,上、下肢近端肌力较远端肌力弱,下蹲后站起困难。辅助检查:血清CK 8867U/L,肌电图呈肌源性损害。

第1问:对该患者首先考虑的诊断是

A. 进行性肌营养不良
B. 重症肌无力
C. 皮肌炎
D. 多发性肌炎
E. 周期性麻痹
F. 吉兰-巴雷综合征

第2问:有关多发性肌炎,描述正确的是

A. 临床表现为对称性四肢近端为主的肌无力
B. 血清肌酸激酶增高
C. 红细胞沉降率增快
D. 肌电图呈肌源性损害
E. 糖皮质激素治疗效果不佳
F. 弥漫性骨骼肌炎症性疾病
G. 发病与细胞免疫反应有关

第3问:对患者进行的康复评定有

A. 肌力评定
B. 疼痛评定
C. ADL评定

D. 吞咽评定
E. 呼吸功能评定
F. 认知评定

第4问:患者需进行的康复治疗是
A. 关节活动度训练
B. 肌力训练
C. 认知功能训练
D. 构音训练
E. 呼吸功能训练
F. ADL训练

【案例14】患者男,60岁。反复胸闷2年。近1个月加重时表现为体力劳动时胸痛,休息后缓解,今日提重物行走中再发胸痛并伴左上肢疼痛,停下休息未能完全缓解而来诊。门诊检查:BP 150/90mmHg,HR 90次/min,心律齐,各瓣膜未闻及杂音,ECG示$V_{1\sim3}$导联ST段下移0.1~0.2mV,T波低平。门诊以"冠心病"收入院。实验室检查结果:空腹GLU 7.6mmol/L,TC 6.28mmol/L,TG 2.4mmol/L,LDL-C 4.3mmol/L,HDL-C 0.7mmol/L。超声心动图:LVEF 50%。冠状动脉造影显示:LCA和RCA开口正常,LMm-d 60%局限性偏心性狭窄,LADp-m 85%局限性偏心性狭窄,故在此处放置支架一枚,手术顺利。现术后第7天,一般状态良好,可在病房内完成日常活动,自觉体力基本同发病前,现准备开始进一步康复训练。

第1问:需要对该患者进行的康复相关检查评定是
A. 焦虑、抑郁评测
B. 步态分析
C. 低水平心肺运动试验
D. 症状限制性心肺运动试验
E. 极限心肺运动试验
F. 肌力评测
G. 身体质量指数(BMI)测定
H. 日常生活能力评定

[提示]康复评定结果:体重83kg,身高172cm,身体质量指数28kg/m^2。Zung焦虑自评(SAS)得分56分,Zung抑郁自评(SAD)得分48分。Barthel指数100分。症状限制性心肺运动试验:平静时心率80次/min,心率达135次/min时V_1~V_3导联ST段下移1mV,终止运动,耗氧量达17.5ml/(min·kg)。

第2问:下列关于该患者康复训练情况的描述,正确的是
A. 支架术后7天不适于康复训练
B. 可以进行康复训练,运动强度需控制在3METs以内
C. 可以进行中等强度有氧运动训练
D. 应限定在床上进行肌力训练
E. 采用静力收缩,以及推举沙袋、哑铃等方式锻炼肌肉
F. 目前不适于做肌力训练

第3问:该患者全面康复包括
A. 控制危险因素,如控制血压、血糖、血脂
B. 合理饮食,减体重10kg
C. 应该使BMI降低至22kg/m^{2}及以下
D. 最好使BMI降低至24kg/m^{2}及以下
E. 患者轻度焦虑时给予心理疏导
F. 患者严重抑郁时给予药物治疗
G. 制定合理的运动治疗方案

第4问:该患者近2周的康复训练方案为
A. 采用中等强度有氧运动方式
B. 采用低强度有氧运动方式
C. 运动训练时心率控制在100次/min以内
D. 运动训练时心率控制在120次/min以内
E. 步行速度可以控制在5km/h左右
F. 每日1次

G. 每次运动训练时间由 30 分钟逐渐增至 60 分钟
H. 每次运动训练时间至少 60 分钟
I. 运动前后不需做热身和放松运动

【案例 15】患儿男,3 岁。出生至今不会独站。患儿系 G^1P^1,足月产,出生体重 2 700g。有缺氧抢救史,有“新生儿重度窒息、心肺复苏后、新生儿肺炎、心肌损伤、新生儿缺血缺氧性脑病”史。生长发育较同龄儿落后,3 个月可抬头,15 个月可翻身,18 个月可独坐,无抽搐等。查体:神清,反应可,构音清晰度差,词汇量少,能理解简单指令,双上肢精细运动差,会翻身、独坐,坐位平衡 2 级,不可直跪,不可独站,可扶站、扶走尖足,双上肢旋前肌、小腿三头肌肌张力增高,双踝阵挛(+)。

第 1 问:对患儿下一步应进行的检查是
A. 骨盆平片
B. 腹部 B 超
C. 头颅 CT
D. 头颅 MRI
E. 针极肌电图
F. 脑电图

[提示]头颅 MRI:脑发育不良可能。

第 2 问:此时首先考虑的疾病是
A. 发育指标延迟
B. 精神发育迟滞
C. 运动发育落后
D. 脑发育落后
E. 脑性瘫痪
F. 髋关节发育不良

第 3 问:对该患儿进行的康复评定包括
A. Peabody 运动发育评定量表
B. 粗大运动功能分级系统
C. 粗大运动功能评定量表
D. 手功能分级系统
E. 精细运动功能评定量表
F. 格塞尔发展量表
G. 贝利婴儿发展量表

第 4 问:患儿康复评定结果显示粗大运动功能落后,精细运动功能落后,言语功能落后,应采取的康复治疗方法为
A. 电疗法
B. 水疗法
C. 生物反馈疗法
D. 热疗法
E. 冷疗法
F. 运动疗法
G. 作业治疗
H. 言语治疗

参考答案与解析

一、多选题

1. ABCD　中华人民共和国国家卫生健康委员会采纳的临床路径被定义为针对某一疾病建立的一套标准化治疗模式与诊疗程序,以循证医学证据和指南为指导来促进治疗和疾病管理的办法,最终起到规范医疗行为、减少变异、降低成本、提高质量的作用。

2. ABCD　1986年国际疼痛学会将疼痛定义为“一种与实际的或潜在的损害有关的不愉快的情绪体验”。这一定义概括了主观和客观的感受,即疼痛是由于多因素如躯体、行为、心理、认知等造成的。

3. ABD

4. ABCD　认知功能损害包括注意、记忆、思维、知觉和语言等领域的损害,抑郁属于精神行为正常。

5. ABCD　步态分析中步行参数分为空间参数和时间参数,空间参数有步长、步幅、步宽、足偏角、步行速度等;时间参数有步行周期时间、支撑相时间、摆动相时间、支撑相占比、摆动相占比、双腿支撑相占比、单腿支撑相占比、步频等。

6. ABCD　康复心理评定的方法常用的包括观察法、会谈法、调查法和心理测验法。①观察法:通过对被评估者的行为表现进行直接或间接(通过摄录像设备等)的观察或观测,然后对其进行心理评估的一种方法。②会谈法:也称作“交谈法”“晤谈法”等。其基本形式是主试者与被评估者进行面对面的语言交流,也是心理评估中最常用的一种基本方法。③调查法:当有些资料不可能从当事人那里获得时,就要从相关的人或材料那里得到。④心理测验法:是依据一定法则,用数量化手段对心理现象和行为加以确定和测定。

7. ABCDE　生活质量是一个多维度的概念,包括身体机能状态、心理功能、社会满意度、健康感觉以及与疾病相应的自觉症状等广泛的领域。

8. ABD　杜加斯征(Dugas sign)阳性和肩峰下空虚都提示肩关节脱位。

9. ABE　选项C为临床具体诊断,不是腰痛分类。选项D为疼痛特点,不是腰痛分类。

10. ABDE　腕管内有9条肌腱,1条神经,分别是指浅和指深屈肌腱,拇长屈肌腱,正中神经。

11. ABCD　2016年美国风湿病学会发布纤维肌痛综合征的修订诊断标准,包括:①WPI≥7和SSS≥5或WPI 4~6和SSS≥9;②将弥漫疼痛指数中的19个部位划分为5个区域,并要求5个区域内至少4个区域出现疼痛,且不包括下颌、胸和腹部;③弥漫性症状至少持续3个月;④纤维肌痛综合征的诊断与其他疾病的诊断无关,并不需排除其他临床重要疾病的存在。该标准强调纤维肌痛综合征是独立的疾病。

12. ABCD　为了便于统一在类风湿关节炎的治疗试验中观察药物的疗效,美国风湿病学会规定了一些观察指标,这些指标包括关节压痛计数、关节肿胀计数及下列5项中至少3项:患者对疼痛的VAS评分、患者对疾病全面的评估、医师对患者的全面评估、患者对残疾状况的评价、急性期反应物(红细胞沉降率和C反应蛋白)。

13. ABC 截肢康复的定量评定主要包括:①残端承受能力测试,即使用重心测试仪进行残端的承受能力测试,同时可以进行单腿或双腿的静态负重训练。通过训练提高残端承受能力,为患者恢复平衡及行走功能建立良好的功能基础。②平衡功能评定,即集动静态平衡功能检查和治疗于一体的平衡评估设备,能够从动、静态两方面对患者平衡功能进行定量分析评价与治疗训练。可以根据重心的转移进行动态的平衡功能检查和评价,并可以在监视下进行身体重心移动及迈步的生物反馈训练,从而提高训练效果,为患者恢复平衡及行走功能建立良好的功能基础。③红外热像检查,是用温度探测器对被测人体进行扫描,并将体表温度显示在屏幕上。它可提供皮肤表面任一点的温度数值,使临床医师了解患者的血液循环状况,并能辅助临床诊断,协助制订手术治疗方案,如确定截肢平面。④步态分析,应用步态分析仪对患者的左右步时相进行对比测定,检查其步态对称性及程度,指导装配下肢假肢的康复训练及假肢的代偿功能评价。

14. ABC “脊髓独立性评定”包含自我照护、呼吸和括约肌管理和移动 3 个领域内的 19 个日常生活相关项目。

15. BCD

16. ABCDE 微意识状态患者逐渐出现对自身及周围环境的意识征象,如视觉追踪、听觉追踪、痛觉定位、高级情感反应等。

17. ACDE 洼田饮水试验是吞咽障碍的筛查方法;应采用电视 X 线透视吞咽功能检查或纤维光学内窥镜吞咽功能检查进行吞咽障碍功能评定。H-Y 分期 2.5 的患者已存在轻度平衡障碍,进行平衡功能训练是必要的康复训练之一。帕金森病患者运动训练时需考虑症状波动问题,波动可以通过调整药物来部分纠正,在“开”期时帕金森患者处于最佳状态,可以对体能进行最佳训练。帕金森病患者随着病情的加重,会出现吞咽功能障碍、流涎,重度流涎可采用唾液腺肉毒毒素注射方法,也可采用对唾液腺进行放射治疗的方法。

18. ABCE

19. BCDE 锁骨下动脉盗血综合征、肢体坏疽、间歇性跛行是外周动脉血管疾病的并发症;丹毒发作是淋巴水肿的并发症。

20. ABC

21. ACDE 《中国脑性瘫痪康复指南(2015)》将脑性瘫痪分为 6 型,包括痉挛型四肢瘫、痉挛型双瘫、痉挛型偏瘫、不随意运动型、共济失调型、混合型。

22. BCDE

23. ABCD

24. ABCDE 光敏疗法治疗恶性肿瘤的原理是将光敏剂注入体内,光敏剂与肿瘤细胞有特殊亲和力,经特定波长的激光照射后,产生光化反应,导致肿瘤细胞的 DNA 受损,破坏肿瘤血管内皮细胞,使肿瘤细胞死亡。高强度激光疗法可以治疗皮肤恶性肿瘤、食管癌等。对于早期的小肿瘤,冷冻治疗可作为手术的替代治疗。对于晚期较大的肿瘤可作为姑息治疗,增强综合治疗的效果,可减少肿瘤负荷,减轻症状,提高生活质量,延长生存时间。聚焦超声具有穿透能力强、靶向性好等特点,高强度聚焦超声热消融疗法,可以使肿瘤组织变性坏死,用于治疗如颅内肿瘤、子宫肌瘤等。直流电抗癌药物离子导入疗法可以应用于恶性肿瘤治疗,适用于皮肤癌、肺癌、肝癌等。

25. ACE 颈椎牵引的牵引力为体重的 15%~20% 最佳;腰椎牵引时患者腰椎放置在生理曲

线状,随着牵引时间的延长,其腰椎列线不正的现象可以逐步恢复至正常;腰椎牵引可使腰椎间隙增大,主要是腰3、4、5,骶1间隙;在颈椎10°伸展位到20°屈曲位的运动过程中,$C_{5\sim6}$椎间孔矢状面径可增加1.5mm;牵引技术只有将牵引方式、牵引时间、牵引体位、牵引重量、牵引角度根据实际病情科学组合,才能发挥牵引技术的作用。

26. ABCE　气道廓清技术指利用物理的方式作用于气流,帮助气管、支气管内分泌物排出的技术。气道廓清技术适用于气道分泌物较多且难以排出的患者,包括体位引流、叩击、振动、主动循环呼吸训练技术、呼气正压技术等。俯卧位通气属于体位摆放管理技术,主要作用在于改善氧合。

27. CDE　新Bobath技术的理论核心包括5点:①作为神经系统疾病所致功能障碍的治疗方法;②控制不必要的运动,但不可牺牲患者参与ADL的权利;③促进患者ADL动作所需的正常且适宜的肌肉活动,控制肌肉痉挛;④不仅考虑运动问题,还要考虑感知觉及环境适应等问题,需要多角度、多方位治疗;⑤治疗也是一种管理,所有治疗都有助于患者24小时管理。

28. ABCE　将门铃附加闪灯是用视觉补偿听觉,属于针对听觉失认者的视觉代偿方法。

29. ABCDE　感觉统合理论中,大脑对感觉输入信息进行分析和整合后,发出一个更为复杂的行为指令,使得身体产生行为和学习,这就是所谓的适应性行为。是所有技巧的综合,为孩子参与有目的性的活动提供了必要的基础,使孩子能有稳定的情绪、足够的专注力去参与适当水平的学习活动,也就是感觉统合的最终产物——适应性行为。

30. ABCD　压力治疗的种类主要包括压力衣加压法、绷带加压法、压力面罩加压法、贴布加压法4种,而压力垫为压力治疗的附件,本身不提供压力,不是压力治疗的方法。

31. BC　COPD康复需纠正胸式呼吸,通过膈肌训练重建腹式呼吸。选项A、D、E为次要目标或辅助措施。

32. ABCD　髋、膝、踝伸肌为下肢伸肌,维持站立;肩提肌预防半脱位;肩外展/外旋肌改善上肢功能;腕指肌恢复手部功能。而腰大肌非关键肌。

33. ABC　生物反馈、放松、行为疗法为心理学干预手段。神经阻滞术、药物依赖管理为药物或物理治疗,非心理学方法。

34. B　自主性反射障碍由T_6以上脊髓损伤导致,因脊髓圆锥($S_{2\sim4}$)控制排尿,T_6以上损伤引发反射亢进。选项C、D、E为排尿控制相关节段,但非反射障碍原因。

35. ACD　肩关节周围炎急性期需限制过度活动而非完全制动,慢性期需手法松解。抗阻训练和牵拉治疗为常规方法。冰敷可缓解急性疼痛,但非康复原则核心。

36. ACE　肉毒毒素注射可短期缓解痉挛,改善功能。运动再学习训练通过重塑运动模式改善痉挛。关节松动术可缓解软组织挛缩,维持关节活动度。但长期制动会加重软组织挛缩和肌肉萎缩。高频电刺激也可能加重痉挛,需谨慎使用。

二、案例分析题

【案例1】

第1问:A　因为该患者体内植入心脏起搏器,右侧肩关节距离心脏较近,不宜进行高频电治疗,即脉冲短波治疗。

第2问:C　根据题干信息可知,该患者的肩关节疼痛可能是生病后对患侧肩关节随意脱垂、无护具保护、受压、拉扯等使用、护理不当造成的,可归类为急性疼痛。

第3问:A 根据题干信息,患者疼痛由急性期转变为长期的慢性疼痛,怀疑形成中枢性疼痛。中枢性疼痛是指“与中枢神经系统损伤相关的疼痛”。最常见的中枢性疼痛综合征是中枢性脑卒中疼痛和脊髓损伤后疼痛。

第4问:E 常用的痛阈评定测量方法为:①机械伤害感受阈;②温度痛阈(冷、热);③电刺激痛阈。选项E为多因素问卷调查方法;选项F为感受阈测量评定方法,属于机械伤害感受阈方法。

【案例2】

第1问:C C_6运动平面的关键肌为伸腕肌,即桡侧腕长/短伸肌、尺侧腕伸肌。

第2问:ABC 此题考查高位严重的脊髓损伤后,交感神经过反射的常见诱因。

第3问:ABDE 此题考查潴留型障碍的神经源性膀胱的基本处理原则及方法。

【案例3】

第1问:D 4期压疮为全层皮肤和组织的缺失,并带有骨骼、肌腱或肌肉等的暴露。在创面基底某些区域可见腐肉和焦痂覆盖。通常会有窦道和潜行。此期压疮可扩展至肌肉和/或支撑结构(如筋膜、肌腱或关节囊),可能引起骨髓炎。

第2问:G Braden量表对6个风险因素进行评估,包括感觉、潮湿、活动、移动、营养、摩擦力、剪切力。评分≤9分为极高危,10~12分为高危,13~14分为中度高危,15~18分为低度高危,得分越高,说明发生压疮的风险越低。

第3问:A 一般伤口描述:长(身体纵轴)× 宽(身体横轴)× 深(伤口深度)。

第4问:ABCDEF 保持皮肤完整性是预防压疮的重要环节,皮肤防护包含营养支持和潮湿的防护;压力是造成压疮的最主要因素,只要施加足够压力并有足够长的时间,任何部位都可发生溃疡,所以解除压迫是防治压疮的主要原则;如果压疮没有及时得到治疗会持续恶化,以致出现严重的并发症,必须早期进行有效的治疗;对于患者而言,压疮的防治是长期的。因此,对患者及家属做好健康教育,使他们认识到压疮的危害以及预防压疮的重要性。

【案例4】

第1问:ABCDG 患者为老年女性,因脑出血1年入院,初步接诊患者,发现患者言语、吞咽功能可,但仍需完善运动功能、日常生活能力、认知功能、病理心理、平衡功能等的评定。

第2问:ABC 患者存在情绪低落、自我评价低,兴趣下降,有抑郁情绪及状态持续时间超过2周,考虑存在抑郁症;SDS、汉密尔顿抑郁量表均为抑郁评估量表,SCL-90可以测量10个心理症状因子:躯体化、强迫症状、人际关系敏感、抑郁、焦虑、敌意、恐怖、偏执和精神质,以及附加因子。

第3问:A 患者存在情绪低落、自我评价低,且兴趣下降,有轻生念头,抑郁情绪及状态持续时间超过2周,心理测验也支持该患者存在抑郁症。

第4问:E 抑郁自评量表包含20个项目,采用4级评分方式。包括正向评分和负向评分,评分标准如下。①1分:没有或很少时间;②2分:少部分时间;③3分:相当多时间;④4分:绝大部分时间或全部时间。正向评分题(10项)依次评为1、2、3、4分;反向评分题(10项)则依次评为4、3、2、1分。将所有项目相加,即得总分,若总分超过41分可考虑筛查阳性,即可能有抑郁存在,需进一步检查。

【案例5】

第1问:ABCEF 该患者当前ADL评定应为基础性ADL评定,包括能够独立进食、穿衣、行走或从一个姿势转换到另一个姿势、洗澡、如厕等。做饭和管理财务为工具性ADL评定内容。

第2问:E　FIM 5分(监护/准备):需要他人监护、提示或规劝;或者需要他人准备或传递必要的用品才能完成活动,但没有身体接触性帮助。

第3问:ABCDEF　FIM评定项目包括运动功能和认知功能两部分6个方面共18项功能,即自理活动6项、括约肌控制2项、转移3项、行走2项、交流2项和社会认知3项等。

第4问:D　FIM功能独立分级:126分为完全独立;108~125分为基本独立;90~107分为极轻度依赖或有条件的独立;72~89分为轻度依赖;54~71分为中度依赖;36~53分为重度依赖;19~35分为极重度依赖;18分为完全依赖。

【案例6】

第1问:ABCEG　根据病史初步诊断为非特异性腰痛,生物力学特点为持续性腰椎负荷体位加重(坐位)。腰椎活动范围与疼痛的相关性、双侧直腿抬高试验为腰痛患者必查体征。患者无下肢症状,下肢感觉、肌力和反射为可选项目。SLUMP试验没有检查的必要。腰椎反复运动试验可以验证生物力学诊断,确定力学处方。双髋关节检查对比也有必要。临床检查不会尝试持续坐位确定坐位耐受时间。

第2问:CD　根据腰痛相关指南,在排除特异性腰痛与坐骨神经痛后的腰痛,可归类为非特异性腰痛。根据临床表现,该患者没有严重病理变化,没有下肢症状与体征,可诊断为非特异性腰痛。该患者的腰痛为间歇性一过性发生,与特定体位持续时间相关,故可考虑为力学性腰痛。没有腰椎间盘突出症的诊断依据。腰肌劳损的诊断现已不用。

第3问:ABC　腰痛相关指南认为非特异性腰痛患者无影像检查的必要性。若患者积极要求进行影像检查,首选腰椎MRI,可能观察到腰椎间盘的退变。只是为了安慰患者,选择腰椎平片或CT也可以。虽然患者有右臀部症状,但考虑为腰源性的,故不应给予髋关节的影像检查。没有下肢症状,没有排尿异常,选项G、H为干扰项。

第4问:ABCI

【案例7】

第1问:BG　对该例患者进一步进行临床处理,患者拇指离断1小时,断指完整,应进行断指再植,再植顺序为先固定骨骼→修复肌腱→吻合动静脉→修复神经→闭合创口。

第2问:A　断指再植术后,血管吻合的好坏,直接决定肢体是否能够存活。

第3问:AF　断指再植术后,静脉痉挛或是栓塞,符合上述症状,若是出现这种情况,需要松开敷料,抬高患指,解痉抗凝。

第4问:ACDFH　断指再植术后,术后固定是治疗的重要措施,尽可能缩短固定时间;尽快消肿,松解组织粘连;尽早开展运动手法训练;术后关节活动度和肌力恢复到一定程度,可以尽早进行作业治疗;可以使用红外线减少水肿;抬高患指,保持患指各关节处于功能位。

【案例8】

第1问:D　依据患者症状及初步查体情况,考虑髂腰肌撞击综合征或髂腰肌肌腱炎可能性大,Thomas试验可测试髂腰肌长度及紧张度,滚筒试验可测试髂腰肌是否存在与髂耻隆起或股骨头的撞击,均有助于诊断髂腰肌撞击综合征或髂腰肌腱炎。

第2问:F　肌骨超声可显示髂腰肌、股神经、股外侧皮神经等的形态、结构,并能通过动态扫查明确病变部位、性质、原因。

第3问:A　结合患者临床症状、查体及超声检查,可明确右髂腰肌撞击综合征诊断;患者股神经张力试验(+),考虑与增厚的髂腰肌对其挤压有关。

第4问:G　髂腰肌撞击综合征的治疗首先需采取手法治疗放松髂腰肌,避免其进一步撞击及挤压股神经;患者病程长,髂腰肌反复撞击会导致髂腰肌慢性炎症,故可选择冲击波治疗;患者股神经张力试验(+),需采取股神经滑移术;髂腰肌拉伸练习有助于放松髂腰肌,而核心稳定性练习及运动控制练习是防止复发的关键。超声引导下的局部注射治疗一般在上述治疗效果不佳时采用。

【案例9】

第1问:ADEGH　患者为青年女性,典型晨僵病史,否认下肢麻木、放射痛,最先考虑类风湿关节炎,排除腰椎间盘突出,所以影像学检查首先考虑腰椎正侧位。

第2问:D　患者为青年女性,典型晨僵病史,否认下肢麻木、放射痛,最先考虑类风湿关节炎。

第3问:ABDE　VAS视觉模拟评分用来评估疼痛,MMSE用于评估认知,Barthel指数用于评估日常生活活动能力、生存质量,SF-36用来评估社会参与能力,MMT用于评估肌力,洼田饮水试验用于评估吞咽功能。

第4问:ABCDFG　类风湿关节炎的治疗药物分两大类,第一类为非特异性对症药物,包括激素和非甾体抗炎药;第二类为缓解病程药物,有金制剂和中草药。国内外相关指南共同认可的一线药物有甲氨蝶呤、柳氮磺吡啶,艾拉莫德是2011年我国批准的新型抗风湿药,超短波等高频物理因子对抑制炎症效果好。

【案例10】

第1问:ABCDE　小腿假肢站立相的早期膝过度屈曲产生的假肢原因主要包括跖屈不足、足跟垫或跖缓冲器过硬、接受腔屈曲过度、接受腔对线太靠前和袖皮带螺丝的位置太靠后。

第2问:ABCD　疼痛一般有两类,一类是幻肢痛,即患者感到已被切除的肢体有痉挛、挤压、烧灼样的疼痛感,发生率为5%~10%,幻肢痛原因不明;另一类是残端痛,应查明这类疼痛的原因,常见的为神经瘤。可用蜡疗、超短波疗法、紫外线疗法、按摩等方法治疗。

第3问:AB　小腿假肢站立相的早期膝过度屈曲产生的解剖原因主要包括膝屈曲挛缩和股四头肌无力。

第4问:D　患者的主要肌群力量至少达3级才能佩戴假肢。对每块肌肉的肌力使用5级6分法进行分级。

【案例11】

第1问:A　根据患者主诉、查体情况,需考虑脊柱侧凸可能,应行全脊柱X线检查。

第2问:B　根据患者病史、查体及辅助检查结果,考虑该患者最可能为特发性脊柱侧凸。

第3问:ABCDEFG　脊柱侧凸的康复评定包括临床评定、影像学评定、肺功能评定、平衡功能评定、心肺功能评定、心理功能评定、生活质量评定。

第4问:ABDFH　根据患者的康复评定结果,需进行平衡功能训练、脊柱侧凸特定运动疗法、手法治疗、家庭康复治疗和定期随访。

【案例12】

第1问:B　患者肺感染最可能的原因是吞咽功能障碍引起的误吸。

第2问:AF　吞咽功能障碍的临床筛查方法包括洼田饮水试验、耶鲁吞咽筛查方案、反复唾液吞咽试验和染料试验。

第3问:CDEF　仪器检查包括吞咽造影录像检查、吞咽纤维内镜检查、食管测压检查和血氧饱和度检查。

第4问:ABCDE　吞咽功能障碍的治疗方法有传统吞咽障碍治疗方法、口腔训练、神经肌肉电刺激和生物反馈疗法,以及环咽肌失迟缓治疗技术等。

【案例13】

第1问:D　多发性肌炎的临床表现特点为四肢对称性肌无力近端重于远端,伴有肌痛,血清肌酸酶升高,肌电图呈肌源性损害。

第2问:ABCDFG　多发性肌炎是多种病因引起的弥漫性骨骼肌炎症性疾病,发病与细胞免疫和体液免疫异常有关,临床表现为对称性四肢近端为主的肌无力、血清肌酸激酶增高、红细胞沉降率增快、肌电图呈肌源性损害,糖皮质激素治疗效果好。

第3问:ABCDE　患者神志清楚,不存在认知问题,其他的问题都存在。

第4问:ABDEF　患者神志清楚,没有认知问题。

【案例14】

第1问:ADGH　该患者为支架术后7天,故心肺运动试验不应选择极限心肺运动试验,故选择症状限制性心肺运动试验,根据患者目前情况,还需进行相关危险因素评估及情绪状态评估。

第2问:CF　根据患者症状限制性心肺运动试验结果,患者现阶段不应以在床上活动为主。应开始进行中等强度有氧训练,现阶段不适于做肌力训练。

第3问:ABDEG　患者的BMI控制在24kg/m^{2}左右即可,抑郁情况以心理疏导为主,暂不行药物治疗。

第4问:ACEGH　根据症状限制性心肺运动试验结果,患者应行中等强度的有氧运动,且按标准运动程序患者运动前后需做热身及放松运动。

【案例15】

第1问:D　根据患儿病史、查体情况,需行头颅MRI检查了解颅内改变情况。

第2问:E　根据患儿病史、查体及辅助检查结果,考虑该患儿最可能为脑性瘫痪。

第3问:ABCDEF　脑性瘫痪常用的精细运动功能评定方法包括手功能分级系统(MACS)、Peabody运动发育评定量表(PDMS)、精细运动功能评定量表(FMFM)等,粗大运动功能评定包括粗大运动功能分级系统(GMFCS)、粗大运动功能评定量表(GMFM)。格塞尔发展量表适用于0~6岁儿童的智力评定。贝利婴儿发展量表适用于2~30个月婴幼儿的智力评定,故不适用于对该患儿的评定。

第4问:ABCDFGH　根据患儿的病史、体征、康复评定结果,对患儿应采取的治疗方法有电疗法、水疗法、生物反馈疗法、热疗法、运动疗法、作业治疗、言语治疗。